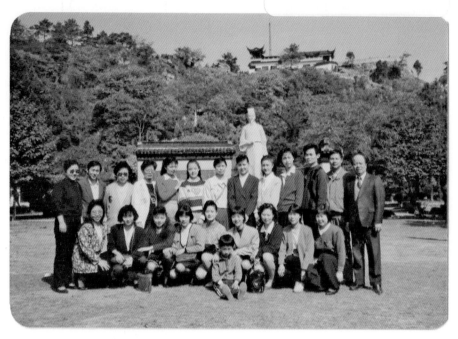

1992年王家琳（第一排右三）在上海进修时和科室人员合影

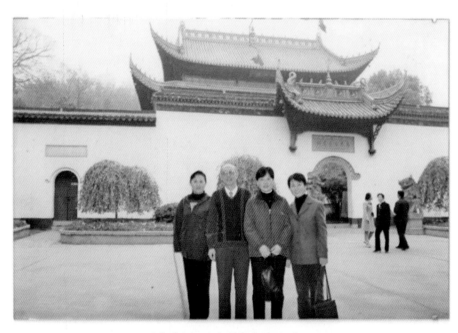

王家琳（右一）和导师曹恩泽（左二）

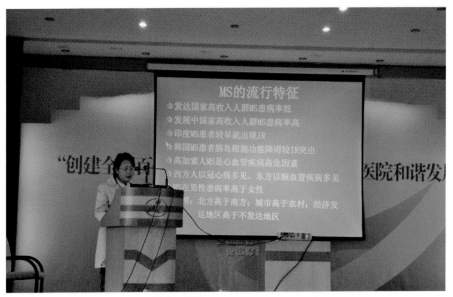

王家琳参加学术会议并作学术报告

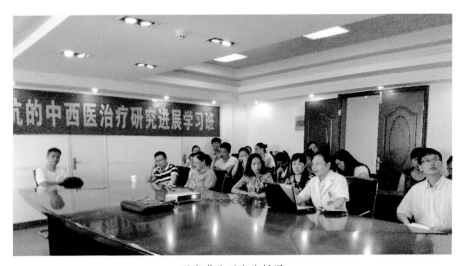

王家琳为研究生授课

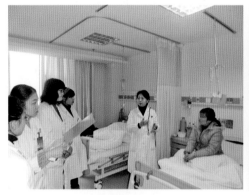 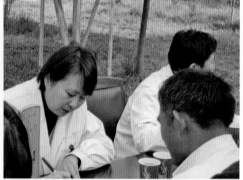

王家琳教学查房　　　　　　　　　　　　王家琳在义诊

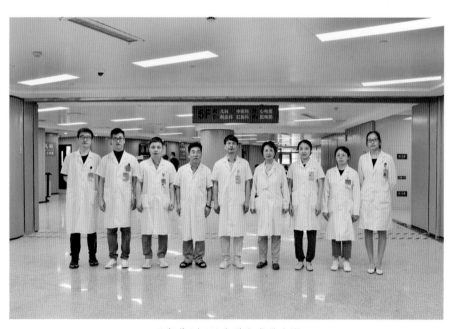

王家琳(右四)和科室成员合影

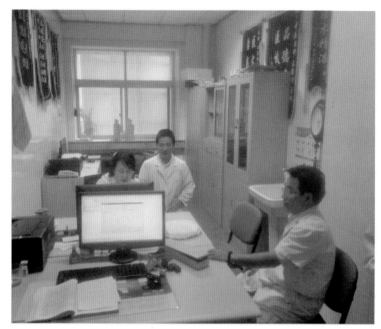

王家琳带教学术继承人

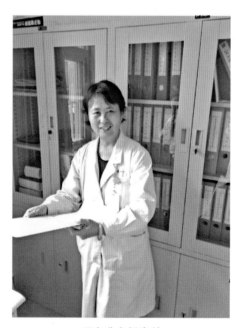

王家琳查阅资料

王家琳
WANG JIALIN
LINZHENG SISHINIAN YANANXUAN
临证 40 年验案选

王家琳 主编

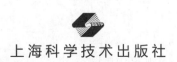

上海科学技术出版社

内 容 提 要

王家琳是第五批全国老中医药专家学术经验继承工作指导老师、安徽省名中医,她坚持传统中医诊疗思维,对中医内科疾病的诊治尤有心得,疗效卓著,屡起沉疴。本书精选王家琳纯中医方法治疗内科疾病的临证治验约300则,体现其从医40余年在五脏系统疾病、妇科疾病、内分泌及一些疑难杂病的临证经验与用药特色,尤其是她对高血压、高血脂、脂肪肝、代谢综合征及其并发症的治疗思路,很有创见。本书病案叙述朴实无华,无雕琢修饰之痕,既有辨证要理,又有辨病证据,既突出内治药物、组方和使用规律,又有按语解析施治思路,为后学研习提供了宝贵的材料。

本书可供中医临床医生及中医药爱好者阅读参考。

图书在版编目(CIP)数据

王家琳临证40年验案选 / 王家琳主编. -- 上海:
上海科学技术出版社, 2022.12
ISBN 978-7-5478-5957-5

Ⅰ. ①王… Ⅱ. ①王… Ⅲ. ①医案-汇编-中国-现代 Ⅳ. ①R249.7

中国版本图书馆CIP数据核字(2022)第208465号

王家琳临证 40 年验案选
王家琳 主编

上海世纪出版(集团)有限公司
上海 科 学 技 术 出 版 社 出版、发行
(上海市闵行区号景路 159 弄 A 座 9F-10F)
邮政编码 201101 www.sstp.cn
江阴金马印刷有限公司印刷
开本 787×1092 1/16 印张 14.5 插页 2
字数:250 千字
2022 年 12 月第 1 版 2022 年 12 月第 1 次印刷
ISBN 978-7-5478-5957-5/R·2642
定价:65.00 元

编委会

主编

王家琳

参编

（按姓氏笔画排序）

丁　锐　王　奇　王　静　王莎莎　方　华　牟晓华

杨　蕾　李　达　李郁春　何昌能　何帮友　张　苑

张　政　张晓岭　唐晓敏　程超超

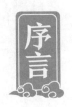

序言

　　王家琳自幼聪明伶俐,性好岐黄之学。1977年于安徽中医学院中医系毕业,迄今一直从事中医内科临床工作,杏林耕耘四十余载,矜矜业业,辛勤厚德。

　　20世纪70年代王家琳于合肥市第三人民医院开始工作时遂师从合肥著名医家黄养田先生。自1979年以来,王家琳先后于安徽省立医院心血管内科、急诊科、中医内科和上海中医药大学附属曙光医院肾科、中医内科进修学习,跟随众多名家临证襄诊,通过对各名家治法治则、临床辨证思想规律的分析,感悟融会贯通的用药技巧,临床医疗技术大大提高。1999年12月至2003年12月她参加中医跨世纪人才培训,其间进一步系统攻读了《内经》《伤寒论》《金匮要略》《温病条辨》等中医经典,聆听了国家级、省级中医药大师的讲学,并亲随导师全国名老中医曹恩泽教授查房、坐诊等。名师的言传身教,坚定了她对中医学研究的崇高理念和追求,进一步巩固和提高了她对经典理论的认识,也有益于她在临床医疗中灵活运用中医药,为众多患者解除病痛。

　　她在合肥市第三人民医院就职期间,为中医科的门诊、病房建设和临床医疗增添了诸多光彩。1986年12月她调到合肥市第一人民医院中医科工作。1998年顺利通过安徽省中医跨世纪学科技术带头人选拔的考试考核评审,成为安徽省中医跨世纪学术和技术带头人培养对象。1999年晋升为中医主任医师,并于 2003 年获批为安徽省首批中医学术和技术带头人,也是安徽省首批名中医。自 2008 年 5 月王家琳出任中医科主任后,于 2009 年、2011 年先后带领合肥市第一人民医院与合肥市滨湖医院两院区重建中医科病房,为合肥市滨湖医院创"三甲"和合肥市第一人民医院"三甲"复审增加了中医的风采篇章。在王家琳的带领和示范下,其所在医院中医科门诊量逐年上升。合肥市第一人民医院和合肥市滨湖医院先后两度获评"全国中医示范综合性医院"。合肥市第一人民医院中医内科成为"十三五"合肥市中医重点学科、安徽省重点糖尿病专科。

2009 年经安徽省卫生厅批准成立"王家琳名老中医工作室",2014 年经国家中医药管理局批准建立"王家琳全国名老中医传承工作室"。工作室采用"师带徒"模式,选拔优秀中医药人员跟师学习。自成立以来,已培养了 3 批继承人共计 20 余名,包括 5 名中医药传承人才,多名安徽中医药大学研究生。2012 年王家琳被批准为第五批全国老中医药专家学术经验继承指导老师。其工作室团队也在王家琳的带领下开拓进取、不断创新,继承和发扬光大中医药学,救死扶伤,治病救人,为人民的健康事业做出贡献。

长期的临证医疗中,解患者之急、化患者之痛、除患者之疾,是医者的共同意愿。王家琳从事中医内科临床 40 余年,熟练掌握中医基础理论和经典著作的精华并灵活运用于医学临床,在长期的临床实践中为不计其数的患者解除了疾病的痛苦。王家琳专长中医内科疑难病、内分泌代谢病及其并发症、甲状腺疾病、咳喘病、肾病、脾胃病、心脑血管病的诊治;对复杂性头痛、皮炎、湿疹、乳糜尿、带下病、关节痛、癥瘕包块、肿瘤病术前术后等的调治有独特的疗效;尤其是对糖尿病胰岛素抵抗而致的顽固性高血糖及其并发症的治疗有丰富的经验。

《王家琳临证 40 年验案选》既是王家琳主任多年学术经验的集中体现,也是她博览杏苑后提炼精粹的一次展示。本著作内容详实,从外感时病、肺系疾病、心系疾病、脾胃疾病、肾系疾病、内分泌代谢疾病、风湿病、妇科疾病与疑难杂症九个方面展开,涵盖面甚广,总结得当,论述清晰。在介绍疾病的同时,又引用《内经》中诸多经典,注重对疾病中医内涵的描述。全书文字朴实,不事渲染,对于病情的记录详细,症状要点突出,分型清楚,辨证精确,思路清晰。如肾系疾病中辨患者梁氏肾炎为肾虚加湿热型,方剂加减服用 30 余剂后,乏力神疲、便秘、小便多浑、耳鸣、阴痒等症皆消。又如失眠痰热扰心证治拟清热化痰、清心宁神，以经方温胆汤加减治疗，疗效颇佳。支气管扩张合并感染、肺气肿治以清化痰热，冠心病治以温阳化饮、回阳通络等。诸多病例的辨证治疗，都较为精细确切，故而临床疗效极佳。在对高血压、高血脂、脂肪肝、代谢综合征及其并发症等的临床治疗中，王家琳总结出"酸甘健运""清养化浊"的系列验方，用以治疗适应病证，常能药到病除，这是她对中医学的又一重要贡献。此外，书中所介绍的其他方药和方法，多具有简便廉验的特点，因而值得后世医家学习、推广应用。本书编撰过程中秉持着严谨求实的治学态度，所涉及的病例皆为王家琳多年临证的真实案例，经过随访、确认疗效显著方才引作资料。大部分病案后附有按语以分析辨证思路、用药经验，观往知来，厚古薄今，值得研读。实践"整体观念、均衡疗法"是王家琳长期以来坚持并不断探索研究的治疗法则。她临证用药中强调应辨证精准、用药中的、辨疑不惑、治难不乱、中西兼容并蓄，且应因人、因地、因时三因制宜，不可一概而论。书中许多复杂病例的辨治过程无不是贯穿此观念，经她诊治的疑难病者大多有满意的疗效，深受广大患者的好评，荣获锦旗无数。

工作之余，王家琳常带领工作室团队为当地百姓义诊，服务人民、造福人民，深受人民群众的欢迎，在安徽省内外享有盛誉。"医德高尚，技术精湛，妙手回春，治病救人"，是很多患者对她的评价。王家琳门诊患者众多，很多患者从省外慕名而来，她总是不辞辛苦，认真接诊每一位患者，使他们满意而归。她运用中医药对各种疾病的治疗均取得很好的临床疗效，解决了很多临床上的实际问题，得到广大患者和同仁的认可。

1998年王家琳荣获首届安徽省"巾帼发明家"十佳称号，2011年荣获全国中西医结合贡献奖。退休后的王家琳，受聘于上海中医药大学附属岳阳医院青海路名医特诊部和上海市中医文献馆中医门诊部等，运用自己厚实的中医功底，发挥名中医的特长，继续为患者排忧解难，为中医学持续奉献，发光发热。

中医学的基础理论，以五千年华夏文化为根基，处处散发着传统文化的气息，同时又是一门实践性很强的临床学科。王家琳临证多年，勤求古训，博采众长，广求诸师心传，临床用药多有心得体会。为了将其40余年的临床收获和心悟传承给后人，王家琳及弟子以实录形式整理医案，节选精华，厘成此编，盼读者能更为直观地了解其诊疗思路和用药技巧。

医道漫漫，愿诸君悉遵仲景，胸怀恻隐救治病患疾苦，将中医学发扬光大。此即本书写作之由。唯有精诚者，即能达到医学的高度和境界。

2022 年 7 月

注：方朝晖，二级教授，一级主任医师，医学博士，博士生导师，博士后指导老师，中国科学技术大学临床实践博士生导师。首届江淮名医，首届安徽省名中医，安徽中医药大学第一附属医院代谢内分泌科主任，安徽省中医药科学院中医药防治糖尿病研究所所长，兼任国家中医药管理局防治糖尿病临床研究联盟副主任委员、安徽省全科医师协会会长、安徽省中医药学会内分泌（糖尿病）分会主任委员。享受国务院及安徽省政府特殊津贴。

前言

　　华夏人杰地灵,文化源远流长,历代名医辈出,医学成就突出,安徽素有"南新安,北华佗"之称。医案是中医临床经验总结的特殊形式,是经验传承的载体。本书编纂历时5年有余,所载医案为弟子们跟随余临床时真实记录中医药诊疗全过程的缩影。通过医案的形式记录经余接诊的每位患者的诊疗过程及成效,希冀以此方式总结出余从医40多年的些许经验和技巧。若本书的出版能对读者和后人在诊疗疾病中提供一些参考和启发作用,余甚感欣慰。

　　当前中西医结合虽有一定成绩,但两个学术体系还未能完全贯通起来。如中医一个病可能包括西医的几个病,同是中医的眩晕病,而西医则有高血压或颈椎病之分。西医一个病,也可能包括中医几个病证,如同是西医的冠心病,而中医则有胸痹或心悸之别等。同一中医疾病,因人、因时、因地的不同,表现出的症候有异,需要在临床实践中细心辨证,随症加减才能逐步解决问题。故而本书所列医案,皆在中医病名后加中医证型或主症,这样既可以避免牵强附会之弊,也可以帮助读者了解中西医疾病特点。临床治疗疾病总是有常有变的,一般治常易,治变难。其实善治常者,亦善治其变,用者对于治变务请结合临床辨证分析,参考应用。

　　本书选编临床验案约300则,涉及内、外、妇、儿各科,均源于笔者门诊、病房或会诊实录。本书内容精细,从外感时病、肺系疾病、心系疾病、脾胃疾病、肾系疾病、内分泌代谢疾病、风湿病、妇科疾病与疑难杂症九个方面编排,真实呈现余临床 40 多年的些许诊治经验。大部分验案之后撰有"质难"和"解惑"的按语,以解析案中诊疗思路、传授处方用药经验技巧等。其中,临证医案外感时病篇辑有 17 则验案,分风温、风寒、伤寒、寒热错杂病案的辨证诊治,概括了因人、因时中医药治疗外感病的灵活用药技巧,体现了中医治疗外感病的特点和疗效。脾胃疾病篇按中医病名分泄泻、胃脘痛、胁痛、呕吐案 60 余则,真实记录了余临床治疗脾胃病精准辨证论治过程。余认为脾胃健运以生气血,崇尚李东垣"内伤脾胃,百病由生"之说,临床治病尤当重视脾胃。内分泌代谢疾病篇有消渴和瘿病案 40 余则,较完整地记录了不同类型、不同主症、不同年龄、不同时间消渴病和瘿病辨证治疗的特点,总结出消渴病清养化浊、酸甘健运的有效治疗方法和用药特色。临证感悟篇记录了余对中医经典论述、经典方剂的一些感悟,并总结出时病治急、慢病治本、辨证论证、精准诊疗的临证心得。医者在临证施治时应辨病准确,辨疑不惑,治难不乱,才能用药中的,临床获效。

余虽竭尽全力欲将从医 40 余年临证验案整理有序,仍难免有疏漏或不当之处,恳请读者谅解。

2022 年 6 月

临 证 医 案

临 证 感 悟

临 证 医 案

一、外感时病

　　外感时病即因风、寒、暑、湿、燥、火六淫之邪侵犯人体,引起机体功能障碍的一类疾病,具有明显的季节特点。冬春多风寒,夏季多暑湿,秋季多燥病。风性开泄,中人肌表,故有汗出、恶风、脉缓等症状,宜用桂枝汤加减。寒性收敛、凝滞,则有恶寒、无汗、体痛、脉紧等症状,用麻黄汤加减。又如机体阳虚者,恶寒,神疲,脉不浮而沉细无力,肢冷,则须在解表药中加入附子等温阳药物所谓助阳解表。暑热易伤津耗气,故有乏力、口干、多汗等症,须清暑益气养阴,若暑热内犯心营,则有高热、昏迷、不省人事等症,直须清营凉血醒脑开窍。湿为长夏的主气,湿为阴邪,黏滞固着,不易速去,所以湿邪为病,病程较长,缠绵难愈。湿性重浊,宜阻遏气机,清阳不升,则为头重如裹,昏蒙眩晕,阻遏中焦,脾胃失运,则胸脘痞闷,湿邪阻滞经络则四肢沉重,倦怠乏力。脾恶湿,湿胜则伤脾,脾虚则湿蕴,故治湿邪,常伍健脾利湿药如白术、茯苓等。秋季主令为燥,燥邪为病,常发于气候干燥、湿度较低的秋季。燥为外感之邪,故具有外感的一般特点,又易伤津犯肺,出现肺系症状。因此,辨证用药需注意润肺达邪。火为阳邪,发病急骤,且多变化,病势较重,表现为热证、实证,且最易耗伤阴津,症见高热面赤,口渴引饮,烦躁不寐。宜用苦寒药物为主,佐以养阴药。火性炎热,易生风动血,可见高热抽搐、项强、角弓反张等症状。火热炽盛,灼伤脉络,迫血妄行,可见吐血、咳血、皮肤瘀斑等,直须清热凉血治疗等。

（一）风温案

❶ 外感风热

朱某，男，15 岁。

初诊：发热咽痛 2 日，咳嗽少痰胸闷，咽喉红肿，咳嗽声哑不扬，痰黏色黄，口干喜饮。脉浮数，舌质红，苔薄黄。此乃外感风热，风热犯肺证，肺卫为风热所扰，肺气不宣则胸闷，肺失肃降则咳嗽等。治宜疏风清热，宣肺解毒。

处方：牛蒡子 10 克，连翘 20 克，薄荷 10 克，金银花 10 克，桔梗 6 克，白薇 15 克，杏仁 10 克，瓜蒌皮 12 克，生石膏 20 克，荆芥 10 克，防风 10 克，苏叶 6 克，甘草 3 克，薄荷 6 克，豆豉 10 克，川贝母 8 克。3 剂，水煎内服，每日 1 剂。

二诊：服药 3 剂，咽痛发热症状消失。上方加蜜紫菀 12 克，又进 3 剂，咳嗽诸症消失病愈。嘱其清淡饮食，以防再发。

❷ 肺卫高热

宋某，男，16 岁。

初诊：壮热咳嗽 2 日，汗出不解，痰黄不易出，胸闷气急。查体：体温 40.6℃，咽红，两侧扁桃体红肿，心律齐，两肺呼吸音粗。舌质红，苔薄黄，脉浮滑数。此乃肺卫高热证，风热侵肺，肺卫热盛所致。治宜疏风清热，辛凉宣肺。

处方：麻黄 10 克，生石膏 30 克，鱼腥草 12 克，甘草 5 克，柴前胡各 9 克，荆防各 6 克，连翘 20 克，金银花 10 克，黄芩 9 克，山栀 10 克，浙贝母 12 克，板蓝根 15 克，芦根 12 克，海浮石 10 克，牛蒡子 12 克，射干 10 克，桔梗 10 克，杏仁 6 克，大枣 10 克。3 剂，水煎内服，每日 1 剂。

二诊：服药后，体温下降（37.8℃），气急渐平，咳嗽略减，痰多黏稠色白，鼻流黄涕。咽红，舌尖红，苔薄黄，脉浮数。风热恋肺，热势已轻。拟前方加减，宣肺化痰，清热解毒。

处方：麻黄 6 克，生石膏 20 克，杏仁 9 克，甘草 5 克，前胡 9 克，桔梗 10 克，黄芩 9 克，荆防各 10 克，连翘 20 克，金银花 10 克，豆豉 6 克，竹叶 9 克，苍耳子 9 克，白薇 15 克，浙贝母 10 克，蜜百部 10 克。3 剂，水煎内服，每日 1 剂。

三诊：上方服 3 剂后，咳嗽咳痰症状减轻，体温正常，唯咽部不适，咽痒即咳，上方减苍耳子，加百合 25 克、射干 12 克，5 剂，水煎内服，每日 1 剂。药后诸症俱减，痊愈无恙。

③ 高热惊风

李某,男,15 岁。

初诊:高热 1 日,体温 40℃,伴咳嗽,多痰,四肢时有抽动,面色发紫,惊厥 1 次伴谵语,纳差,二便正常。查体:神志清,咽红,扁桃体红肿。舌边尖质红,左侧有疱疹,苔薄白,脉浮数。此乃高热惊风证,外感风热,热盛动风。治宜清热疏风,息风镇痉。

处方:大青叶 10 克,蒲公英 15 克,连翘 20 克,金银花 10 克,荆芥 10 克,赤芍 15 克,射干 6 克,牛蒡子 15 克,蜜百部 10 克,桔梗 6 克,生石膏 30 克,甘草 6 克,柴胡 10 克,灵磁石 30 克(先煎),羚羊粉 0.5 克(冲服),竹叶 6 克,薄荷 10 克(后下)。3 剂,水煎内服,每日 1 剂。

二诊:服药后热势下降,无四肢抽动,体温 37.8℃,咳嗽多痰,呕吐 4 次,鼻塞,乳蛾红肿,口渴欲饮。苔薄腻,脉滑数。风热留恋肺胃,再予清热疏风为主。

处方:板蓝根 20 克,蒲公英 15 克,柴前胡各 10 克,桔梗 5 克,射干 6 克,牛蒡子 9 克,连翘 20 克,金银花 10 克,制半夏 9 克,苏叶 12 克,石膏 20 克(先煎),川贝母 10 克,蜜百部 10 克,荆芥 10 克,草果 6 克,杏仁 6 克,大枣 10 克,甘草 6 克。3 剂,水煎内服,每日 1 剂。

三诊:热势已平,体温正常,咳嗽痰多色黄,鼻塞,呕吐已止,纳呆,二便自如。乳蛾红肿已消,舌苔根腻,脉细滑。前方加继服。

处方:麻黄 6 克,射干 5 克,甘草 5 克,荆防各 10 克,桔梗 5 克,牛蒡子 10 克,连翘 20 克,黄芩 9 克,石膏 20 克,杏仁 10 克,板蓝根 20 克,蒲公英 15 克,川贝母 10 克,百部 10 克,瓜蒌 10 克,芦根 12 克,大枣 10 克。服药 3 剂后痊愈。

按:外感风温案以发热、咳嗽、咽痛为特点,中药辨证治疗效果尤佳。案 2 壮热汗出不解、咳嗽、舌质红、咽红、乳蛾红肿、脉象浮数或滑数等,均属时行外感风热,故治疗以银翘、大青叶、板蓝根、蒲公英、竹叶、芦根、生甘草等清热解毒,并加荆防、柴前、桔梗、牛蒡等疏风解表为主。案 2 患者伴咳剧不畅,且有气急,是肺气郁而不宣之征,故于清热解毒、疏风解表中加用麻黄石膏辛凉宣肺。初诊时证候为热重于风,故剂量上重用清热解毒之品,麻黄宣肺,量宜小。案 3 同为时行外感风热证,但热势较盛,风热相煽,热甚引动内风,故伴有四肢抽动。治疗除疏风解表,重用大青叶、板蓝根、蒲公英、银翘等清热解毒,并加羚羊粉、灵磁石以息风镇痉。羚羊粉有清热平肝作用,故药后症解。

④ 风温化燥

张某,女,45 岁。

初诊:2 周前感冒,寒热虽不明显,但呛咳甚剧,咳时牵引腹部疼,鼻流清涕而时微恶寒,手足心热,心烦不安,影响睡眠,口干思饮,饮水不能止渴,汗多夜间尤甚,纳谷无味,小便稍黄,大便日行 3～5 次。脉浮细数,舌质偏红,苔微黄少津。此为风温化燥证,肺卫风邪未净,余邪化燥,肺气失宣所致。宜辛凉疏润为治。

处方:麻黄根 10 克,杏仁 6 克,生石膏 20 克,甘草 6 克,南沙参 12 克,知母 10 克,前胡 12 克,瓜蒌壳 12 克,桔梗 10 克,梨皮 12 克,浙贝母 10 克,大枣 5 枚,川贝母 6 克,蜜紫菀 10 克。5 剂,水煎内服,每日 1 剂。

二诊:服药后,咳嗽减轻,咳声转畅,口渴已微,心烦胸闷皆随之减轻,饮食略增,大便次数减少,小便稍黄。脉细小数,舌质转红,苔薄黄腻。风温透达,病势稍减,治宜清解。

处方:法半夏 10 克,茯苓 12 克,橘红 12 克,苏叶 10 克,桔梗 10 克,麻黄根 10 克,桑白皮 12 克,生石膏 12 克,黄芩 10 克,南沙参 12 克,芦根 10 克,川贝母 6 克,蜜紫菀 10 克,甘草 6 克。3 剂,水煎内服,每日 1 剂。

三诊:服药后诸恙再减,睡眠已转佳,纳谷及二便已趋正常,尚有轻微咳嗽,鼻涕中有时挟少量血丝。脉细微数,舌质红,苔微黄。燥气渐平,宜清肃肺胃。

处方:麻黄根 10 克,桑皮 9 克,蜜百部 9 克,地骨皮 6 克,芦根 12 克,黄芩 10 克,瓜蒌壳 10 克,浙贝母 10 克,桔梗 6 克,杏仁 10 克,白茅根 20 克,梨皮 12 克,南沙参 12 克,蜜紫菀 10 克,甘草 6 克。服 3 剂后诸恙已平,恢复健康。

按:本案患者外感风温化燥,未及时辛润解表,达邪外出,遂致燥邪伤肺,肌郁表闭,肺失清肃,表郁化燥。治病求本,当透邪出表,取麻杏石甘加味,外透肌表,内清燥热,妙在不用麻黄,取用麻黄根代麻黄,因患者多汗,取其和卫止汗,能透能涩。麻黄根气辛味涩,宣通肺气,固正达邪之功用,将其灵活运用于表邪未解,化燥转热郁汗多疾患,临床屡用多效,经验所得。

(二) 风寒案

① 外感风寒(汗出)

张某,女,30 岁。

初诊:因在外脱衣换服,骤感冷风寒凉,回家后即怕冷发热头疼,于 2013 年 1 月 8 日来诊。刻诊:患者发热汗出恶风,两手冰凉,鼻塞流清涕。脉浮缓而弱,舌淡苔白滑。此乃外感风寒证,风寒在表,营卫不和所致。桂枝汤加味主之。

处方:桂枝 10 克,白芍 9 克,生姜 9 克,大枣 4 枚,炙甘草 5 克,苏叶 10 克,防风 10 克,葱白 2 枚。4 剂,水煎内服,每日 1 剂。

进 1 剂,诸症减轻,又服 3 剂,诸症全无而愈。

② 外感风寒（无汗）

周某,女,40 岁。

初诊：初春积雪未消,早晨出外散步,遂感风寒。发热头痛,身体疼痛,恶寒,项强,无汗。脉浮紧而数,按之有力。脉证合参为外感风寒证,风寒束表,肺卫不宣故也。治宜宣肺解表,以麻黄汤加味。

处方：麻黄 10 克,桂枝 10 克,杏仁 6 克,甘草 3 克,生姜 4 片,大枣 4 枚,羌活 10 克,葛根 15 克,苏叶 10 克。3 剂,水煎内服,每日 1 剂。

服药 3 剂,诸症俱消病愈。

③ 外感风寒（伤食）

沈某,男,20 岁。

初诊：怕冷头痛伴脘腹痞胀 3 日。鼻塞咳嗽,痰清量少,咳痰不爽,胸闷不适。脘腹胀满,矢气频频。脉两寸浮滑,舌苔边薄中黄,舌根厚腻。脉证合参属外感风寒证,为食滞于胃,风痰壅闭于肺而致。治宜祛风解表,祛痰通滞。

处方：苏叶 10 克,荆芥 10 克,防风 10 克,连翘 10 克,牛蒡子 10 克,前胡 12 克,桔梗 5 克,杏仁 9 克,苏子 10 克,陈皮 9 克,莱菔子 10 克,厚朴 12 克,焙鸡内金 15 克,草果 10 克,砂仁 5 克,甘草 3 克。3 剂,水煎内服,每日 1 剂。

二诊：服上方 3 剂,诸症均减。唯咳嗽痰多、黄白相间且稠黏,去牛蒡子,加瓜蒌 10 克、浙贝母 12 克、蜜紫菀 12 克,又进 3 剂。嘱患者饮食清淡,忌油腻。药后诸症俱消,病遂得痊愈。

④ 外感风寒（气虚）

张某,男,67 岁。

初诊：鼻塞咳嗽 2 月余,加重 2 周。于 2013 年 2 月 6 日来求医。患者近 2 年经常感冒,往往一两月接连不断,症状仅见鼻塞咳嗽咯痰,痰色白,头面多汗,易疲劳。曾服玉屏风散等半个月,亦无效果。来诊时舌质淡,苔微白,脉浮细。此乃气虚外感风寒,肺卫气虚,易感风邪,正气存内,邪不可干。黄芪桂枝汤加味主之。

处方：黄芪 40 克,桂枝 9 克,防风 10 克,白芍 9 克,生姜 5 片,蜜麻黄 6 克,大枣 5 枚,甘草 6 克,连翘 12 克。7 剂,水煎内服,每日 1 剂。

服后自觉精神体力增强,诸症渐解,感冒亦随之未发。

⑤ 外感风寒（阳虚）

张某,女,50 岁。

初诊:素禀阳虚,又新感外寒。鼻塞流清涕,畏寒头疼,神疲欲寐,饮食无味,无汗乏力。脉沉细弱,舌胖苔薄白。此乃外感风寒阳虚证,阳虚外感,脾虚失运。治宜温阳益气,健脾助运。

处方:干姜 6 克,附片 10 克,桂枝 6 克,黄芪 20 克,蜜麻黄 9 克,陈皮 10 克,甘草 10 克,大枣 5 枚。3 剂,水煎内服,每日 1 剂。

二诊:服药 3 剂,诸症减轻,效不更方,又服 3 剂,诸症遂失而愈。

按:所列之外感风寒验案体现了中医临床辨证论治之精确,可达药到病除之效。案 4 为外感风寒气虚,案 5 为外感风寒阳虚,此病前后二方均用黄芪而收效不同。理由很简单,桂枝汤调和营卫,加黄芪固表,是加强正气以御邪。玉屏风散治虚人受邪,邪恋不解,目的在于益气以祛邪。一般认为黄芪和防风相畏相使,黄芪得防风,不虑其固邪,防风得黄芪,不虑其散表,实际是散中寓补,补中寓散,扶正固表。也正因为此,如果本无表邪,常服防风疏散,反而会给予外邪侵袭的机会。

（三）伤寒案

① 气虚伤寒

陈某,女,83 岁。

初诊:患者怕冷头痛身倦乏力 2 周余。咽干,目涩,偶有干哕,胃纳不振,头重,身微热而恶风,大腿酸痛,汗出,睡眠不佳,二便正常。舌质正常,舌后根苔白腻,脉寸浮迟,尺脉沉弱。此乃气虚伤寒证,高年气血两衰,卫气亦虚,疲劳汗出则风邪乘之而致气虚伤寒。治宜益气和卫祛风,以玉屏风散合桂枝汤加减。

处方:生黄芪 12 克,防风 10 克,白术 6 克,桂枝 10 克,党参 10 克,甘草 3 克,白菊花 9 克,化橘红 12 克,茯苓 12 克,桑叶 9 克,桂枝 9 克,生姜 2 片,红枣 3 枚。5 剂,水煎内服,每日 1 剂。

二诊:服药后见轻,但仍感乏力,夜寐欠安,下肢酸软,足酸指麻,已不咳,仍吐痰。舌苔已退,脉寸沉迟,关滑尺弱。伤风寒解出,正气虚弱,治宜扶元养阴,兼化痰湿。

处方:党参 12 克,茯神 9 克,天冬 9 克,怀山药 15 克,五味子 6 克,潼蒺藜 9 克,黄芪 9 克,化橘红 6 克,半夏 6 克,当归 9 克,龙眼肉 9 克,远志 3 克,大红枣 3 枚(去核)。5 剂,水煎取汁,每日 1 剂。

按:本案伤风乃外因为病,其治或温散,或凉解,何以采用甘温之法? 盖因机体的卫外功能不同而权变之。患者年老气血两衰,腠理疏豁,本属风邪易伤之体,今既疲劳汗出,故风邪乘虚而入,如果不固护腠理,益气祛风,而用一般发表之法则何异开门引盗,撤其藩篱,恐卫愈弱而风亦难除。选用玉屏风加味,发在芪、防,收在术、甘、姜、枣调和营卫,发而不伤,实为高年体虚伤风善治之法。后用扶元育阴,补助奇经,对于老年人亦是最妥善之法。

② 中虚伤寒

王某,男,56岁。

初诊:患者素有大便不爽、腹痛肠鸣、睡眠不佳等症,受凉后又觉头晕,身倦微热,脊背酸痛,咳痰,左胸胁发紧,大便稀溏,腹胀尤甚。舌质正常,后根苔黄腻少津,脉寸浮数,尺沉迟。此为中虚伤寒证,其人脾胃素弱,复受新感,中气不支,脾气下陷。法宜健脾和胃,祛风散寒,标本兼治。

处方:党参10克,黄芪20克,白术10克,苏叶6克,香附10克,陈皮10克,前胡12克,僵蚕10克,防风10克,桂枝10克,甘草3克,炒麦芽10克,建曲10克,炮姜10克。5剂,水煎内服,每日1剂。

二诊:服药后,腹胀、脊背酸痛症减,但风邪未尽,脾胃未和,继以祛风宣肺,并调脾胃为治。

处方:苏叶10克,防风8克,荆芥穗10克,蔓荆子9克,前胡12克,僵蚕12克,桔梗6克,广陈皮10克,生甘草5克,香豆豉10克,炒白术6克,茯苓12克,六神曲12克。5剂,水煎内服,每日1剂。

三诊:头晕、咳嗽减轻,仍咳白痰,消化欠佳,舌苔已退,脉沉滑,外邪已解,肺胃未和,治宜养阴润肺和胃化痰。

处方:茯苓12克,法半夏10克,橘红10克,炙甘草3克,炒麦芽12克,焦山楂10克,建曲10克,桑叶10克,石斛12克,枇杷叶6克,山药20克。5剂,水煎内服,每日1剂。

服药后咳平,食纳增加,二便正常而愈。

按:脾胃关乎中气,是升降运行的枢纽。若中气不足,则脾胃运输必弱,而肠鸣便滞诸症以作。且卫出中焦,中气弱卫亦不固,今患者中虚不足而见外感,所以治法以和胃为主,祛风为佐,乃安内攘外之法。外邪解后,专调肺胃而获速愈。可见治中虚胃弱之体,不专重在发表,若专重发表,恐中气愈伤,津液被劫,而病程亦将会有延长的可能。

③ 阳虚伤寒

朱某,男,50岁。

初诊:患者本体素弱,平时易感冒,此次感冒持续月余,服药不愈,头痛,畏风,神疲,肢冷,自汗出,身倦乏力,关节不利,二便正常。舌淡苔白,脉象沉迟无力。此属阳虚感冒,营卫不固。治宜温阳益气解表。

处方:黄芪 15 克,防风 10 克,白术 9 克,桂枝 9 克,党参 9 克,麻黄 8 克,细辛 3 克,甘草 3 克,五味子 6 克,熟附子 9 克。5 剂。先煎附子 30 分钟,再纳余药同煎内服。

二诊:畏风消失,恶寒亦减,头痛见减轻,仍时时汗出,沉迟弱,舌苔白腻,属卫阳既虚,内湿蕴结,以温阳利湿为治。

处方:生黄芪 12 克,白术 9 克,川熟附子 6 克,干姜 6 克,薏苡仁 30 克,茯苓 9 克,炒桑枝 10 克,砂仁 6 克,苍术 6 克。5 剂,水煎内服,每日 1 剂。

三诊:诸症大减,气机舒畅,尚微感恶凉,脉缓有力,前方去桑枝,干姜改为 8 克以温胃阳。5 剂。药后诸症俱减而愈。

四诊:服药后畏冷症减,脉右沉迟,继宜温阳补中,改用丸剂缓调以善其后,早服附子理中丸,晚服补中益气丸,遂逐渐恢复而获痊愈。

按:患者本体素弱,阳虚卫外力弱,故平时易患感冒,此次感冒月余,汗出不解,腠理空虚,玄府洞开,卫阳不固。故先以玉屏风散加附子、干姜,温阳益气固表,使营卫得偕,继以温阳利湿,终以温阳补中而获痊愈。若不辨体质,泛用一般治疗感冒通剂,则表气愈疏,卫愈不固,病必不解。病体不同,用药应随体质而异。

(四) 寒热错杂案

1 风寒夹湿

李某,女,28 岁。

初诊:发热恶寒 1 周。身重酸楚,此时身热不扬,无汗,身重,口干不饮,恶心痞闷,纳差,便溏,日行 2～5 次。脉濡略数,苔白腻舌红。此为风寒夹湿证,寒湿中阻化热,复感外邪。当予清化疏解为法,仿藿香正气和连朴饮加减。

处方:藿香 10 克,陈皮 12 克,大腹皮 10 克,豆豉 10 克,陈皮 10 克,厚朴 6 克,山栀 10 克,黄连 5 克,薏苡仁 30 克,砂仁 5 克,茯苓 15 克,滑石 20 克,金银花 10 克,制半夏 10 克,竹叶 15 克,连翘 20 克。5 剂,水煎内服,每日 1 剂。

二诊:服上药,微汗出,热稍退,畏寒已除,大便日行 2～3 次,腹隐痛,胃纳呆迟,脉濡数,苔薄白略腻。热势已敛,温邪仍盛,胃纳失和,原法加减出入。

处方:苏梗 10 克,半夏 8 克,陈皮 6 克,山栀 10 克,藿香 6 克,蒲公英 20 克,豆豉 10 克,连翘 20 克,滑石 20 克,薏苡仁 20 克,砂仁 5 克,茯苓 15 克,黄连 5 克,炙甘草 5 克。5 剂,水煎内服,每日 1 剂。

药后诸症渐失而愈,嘱清淡饮食。

按:外感时病的特点为发病快,多变而寒热错综复杂,因此要因时、因地、因人而异精准辨证治疗。本案患者 7 月患病,正值夏暑多湿之季,易感夏暑湿热之邪,湿热疫毒乘虚内侵中焦,湿热中阻而发病。湿热中阻,升降失常,上逆而为恶心呕吐,胸闷纳呆;脾失运化,湿邪因脾津不上承而口干不欲饮;湿热蕴结肠道,传导失司,灼伤脉络而大便稀薄;暑湿束表则恶寒无汗,身重酸楚,故治疗以化湿清热,湿去热退,湿净胃肠自和而病告愈。

② 湿热蕴肺

李某,女,63 岁。

初诊:素质薄弱,痼疾高血压,经常失眠,精神容易紧张。近期感冒发热 6 日,热势不定,汗多不清,一日有数次发作,热升时先有形寒,热降时大汗恶风。伴见头痛,咳痰不爽作恶,食呆口苦,口干不欲饮,便秘,小溲短赤。脉象弦紧而数,舌苔厚腻中黄。乃湿热蕴肺证,病由风邪引起,胃肠湿热,继而蕴肺。依据寒热往来、食呆口苦、咳嗽咳痰不爽、便秘溲赤等症状,当从少阳、阳明治疗,宜辛开苦降,调和肺胃肝脾为治。小柴胡汤合三仁汤加减主之。

处方:柴胡 10 克,前胡 12 克,黄芩 10 克,制半夏 10 克,青蒿 12 克,杏仁 9 克,桔梗 10 克,茯苓 9 克,藿香 6 克,枳壳 6 克,苏梗 10 克,厚朴 10 克,薏苡仁 20 克,白蔻仁 10 克,川贝母 10 克,连翘 12 克,甘草 6 克。3 剂,水煎内服,每日 1 剂。

二诊:3 剂后热不再发,但仍汗出量多,因怕风蒙被而睡。考虑外邪虽解,肠胃症状未除,且年老体弱,汗出不止,体力难以支持。改拟建中固卫治之。

处方:黄芪 20 克,制半夏 6 克,茯苓 9 克,陈皮 10 克,桂枝 9 克,白芍 10 克,白术 10 克,防风 6 克,杏仁 10 克,枳壳 6 克,大枣 10 克,炒鸡内金 12 克,干姜 6 克,甘草 6 克。3 剂,水煎内服,每日 1 剂。

三诊:服药 3 剂,汗出即少,又服 3 剂后不恶风,诸症俱减,食欲增加而愈。

按:本案的复杂在于体虚而内外因错杂为病,当随机应变。初诊处方采用伤寒法小柴胡汤结合败毒散,用柴前、枳桔升降泄邪取效。后因患者脾胃虚弱,肺胃不固,气虚多汗,不能单纯地用小柴胡汤,改黄芪桂枝汤加味主之而愈,这是灵活处方用药变化之所在。

③ 伏暑挟湿

罗某,男。

初诊:本体中虚脾弱,近因暑天伤风外感,即觉精神不佳,脉搏稍快,高热呕吐,胸腹胀满,大便溏泻,每日 6～7 次,手足凉,额腹热,微汗出,小便频数,四肢关节酸痛。脉微浮数,舌质红,苔白腻。结合病因脉证,中医辨证为伏暑挟湿证,热郁三焦,脾失健运。治以清暑利湿,苦辛淡渗法。

处方:藿香 9 克,杏仁 5 克,香薷 10 克,连皮茯苓 9 克,黄芩 6 克,滑石 9 克,薏苡仁 15 克,防己 6 克,厚朴 10 克,猪苓 10 克,竹叶 6 克,通草 3 克,荷叶 10 克。3 剂,水煎内服,每日 1 剂。

二诊:热减吐止,关节酸痛见轻,大便每日次数减少,身倦乏力,食纳尚差,脉沉细滑。病势虽减,但湿热未尽,胃气未复,宜和胃气并清湿热。

处方:茵陈 6 克,藿香梗 6 克,陈皮 10 克,茯苓 9 克,川厚朴 6 克,豆豉 5 克,白蔻仁 6 克,滑石 9 克,扁豆 9 克,猪苓 10 克,薏苡仁 12 克,炒稻芽 10 克,生山栀 6 克,荷叶 9 克,甘草 5 克。3 剂,水煎内服,每日 1 剂。

三诊:热退,周身汗出,小便正常,大便每日 2 次,食纳仍差,食后腹微胀,昨日一度出冷汗。六脉沉细微数,舌转正红苔退。湿热已尽,胃气不足,宜益胃养阴健运为治。

处方:玉竹 9 克,沙参 12 克,茯神 9 克,石斛 15 克,炒稻芽 10 克,陈皮 6 克,莲子肉 12 克,扁豆 9 克,荷叶 9 克,草果 6 克。续服 3 剂,诸症悉平,饮食、二便俱正常,停药以饮食调养月余而康复。

按:本例为伏暑挟湿,热郁三焦。经问明病因及季节,结合脉证、体质全面分析,确定先以清暑利湿,继则和胃利湿,再以和胃养阴,先后各有次第,因而疗效较好。

④ 温燥夹湿

张某,女,45 岁。

初诊:2 周前感冒,寒热虽不明显,但呛咳甚剧,咳时牵引腹部疼,鼻流清涕而时微恶寒,手足心热,心烦不安,影响睡眠,口干思饮,饮水不能止渴,汗多夜间尤甚,纳谷无味,小便稍黄,大便日行 3～5 次,成形色黄。脉浮虚,舌质淡,苔白黄腻。结合脉证,为温燥夹湿证,由伏寒化燥,肺气失宣所致。宜辛凉疏泄。

处方:麻黄根 10 克,杏仁 6 克,生石膏 9 克,甘草 3 克,五味子 6 克,法半夏 10 克,知母 6 克,前胡 10 克,瓜蒌壳 12 克,枇杷叶 6 克,生姜 3 片,大枣 3 枚,佩兰 10 克。3 剂,水煎内服,每日 1 剂。

二诊:服 2 剂后,咳嗽减轻,咳声转畅,口渴已微,心烦胸闷皆随之减轻,饮食略增,大便次数减少,小便稍黄。脉弦滑,舌质转红,苔薄黄腻。伏寒透达,病势稍减,治宜清解。

处方：麻黄根 6 克，法半夏 6 克，茯苓 20 克，橘红 12 克，苏叶 6 克，厚朴 10 克，桔梗 6 克，桑皮 6 克，生石膏 20 克，黄芩 6 克，竹茹 10 克，白茅根 20 克，生姜 3 片。3 剂，水煎内服，每日 1 剂。

三诊：服药后诸恙再减，睡眠已转佳，纳谷及二便已趋正常，尚有轻微咳嗽，鼻涕中有时挟少量血丝。脉微弦数，舌质红，黄腻苔再减、未净。燥气渐平，宜清肃肺胃。

处方：桑皮 9 克，麻黄根 6 克，紫菀 12 克，蜜百部 9 克，地骨皮 6 克，竹叶 5 克，芦根 12 克，黄芩 6 克，瓜蒌壳 9 克，象贝母 6 克，桔梗 6 克，白茅根 20 克，枇杷叶 9 克，竹茹 10 克，杏仁 6 克，甘草 5 克。3 剂，水煎内服，每日 1 剂。

服 3 剂后诸恙已平而愈。

⑤ 湿热痤疮

梁某，女，45 岁。

初诊：全身发疹块 1 周，皮肤发痒，颜面生痤疮，色红，精神一般，小便黄，带下色黄，有异味，时觉烦躁，大便干，数日一次。舌红苔黄腻，脉数。此为湿热痤疮，内有湿热，外感风邪。宜内清外透之法主之。

处方：僵蚕 12 克，甘草 6 克，椿皮 12 克，金银花 12 克，桔梗 10 克，蒺藜 12 克，白芷 12 克，酒黄芩 12 克，连翘 20 克，茵陈 12 克，酒大黄 12 克，栀子 6 克，白鲜皮 12 克，地肤子 10 克，苦参 10 克，龙胆草 6 克，蝉蜕 10 克，桑叶 10 克，山药 20 克，苏叶 6 克。以此方加减连服 20 剂，皮肤瘙痒，面部痤疮诸症悉平。

二、肺系疾病

肺系包括鼻、咽、喉、声带、气管、肺等处的疾病，在中医学中多归于咳嗽、哮喘等门类。肺居胸中，其位最高，对其他脏腑有覆盖、保护作用，所谓"肺为五脏华盖"。肺叶娇嫩，其性情虚而喜煦润，喜润恶燥，容易受内外之邪侵扰而致病，因此称为"娇脏"。肺主一身之气，为生气之源，其气贯血脉而荣养全身，肺主一身之气的功能主要体现为几个方面：①开窍于鼻，司呼吸。肺气通于鼻，肺气不利，升降失司，则可出现咳嗽、气喘、鼻塞流涕、嗅觉不利等症状。②司声音。肺为"声音之门"，与喉相连，声由气而发，若内外之邪扰或本身功能失常，肺气不利，则声音失常，病发失音。③合皮毛而卫外。肺主一身之气，调节卫气，输布阳气于体表皮毛，煦泽肌肤以卫外。若肺气亏虚，卫外功能减退，可出现自汗，易感冒，或皮肤憔悴、干枯等。④"肺为水之上源"，肺气宣发、肃降则能布散津液,下输肾与膀胱。如肺气宣肃功能失常,不能通调水道,则水液停滞,可发为痰饮、水肿等症。⑤肺气能辅佐心脏,治理调节血脉的运行,百脉皆朝会于肺。若肺气不利,治节失常,气病及血,心气虚弱,血脉不利,血瘀水停,可见咳血、发绀、心悸、肢肿等症。

(一) 咳嗽案

1 风寒客肺

刘某,女,38 岁。

初诊:咳嗽已经 3 周,近 2 日又寒热、汗少、咳剧,于 2013 年 3 月 6 日来诊求医。患者胸痛,咳痰黏白不易出,咽痒即咳,口干不欲饮水,大便数日未行。舌苔薄白而润,质淡,脉浮。此为风寒客肺,痰浊郁闭于肺,肺气失宣所致。治宜辛温解表,宣肺化痰。

处方:麻黄 9 克,桂枝 6 克,杏仁 6 克,甘草 3 克,厚朴 10 克,苏子 6 克,百部 10 克,紫菀 10 克,蜜冬花 10 克,莱菔子 6 克,制半夏 12 克,瓜蒌 6 克,枳实 6 克,陈皮 10 克,茯苓 12 克,浙贝母 12 克。3 剂,水煎内服,每日 1 剂。

二诊:服药后,热退,身痛缓解,咳嗽咳痰减轻,痰色白夹黄,原方继服 3 剂,咳停,大便通畅,诸症消失。

2 干咳、风邪恋肺

潘某,女,49 岁。

初诊:干咳 3 周,伴音哑。咳痰,喉痒,有微热,胸微闷,微喘,纳差,口干欲饮喜温,大便 2 日一行。苔微黄腻,质暗红,少津,脉浮滑数。证属风邪恋肺,挟有痰热。拟清宣肺气化痰法治之。

处方:射干 15 克,蝉蜕 6 克,僵蚕 10 克,杏仁 10 克,白前 15 克,前胡 10 克,紫菀 15 克,蜜冬花 15 克,炙百部 15 克,蜜麻黄 10 克,黄芩 15 克,枳壳 9 克,桔梗 9 克,生甘草 9 克,桃仁 10 克,连翘 20 克,川贝母 6 克,瓜蒌 10 克,郁金 10 克,生谷芽 15 克,麦芽 15 克。7 剂,水煎内服,每日 1 剂。

二诊:服药 3 日见效,咳略减,咽痒,痰黄,小便黄,喘减,胸闷,纳平,口不干,大便每日一行,干结。苔薄白,质淡红,欠润,脉小弦数。治拟原意再进,改杏仁 6 克,加牛蒡子 10 克,续服 7 剂而痊愈。

3 气阴两虚

梁某,女,45 岁。

初诊:呛咳反复半年余,咽痒时呛咳半年余,每年于秋天即开始咳嗽,咽痒呛咳无痰,精神紧张,工作繁忙时尤甚,口稍干,易烦躁发怒,胃纳佳,大便如常。神清,颈软,气平,咽部暗红。苔薄少津,舌暗红,脉细微弦。证属气阴两虚,肝火扰肺。治拟益气养阴,清肝肃肺。

处方:柴胡 10 克,生龙骨、牡蛎各 30 克,桑叶 15 克,菊花 30 克,蝉蜕 6 克,牛蒡子 15 克,金银花 16 克,连翘 20 克,生地黄 10 克,玄参 15 克,五味子 5 克,麦冬 10 克,百部 6 克,北沙参 20 克,白前 10 克,甘草 6 克,桑白皮 10 克,浙贝母 10 克。7 剂,水煎内服,每日 1 剂。

二诊:药后咽痒呛咳明显减轻,口不干,纳可,大便如常。苔薄,舌暗红,脉细弦。原方去五味子,加黄芩 15 克。7 剂。

三诊:咽稍干,呛咳已平,纳佳,口不干,大便如常。苔薄,舌暗红,脉细微弦,再续前方出入。

处方:柴胡 10 克,生龙骨、牡蛎各 30 克,桑叶 15 克,菊花 30 克,蝉蜕 6 克,金银花 15 克,连翘 20 克,生地黄 10 克,玄参 15 克,麦冬 10 克,北沙参 20 克,白前 10 克,赤芍 15 克,甘草 6 克,龙胆草 3 克,桑白皮 10 克,黄芩 6 克。续服 7 剂而痊愈。

按:本例呛咳属气阴两虚,木旺侮金所致,单纯用宣肺利气止咳法往往不易奏效,而应在宣肺利气同时再予清肝平肝降逆之品,以平抑上逆之肝气则脾气自能平顺,对呛咳不愈往往能收到良好治疗效果。

④ 风痰热阻

刘某,女,65 岁。

初诊:咳嗽痰黄 8 个月,经多方治疗无效,喉痒,胸闷,微喘,胃纳尚可,大便正常。苔根腻微黄,质暗红,脉小弦滑。证属风痰热阻,肺失宣发肃降之职。治拟清宣肺气,肃肺化痰法。

处方:蝉蜕 6 克,僵蚕 10 克,前胡 10 克,杏仁 10 克,白前 15 克,黄芩 15 克,柴胡 10 克,竹茹 10 克,制半夏 8 克,郁金 10 克,枳壳 9 克,桔梗 9 克,生甘草 6 克,射干 10 克,蜜冬花 10 克,陈皮 6 克,瓜蒌 15 克,连翘 20 克,炒谷芽 15 克,麦芽 15 克。7 剂,水煎内服,每日 1 剂。

二诊:咳痰减,胸闷微,气喘减轻,口干亦减。苔淡黄腻,质暗红,脉细滑。原方再服 7 剂。

三诊:偶咳,痰少,咽痒除,腰酸痛。苔薄质暗,脉小弦滑,苔根淡黄腻,舌欠润,脉细尺弱。年届花甲,肾气已衰,治拟和肾益气,佐以化痰。

处方:黄芪 15 克,党参 10 克,茯苓 15 克,当归 10 克,女贞子 15 克,杜仲 10 克,怀牛膝 10 克,丹皮 6 克,泽泻 6 克,白术 10 克,枸杞子 10 克,白芍

15 克,枳壳 6 克,桔梗 6 克,生甘草 6 克,薏苡仁 20 克,蜜百部 10 克,蜜冬花 10 克。14 剂,水煎内服,每日 1 剂。

药后诸症消失,遂停药而愈。

按:患者反复咳痰,经反复应用中西医药物不能控制而来就诊。中医辨证属于风邪痰热阻于气道,肺失宣发肃降之职,治拟清宣肺气,肃肺化痰为先,1 周后症状减轻。患者年届花甲,肾气已衰,肺气不足,而致反复感邪不愈,《内经》曰"邪之所凑,其气必虚",患者服药 2 个月后,咳嗽基本已除,故在咳嗽减少后,逐渐加入益气固表补肾之品,扶正祛邪,标本同治。最后健脾益肾,扶正巩固。

5 风痰恋肺

张某,女,45 岁。

初诊:反复咳痰 3 年余,伴咽痛。咳嗽痰黏色白,有时带微黄,咳痰不易出。咽痛喉痒,胸闷气喘,夜间尤剧,咳甚不能平卧。曾多方求医服药,效不佳。刻诊:患者口干不欲饮,怕冷喜温,大便日行 1～2 次,偏稀。苔淡黄中腻,舌质偏暗红,脉细滑。证属风痰恋肺,痰热内阻,肺失宣肃。治宜宣肃并用而化痰热。

处方:蜜麻黄 10 克,蝉蜕 6 克,茯苓 12 克,前胡 10 克,苦杏仁 6 克,白前 15 克,紫菀 15 克,制半夏 12 克,柴胡 6 克,黄芩 8 克,枳壳 6 克,桔梗 6 克,生甘草 6 克,蜜百部 15 克,桃仁 10 克,连翘 20 克,山药 15 克,苏子 15 克,化橘红 12 克,川贝母 10 克,牛蒡子 15 克,大枣 10 克。7 剂,水煎内服,每日 1 剂。

二诊:服药后,咳嗽明显减轻。黏痰减少,咯出较畅,咽痛喉痒减少,喘可平卧,口干咽痛,脘腹作胀,食欲不佳,便溏,舌淡苔黄腻,脉弦滑。咳嗽日久耗气伤脾,治拟原方加入健脾和胃之品,原方减百部、桃仁,改制半夏 10 克,加白术 10 克、太子参 15 克、炒谷芽 15 克、麦芽 15 克、莱菔子 10 克,续服。7 剂,水煎内服,每日 1 剂。

三诊:服药症状续减。咳痰白,易咯,喉痒,咽微痛,胸闷腹胀除,纳可,口微干。苔淡黄微腻,舌欠润,暗红,脉细滑。拟健脾化痰和胃,以固其效。

处方:太子参 15 克,白术 15 克,茯苓 15 克,陈皮 10 克,制半夏 8 克,泽漆 10 克,前胡 10 克,桔梗 6 克,生甘草 6 克,苦杏仁 6 克,浙贝母 12 克,白前 15 克,紫菀 15 克,桑白皮 12 克,桃仁 6 克,蜜麻黄 10 克,山药 12 克,大枣 10 克。7 剂,水煎内服,每日 1 剂。

四诊:稍有喉痒,咳嗽咳痰好转,胸闷不舒减轻,口干鼻燥喜热饮。舌质偏红,苔淡黄,脉细软。治拟原方加射干 15 克、麦冬 12 克,减泽漆,续服 7 剂,咳、喘、痰俱除而愈。

按:患者反复咳嗽 3 年多,久治不愈,为风邪恋肺,痰热内阻。轻用宣肃并投化痰热方药,用药后症状显著减轻,但出现胃脘隐痛、便溏,这说明患者由于子病及母,脾气已衰。化痰止咳之品可伤胃,引起胃病发作,而减少化痰止咳之品,加入健脾和胃之品,使胃痛、胸闷消除,进而以培补脾胃以生肺气,佐以肃肺化痰之品而收功。

⑥ 风痰犯肺

李某,女,68 岁。

初诊:干咳 4 月余,喉痒即咳,咳甚喘哮,纳平,口干饮多,夜尿频频,大便 1～2 次。苔根淡黄腻,舌少津,质暗红,脉浮滑。证属风痰犯肺,肺失清肃,肺阴不足。治宜宣肃并用,化痰止咳,佐以养阴润燥。

处方:蜜麻黄 5 克,僵蚕 10 克,蝉蜕 10 克,杏仁 10 克,紫菀 15 克,白前 15 克,射干 15 克,蜜冬花 15 克,黄芩 6 克,制半夏 10 克,白及 15 克,陈皮 12 克,桔梗 6 克,生甘草 6 克,前胡 15 克,桃仁 10 克,浙贝母 15 克,麦冬 15 克,南沙参 15 克,百合 10 克,连翘 20 克。7 剂,水煎内服,每日 1 剂。

二诊:服药后咳嗽减少,偶咳伴喉痒,口干欲饮,大便如前,夜尿减少。苔淡黄腻,质暗红,脉浮滑。前法奏效,治拟前方增益养阴之品。加功劳叶 15 克、北沙参 15 克。7 剂,水煎内服,每日 1 剂。

三诊:连服上方咳嗽咽痒等症状消失。舌质偏红,苔薄黄,脉细小滑。前方续服 7 剂,以固其效而愈。

按:本例患者,咳嗽较剧,曾多次用抗生素无效,说明是与过敏有关的一种非特异性炎症,方用蝉蜕、僵蚕宣肺疏风而抗过敏,利咽喉,连翘、黄芩、生甘草清肺热。因咳嗽日久,故拟宣肃并用,风燥邪犯,肺阴受损,更加入养阴润肺之麦冬、沙参、百合。患者用药后见效,咳嗽明显减轻,1 周后来诊时,偶咳,症见显效。于原方中再加入功劳叶、北沙参润肺滋阴加以巩固而愈。

⑦ 风寒化热

梁某,女,42 岁。

初诊:咳嗽咳痰 3 月余,伴发寒热 1 周。来诊时患者热多寒少,咳嗽有痰,咽喉不利,胸闷烦热,小便黄,大便正常。舌红苔薄黄,脉浮数。证属风寒化热,肺不布津,化而为痰,肺失宣肃,气逆为咳。治宜辛凉达表,化痰肃肺。

处方:蜜紫菀 12 克,蜜麻黄 10 克,百合 20 克,蜜百部 10 克,苦杏仁 8 克,桔梗 6 克,细辛 3 克,连翘 12 克,金银花 10 克,射干 10 克,前胡 9 克,川贝母

8 克,甘草 6 克,胆南星 6 克,干姜 6 克,桑白皮 8 克,蜜冬花 9 克,白芍 12 克,白及 12 克。7 剂,水煎内服,每日 1 剂。

此方服用 7 剂,诸症减退,咳不再作。

8 肝火犯肺

周某,女,65 岁。

初诊:咳嗽咯血 1 周。患者 2 个月前曾有咳血史,经外院胸片已排除肺癌及肺结核,1 周前因情绪变化又出现咳嗽痰血,色鲜红,与痰相混,夜寐多梦纷扰,胸胁胀满,大便干结。舌质偏红,苔微黄腻,脉细弦。此乃肝火犯肺,肺络受伤,肺失肃降。当予清肺平肝、化瘀和络,泻白散加减主之。

处方:杏仁 10 克,黄芩 10 克,丹皮 10 克,川贝母 10 克,桑白皮 20 克,地骨皮 10 克,生地黄 20 克,炒白芍 20 克,连翘 40 克,制大黄 10 克,瓜蒌皮 12 克,三七片 10 克,炒藕节 12 克,仙鹤草 15 克,白茅根 30 克,生石膏 20 克,蜜麻黄 10 克,甘草 6 克。7 剂,水煎内服,每日 1 剂。

二诊:服药后咳血已止,胁满亦减。舌苔薄,脉弦缓。仍以清肺平肝、滋阴和络之法。

上方加麦冬 10 克、百合 15 克、南沙参 12 克,续服 7 剂。

三诊:上方连服 14 剂后诸症消失。舌质偏暗红,苔微黄,脉细软。为固其效,前出入再续 7 剂。

处方:杏仁 10 克,黄芩 10 克,丹皮 10 克,川贝母 10 克,桑白皮 20 克,生地黄 20 克,赤芍 10 克,连翘 20 克,瓜蒌皮 12 克,三七片 10 克,白茅根 30 克,蜜麻黄 10 克,甘草 6 克,麦冬 10 克,百合 15 克,南沙参 12 克,芦根 20 克,大枣 10 克。7 剂,水煎内服,每日 1 剂。药后诸症俱除而愈。

按:本案肝火犯肺,伤及肺络而咳血,肝火偏旺,阴虚,灼伤肺络而见咳血,肺脉布于两胁,脉络瘀滞症见胁痛,治拟平肝清肺化痰和络,方用麻杏石膏汤清热化痰,泻白散加减泻肺清热,三七片、赤芍等活血化瘀止血。先方大黄化瘀清热,推陈致新,肝火得平,肺气肃降,后方养阴润肺,瘀热下行而症状告愈,证治较为合拍。

9 风温乘肺

汪某,女,40 岁。

初诊:因发热、寒战、咳嗽、胸痛 2 周来诊。经西医胸片检查后诊断为右下肺炎,曾用多种抗生素治疗 10 日,发热不退,咳嗽更剧。胸片复查:右下肺炎未见好转。诊时咳嗽甚剧,咽痛喉痒痰黄,气急胸部闷痛,发热不退(38.4 ℃),

鼻旁生热疮,胃纳一般,口干,大便不畅。苔黄,脉浮滑数。证属风温乘肺,旋则痰热蕴肺,无形邪热,已成有形,搏击气道,清肃失灵。治当直清肺热,化痰截咳。

处方:连翘 20 克,金银花 15 克,鱼腥草 15 克,黄芩 9 克,百部 9 克,浙贝母 12 克,石膏 30 克,射干 12 克,桑白皮 9 克,旋覆花 9 克(包),全瓜蒌 15 克,蜜麻黄 10 克,杏仁 6 克,前胡 10 克,桔梗 10 克,金荞麦 30 克,生甘草 6 克。7 剂,水煎内服,每日 1 剂。

服药 7 剂后热退,咳嗽减轻,咽痛除,胸闷舒,气急平。肺部 X 线摄片示右下肺炎已大部分吸收。予前方加干姜 6 克、蜜冬花 10 克、蜜紫菀 12 克,续服 10 剂病愈。

⑩ 风邪袭肺

刘某,男,40 岁。

初诊:咳痰已 1 个月。干咳、痰稠而黏,色白难咯。曾服解表散寒、清热化痰、止咳平喘等中药,以及消炎抗菌类注射用药,效果均不明显。追问病史,其咳嗽阵作,以遇冷空气或吸入油烟刺激性空气时突然加剧,但咳出痰液不多,有过敏性鼻炎史。舌质淡红,苔薄黄,脉浮数。此为风邪袭肺,肺窍不清,引动肾虚宿根。治拟攻补兼施。

处方:荆防各 9 克,淡豆豉 15 克,川椒 15 克,蜂房 12 克,白芷 9 克,菟丝子 12 克,鹿角片 15 克,鹿衔草 15 克,鱼腥草 15 克,浙贝母 15 克,百合 15 克,辛夷 9 克,麦冬 15 克,薄荷 4.5 克,蜜麻黄 15 克,苏子 12 克,山药 30 克。7 剂,水煎内服,每日 1 剂。

二诊:药后咳嗽明显好转。嘱注意保暖以观后效,上方续服 7 日。经治疗,过敏性鼻炎好转,咳嗽咳痰缓解。

按:《素论·咳问》:"五脏六腑皆令人咳,非独肺也。"今用补肾的鹿角片、菟丝子与解表药、通利鼻窍药同用而得效。

⑪ 燥邪犯肺

谭某,女,60 岁。

初诊:干咳少痰 5 个月,伴咽喉干痛,吸入烟油气味则咳甚来诊。咳嗽,少痰,咽干痛,咳引胸痛,纳可,口干欲饮喜冷,大便坚。舌红,苔淡黄微腻,少津,脉小弦滑。证属燥邪犯肺,肺失清肃。治拟疏风清肺,润燥化痰。

处方:蜜麻黄 10 克,蝉蜕 6 克,苏叶 10 克,杏仁 10 克,前胡 10 克,白前 12 克,百部 10 克,黄芩 6 克,连翘 20 克,川贝母 6 克,蜜紫菀 15 克,茯苓

10 克,麦冬 12 克,桔梗 9 克,生甘草 9 克,桑白皮 10 克,射干 10 克,南沙参 15 克,陈皮 12 克,制半夏 9 克,百合 10 克,白及 12 克,芦根 12 克,甘草 6 克。3 剂,水煎内服,每日 1 剂。

二诊:服药 3 日症减。干咳减少。纳可,胸痛亦止。舌红苔薄黄,脉小弦滑。原方 7 剂。

三诊:偶咳,咽部不适,口微干,乏力,二便自如。舌淡苔薄黄,脉细弦,转拟健脾益气养阴,佐以清燥润肺利咽。

处方:黄芪 15 克,党参 10 克,茯苓 15 克,当归 10 克,薏苡仁 20 克,陈皮 10 克,白术 10 克,芦根 10 克,射干 15 克,枳壳 9 克,桔梗 9 克,黄芩 8 克,前胡 10 克,蜜百部 10 克,百合 12 克,生甘草 6 克,牛蒡子 10 克。14 剂,水煎内服,每日 1 剂。

按:乃因风燥之邪犯肺,久恋肺经,耗伤阴精,肺失润降。经用疏风清肺润燥化痰之法,服药 3 剂后咳嗽减轻,1 周后咳嗽得渐止。根据患者病状,三诊时出现脾虚症状,转拟健脾益气养阴,清燥润肺利咽,标正兼治,继服 14 日,病退症减而愈。

⑫ 外寒内饮

刘某,女,63 岁。

初诊:体质素虚,有咳嗽病史。近因遇风雨后,突然高热剧咳,头痛胸痛,气紧,吐黄稠痰。刻诊:咳嗽不休,神疲面肿,气逆不能平卧,喉间痰鸣如水鸡声,痰壅盛,色黄。自觉胸腹微热,间有寒战。舌尖边红,苔微黄腻。此为外寒内饮,痰饮侵肺,气机阻滞,肺失清肃,兼有郁热,邪聚于胸膈之伤寒咳嗽。法宜宣肺降逆,止咳祛痰,以射干麻黄汤加减主之。

处方:射干 12 克,麻黄 12 克,细辛 3 克,蜜紫菀 12 克,蜜冬花 10 克,法半夏 12 克,黄芩 15 克,浙贝母 12 克,苏子 10 克,白前 12 克,甘草 5 克,桂枝 10 克,石膏 20 克,桔梗 10 克,杏仁 10 克,川贝母 6 克,柴胡 9 克。3 剂,水煎内服,每日 1 剂。

上方服后,自觉胸部稍宽舒,咳喘略缓。原方再进 3 剂,咳喘郁热减,痰仍盛。改黄芩 10 克、桔梗 6 克,加茯苓 12 克、化橘红 12 克,又进 3 剂,诸症显著好转。嘱原方再进 3 剂,以资巩固疗效而愈。

按:《金匮要略》云:"咳而上气,喉中水鸡声,射干麻黄汤主之。"本案病属太阳伤寒咳嗽,与射干麻黄汤证相合,故以此方加减治之。因风寒郁闭,微有热象,去五味之收、大枣之腻、生姜之辛;另加黄芩、川贝母等以增强清肺化痰止咳之效。

⑬ 外寒里热

常某,女,20岁。

初诊:咳嗽,频频吐大量浓黄稠痰2周余。头昏头痛,身热而不恶寒,手心灼热,汗出,心烦,渴喜凉饮,便秘,睡眠不安,面红亮,双颧有明显黑斑,唇绛红。舌质鲜红,苔黄厚腻而紧密,脉洪数。此系外寒内热证,温病伏邪为外感所触发,并上犯肺经所致。法宜宣肺泄热,降逆止咳,以麻杏石甘汤加味主之。

处方:蜜麻黄10克,杏仁10克,石膏30克,葶苈子10克,川贝母10克,连翘20克,瓜蒌10克,远志6克,桔梗6克,黄芩10克,竹茹10克,白芍12克,鱼腥草12克,麦冬12克,白及12克,大枣6克,甘草6克。3剂,水煎内服,每日1剂。

二诊:痰、咳、烦、热等虽有好转,但舌质仍鲜红,苔黄少津,便秘,时有发热,此郁热虽衰而津液未复。宜守原法,兼顾生津润燥以养阴,以麻杏石甘汤合竹叶石膏汤加减主之。

处方:麻黄5克,杏仁10克,石膏20克,竹叶10克,麦冬15克,甘草3克,桑皮15克,浙贝母15克,黄芩10克,知母12克,牛蒡子12克,荷叶12克,瓜蒌10克。3剂,水煎内服,每日1剂。

三诊:服3剂后,发热、便秘、头昏、咳吐浓痰等显著好转。原方又服7剂。

四诊:服药后偶尔尚吐稠痰。上述诸证悉减,两颧黑斑基本消退,舌质红,苔白润,脉细软。病已显著好转,宜养阴清肺,以善其后,拟养阴清肺汤加减主之。

处方:桑皮12克,杏仁12克,川贝母10克,橘红10克,麦冬12克,白芍12克,金银花10克,连翘18克,百合15克,蜜紫菀12克,桔梗10克,甘草3克。7剂,水煎内服,每日1剂。

服7剂后咳嗽等诸症俱消而痊愈。

⑭ 气滞痰郁

陈某,女,45岁。

初诊:因咳嗽2年余持续不止,住院胸片等检查未见明显异常,治疗均未有明显效果,咳嗽依旧而来诊治。患者无其他症状,唯咳嗽时轻时剧,晨起为甚,喉痒上气则咳,咳则连声频作,良久复止,气憋面赤,颈部静脉怒张,咳时少痰,咳甚则呕吐涎沫,略有胸闷。舌淡红,苔微黄,脉细滑。证属气滞痰郁,肺失清肃。治拟顺气化痰,肃肺截咳。

处方:旋覆花9克(包),全瓜蒌15克,蜜百部12克,马勃3克,陈皮6克,厚朴6克,制半夏9克,苏叶10克,桔梗10克,杏仁9克,竹茹6克,炙甘草

6 克,射干 12 克,桑白皮 12 克,蜜麻黄 10 克,前胡 12 克,浙贝母 12 克,莱菔子 10 克,川贝母 6 克,蜜紫菀 15 克,甘草 6 克。14 剂,水煎内服,每日 1 剂。

药尽咳止,未再复发。

⑮ 痰热内焦

黄某,女,58 岁。

初诊:阴虚则生内热,热灼于肺,肺失清肃。始则咳呛,继则痰多稠黄黏腻,胸项若束。脉弦细而滑,舌有裂纹。痰热内焦,肺络虚损,治宜清肺养阴,化痰止咳。

处方:百合 20 克,海浮石 15 克,生竹茹 9 克,川贝母 9 克,枇杷叶 12 克(包),杏仁 12 克,瓜蒌皮 6 克,天花粉 12 克,麦冬 12 克,北沙参 30 克,桑白皮 12 克,玉蝴蝶 6 克,连翘 20 克,芦根 15 克,蜜麻黄 10 克,细辛 3 克,甘草 6 克。7 剂,水煎内服,每日 1 剂。

二诊:阴虚则生内热,热灼津液,煎炼成痰,痰贮于肺而生于胃;肺胃失于清肃,始则咳呛,继则痰多黄黏腻。胸项烦热已减,若束若缚颇觉松弛。脉弦细而滑,舌有裂纹,缺乏津润,火烁津伤之明征也。续当滋水养金,肃肺化痰为主。原方加紫菀 15 克、南沙参 12 克,续服 7 剂。

服药后,诸症渐失而愈。

⑯ 脾虚痰蕴

张某,女,65 岁。

初诊:反复咳嗽,遇冬好发,咳则半年不愈。刻诊:咳嗽痰白而多,状如泡沫,面浮,肢肿,伴自汗乏力。舌质胖,苔白腻,脉滑。证属脾虚痰蕴,痰湿贮留,肺失宣肃。治宜健脾利湿,化痰止咳。

处方:黄芪 15 克,防风 9 克,防己 9 克,苍术 9 克,白术 9 克,薏苡仁 30 克,猪苓 12 克,茯苓 12 克,苏子 9 克,陈皮 9 克,赤芍 18 克,白芍 18 克,桃仁 9 克,杏仁 10 克,桔梗 6 克,蜜百部 9 克。7 剂,水煎内服,每日 1 剂。

二诊:咳嗽减轻。前方加车前子 10 克,百合 10 克,14 剂。

三诊:药后患者咳嗽痊愈,浮肿消退,胸闷自汗缓解而愈。

按:患者年老体弱,久咳不已。根据患者咳嗽吐痰如泡沫,伴面浮、肢肿、自汗乏力、苔白腻、脉滑,可知脾虚是主要矛盾。因脾胃为后天之本,补土可以生金。故选用黄芪配防风,健脾调卫;用防己配薏苡仁、猪苓、茯苓、车前子健脾化饮止咳,并可消除肺野水肿及脸面、下肢浮肿;合用赤芍、白芍、桃仁等使肺部郁血畅通。故此肺野轻清,咳嗽咳痰症减,浮肿消退,久咳得平。

⑰ 肝郁气滞

李某,女,46 岁。

初诊: 反复咳嗽 1 年。患者咳嗽痰多,畏风,咽喉梗塞,易生气,伴头昏,多汗,胸闷胁痛,平时易感冒。舌红,苔薄,脉细弦。证属肝气郁滞,风邪束肺。治宜祛风疏肝,利咽止咳。

处方: 荆芥 9 克,防风 9 克,葶苈子 9 克,柴胡 9 克,前胡 9 克,蜜紫菀 18 克,白芍 18 克,细辛 5 克,蜜冬花 9 克,半枝莲 10 克,桔梗 10 克,芦根 30 克,蒺藜 12 克,甜杏仁 6 克,蜜麻黄 9 克,陈皮 9 克,制半夏 9 克,射干 10 克,牛蒡子 12 克,茯苓 12 克,甘草 6 克。7 剂,水煎内服,每日 1 剂。

二诊: 药后咳嗽减少,咽喉梗塞减轻。但微感咽疼,痰多略黄,苔薄脉弦。拟守法加味。前方加西青果 9 克、乌梅 6 克,7 剂。

三诊: 药后咳痰量明显减少,咽已不疼,稍感咽痒。再拟前方去西青果、牛蒡子,加蝉蜕 5 克、地龙 5 克,7 剂。

药后症减,咽喉舒利,咳嗽已愈。随访 1 年咳嗽不发。

按: 咽为肺之门,临床上风邪侵肺多从鼻咽和皮毛而入,首发鼻咽连及肺卫而咳。肺之入门,正邪相争,迁延难愈。患者长期咳嗽,咽喉梗塞,为肝气郁结,邪恋于肺,肺气宣降受阻而致气梗于咽,当从肝论治。故用柴胡、川楝子、青皮、厚朴疏肝气而利咽喉。患者诉有咽疼,为肺热上蕴肺门所致,故选用牛蒡子、射干之品以清利咽喉。本例通过利咽止咳法的治疗,使咽利而咳止,充分体现了中医治病求源的整体治疗观。

⑱ 表邪内郁

黄某,女,70 岁。

初诊: 反复咳嗽 10 余年,加剧 1 年。10 余年来每逢冬季咳嗽、咯白色泡沫痰,近 1 年呈全年发病,清晨咯白色泡沫痰,每日约 50 mL,肺功能测定正常。胸片示两肺纹理增多。诊断为慢性支气管炎。咳嗽咳痰经多方治疗 1 年,症状无明显改善。刻诊:痰白如泡沫,乏力易汗,易感冒,头昏耳鸣,口苦咽痒,腰膝酸软。苔薄根腻质红而干,脉弦滑。证为表邪内郁,少阳枢机不利,肺失宣肃,久病及肾。治宜疏肝益肾,佐宣肺化痰。

处方: 柴胡 9 克,前胡 9 克,蜜麻黄 10 克,连翘 18 克,白芍 18 克,细辛 5 克,白及 15 克,功劳叶 12 克,杏仁 10 克,陈皮 9 克,制半夏 9 克,桑椹子 9 克,白果 12 克,诃子 10 克,茯苓 12 克,苏子 9 克,桔梗 6 克,百部 9 克,干姜 10 克,甘草 6 克,大枣 10 克。7 剂,水煎内服,每日 1 剂。

二诊:咳嗽咯痰减少,仍感咽痒,脉舌同前。前方加木蝴蝶 6 克、蝉蜕 6 克。7 剂。

三诊:诸证缓减,原方再服 7 剂。

四诊:患者告知,咳嗽、咯痰已缓解百分之九十以上。再拟原方加黄芪 15 克、防风 9 克、白术 12 克、薏苡仁 20 克、茅根 10 克、芦根 10 克。调治 1 个月,诸症俱减,随访半年未复发。

按:久咳是慢性支气管炎的主要临床特征。《内经》云:"五脏六腑皆令人咳,非独肺也。"咳常为表邪内郁,少阳枢机不利,以致肺失宣肃,气血、津液流通输布受阻,痰饮停聚。此证用宣肺止咳柴胡配前胡,以柴胡疏散少阳郁热,转少阳枢机,配前胡宣达肺气,润肺化痰,并可防柴胡燥热伤津,使内郁之邪外解。配益气健脾柔肝益肾之药固其本,清肺化痰之品治其标,标本兼治,根据不同症状,一法之中可化裁百法,异曲同工,故治慢性支气管炎久咳有良效。

⑲ 邪热恋肺

谢某,女,45 岁。

初诊:慢性咳嗽史 30 年。自小在农村长大,咳嗽反复,未彻底治疗。近月来咳嗽痰多呈黄脓状,每日痰量约 80 mL,咳吐欠畅,动则气急。X 线胸片示肺气肿、支气管扩张。诊断:支气管扩张合并感染、肺气肿。脉弦小数,苔薄腻微黄。此为邪热恋肺,壅阻为患。治拟清化痰热,以利肺气。

处方:鹿衔草 15 克,鱼腥草 15 克,射干 15 克,桔梗 6 克,海浮石 12 克,蜜麻黄 10 克,川贝母 10 克,瓜蒌 12 克,连翘 20 克,石膏 20 克,杏仁 10 克,细辛 3 克,白芍 12 克,前胡 12 克,浙贝母 12 克,大枣 5 克,甘草 5 克。7 剂,水煎内服,每日 1 剂。

二诊:1 周后黄痰转为白色,咳吐变畅,痰量减少,每日约为 30 mL。脉弦小数,苔薄腻微黄。原方再服 7 剂。

药后诸症俱减,遂告痊愈。

按:方中鹿衔草、鱼腥草清热化痰,尤其对黄痰有很好的疗效。合桔梗、海浮石加强排痰的力量,通过桔梗、海浮石等稀释痰液,从而使厚浊的痰变稀,更易痰的排出。

⑳ 脾卫气虚

向某,女,60 岁。

初诊:咳嗽持续已历 1 年余,经中西医药物治疗未获效,于 2019 年 3 月

30 日来诊就医。来诊时咳嗽痰黏如丝透明,夜咳尤甚,神疲乏力,动辄气急,伴头晕消瘦,口干少津,面色无华。舌红苔少,脉沉细。此系脾卫气虚之虚咳,高年气血两虚,久咳更伤肺阴,肺脏受损,肃降无权。法当益气养阴敛肺,扶正截咳。

处方:党参 9 克,黄芪 9 克,黄精 9 克,北沙参 9 克,蜜百部 9 克,苏子 9 克,熟地黄 20 克,山药 30 克,竹茹 9 克,麦冬 9 克,蜜麻黄 6 克,细辛 3 克,陈皮 10 克,蜜紫菀 12 克,制半夏 10 克,茯苓 12 克,杏仁 6 克,桔梗 6 克,甘草 6 克,沉香 6 克。7 剂,水煎内服,每日 1 剂。

二诊:服上方后咳嗽大减,夜已不咳,余症悉见好转。唯头晕尚有,面色少华,气血两虚未复,再宗原方,另加当归 9 克、石斛 12 克、百合 20 克。7 剂,每日 1 剂,水煎内服。7 剂服后,咳消病已愈。

按:该患者已逾花甲之年,气血本虚,加之久咳而屡治无效,肺阴亦损,宗气耗乏,故见头晕消瘦,口干少津,咳而少气。因咳致虚,因虚更咳,互为因果。此例辨证要点在于痰黏如丝,似痰非痰,其色透明,非寒非热。此系气虚不能化津,阴虚不能润津之故,常见于久咳虚咳之人,应与一般的热痰、寒痰严加区别。采用截咳方为基础,去清泻耗气之马勃,加入益气养肺润肺、清肃收敛之品,辨病与辨证相参,治病与治体兼顾,经年宿咳,初诊已减大半,二诊时因血虚未复,再加当归等遂收全功。

(二) 哮喘案

❶ 风引痰动

徐某,女,75 岁。

初诊:经常咳痰伴气喘 2 年余。发热 2 日,伴鼻塞,肌肤瘙痒,咳痰白黏泡沫样,甚则哮喘,喉中痰鸣,纳差,口干不予饮,大便正常。苔薄白根腻,脉浮缓。证属风引痰动,肺气宣降失司,邪阻气道,通体作痒。治宜宣降肺气,肃肺化痰,驱风止痒。

处方:蜜麻黄 10 克,蝉蜕 6 克,僵蚕 10 克,杏仁 10 克,前胡 10 克,制半夏 10 克,泽漆 10 克,蜜紫菀 15 克,蜜冬花 10 克,射干 15 克,黄芩 8 克,白前 10 克,苏叶 6 克,桔梗 6 克,生甘草 6 克,白芍 10 克,丹参 15 克,桃仁 9 克,乌梅 6 克,防风 6 克,陈皮 9 克,茯苓 15 克,白鲜皮 10 克,地肤子 10 克。7 剂,水煎内服,每日 1 剂。

二诊:服药后热退,咳痰亦减,哮喘平,纳稍增,皮肤作痒轻,前法奏效。乏力,少神,老年中气不足,故拟原法加入益气健脾之品,加太子参 10 克、白术 10 克、党参 10 克、黄芪 20 克,继服 7 剂而愈。

按:患者年高,中气早虚,施运失职,痰饮内生,复感外邪,更兼邪滞肌肤,表里同病,宗"急则治标",治拟当先轻宣肺气,肃肺化痰,祛风胜湿,服药后咳痰哮喘症状取得临床缓解,转入益气健脾巩固疗效。

② 痰热阻肺

高某,女,42 岁。

初诊:哮喘不得平卧月余,咳痰黄黏,不易咯,喉痒。哮喘夜甚,纳可,口干不欲饮,大便干结,1~2 日一行。苔薄腻微黄,质暗红,脉浮弦滑。证属痰热阻肺,肺失清肃,痰瘀互结,肺气上逆,哮喘不已。治宜清热化痰,活血祛瘀,平喘治哮。

处方:射干 15 克,蜜麻黄 10 克,黄芩 8 克,桑白皮 10 克,前胡 10 克,竹茹 10 克,制半夏 12 克,紫菀 15 克,桔梗 6 克,连翘 40 克,泽漆 20 克,丹参 10 克,瓜蒌 10 克,白芍 20 克,丹皮 9 克,郁金 15 克,桃仁 10 克,杏仁各 10 克,炙苏子 15 克,蜜百部 10 克,甘草 6 克。7 剂,水煎内服,每日 1 剂。

二诊:患者哮喘已平,仍有少许咳嗽,痰色转淡,易咳出。舌红苔微黄,脉细滑。邪去阴伤,肺气亏损,拟清肺化痰,养阴益肺以固之。

处方:射干 15 克,蜜麻黄 10 克,黄芩 8 克,桑白皮 10 克,前胡 10 克,紫菀 15 克,桔梗 6 克,连翘 40 克,杏仁 10 克,蜜百部 10 克,甘草 6 克,白及 12 克,南沙参 12 克,芦根 12 克,百合 20 克。7 剂,水煎内服,每日 1 剂。

药后哮喘平息,咳嗽咳痰消失。续服 7 剂以固其效而愈。

③ 寒痰内饮

陈某,女,56 岁。

初诊:患者支气管哮喘 30 多年,每届秋冬必大发,曾用氨茶碱、皮质激素类药物治疗,但仅能当时缓解,药停后又喘。近日因天冷受寒,哮喘又发,哮喘咳嗽,喉间痰多气塞,痰色白,恶寒,周身酸楚,胸闷,夜不平卧。苔薄腻,脉浮紧。此为寒痰内饮束肺,肺失宣降,故而咳喘。治宜温肺化饮,降气平喘。

处方:炙麻黄 10 克,防风 10 克,桂枝 15 克,老鹳草 15 克,苏子 15 克,旋覆花 9 克,制半夏 9 克,紫菀 15 克,蜜冬花 9 克,细辛 5 克,五味子 6 克,远志 6 克,桔梗 5 克,炙甘草 6 克。7 剂,水煎内服,每日 1 剂。

此方服 3 剂后支气管哮喘即有明显缓解,服至 7 剂,哮喘平止,其余症状也明显改善。又续服 7 剂巩固疗效,以后服用右归丸及人参蛤蚧散扶正固本,随访 1 年未曾复发。

④ 痰瘀互结

李某,女,40岁。

初诊:春秋咳痰4～5年,喘息甚则不能平卧半年,复发半月,咳痰泡黏,欠畅,哮喘,夜甚,平卧时长不能达半小时,纳减,口干饮不多,腰背酸痛,大便正常。苔根腻色黄,舌红少津,质暗红,脉弦滑数。证属痰瘀互结,痰饮内郁,化热内阻,肺失宣肃。治宜清热化痰,平喘定哮,活血祛瘀。

处方:射干15克,炙麻黄5克,桑白皮10克,前胡10克,紫菀15克,款冬花10克,蜜百部10克,黄芩8克,枳壳6克,桔梗6克,生甘草6克,炙苏子15克,丹参15克,桃仁10克,杏仁10克,郁金10克,全蝎粉2克(吞),连翘20克,瓜蒌10克。7剂,水煎内服,每日1剂。

二诊:服药后,症状减轻,现咳痰,痰鸣减,可平卧,纳可,口干不显。苔黄腻,质干红少津,脉浮滑。原方加麦冬10克、南沙参10克、远志6克,续服7剂。

三诊:哮喘未发,但口干欲饮喜温,乏力,苔黄腻,质少津,质暗红,脉小弦滑。痰热渐化,气阴不足,治拟益气养阴生津,清热化痰肃肺。

处方:太子参15克,麦冬15克,南沙参15克,射干15克,炙麻黄10克,紫菀15克,款冬花10克,枳壳6克,桔梗6克,生甘草6克,黄芩6克,丹参15克,郁金10克,全蝎粉3克(分吞),连翘20克,蜜百部10克,瓜蒌10克,远志6克。14剂,水煎内服,每日1剂。

药后症减而停药。追访半年未发作。

按:哮喘患者,痰饮内伏,郁久化热,肺失化热,肺失宣肃,肺气上逆而作。哮喘不得平卧、口干、舌红少津等,病痰热者当以清肺化痰,痰热得化,肺气得畅,哮喘得以平息,痰热伤阴,肺阴不定,继以益气生津、养阴润肺,佐以清肺化痰调之。

⑤ 外感风邪

毛某,女,60岁。

初诊:哮喘病史已有13年之久。多发于冬春二季,最近持续发作2月余,近1周来咳喘尤剧。哮喘咳嗽,咯痰不爽,胸脘室闷,气急不能平卧,痰多夹有黄稠痰,流清涕,不思纳谷。脉滑数,舌质淡青,苔黄腻。证属外感风邪,内有痰浊,肺失肃降,邪从热化。治宜宣肺平喘,化痰清热。

处方:炙麻黄10克,桂枝10克,瓜蒌10克,炙地龙6克,杏仁9克,炙苏子9克,炙紫菀15克,射干9克,苍耳子9克,黄芩9克,生甘草6克,蜜百部12克,川贝母10克,连翘20克,胆南星10克,防风3克,桔梗6克,泽漆

10 克。7 剂,水煎内服,每日 1 剂。

二诊:哮喘咳嗽气急明显减轻,已能平卧,胸闷渐舒,流涕减而未除,近 3 日来胃纳略振,脉滑数,苔薄腻。前方合度,原法不变。原方 7 剂。

三诊:气急已平,流涕已止,纳食已香,尚有咳嗽。脉小滑,苔薄腻。再守原意。原方 7 剂。

四诊:哮、咳、喘均平,略有咳痰。肺气渐宣,痰热渐清,听诊两肺未闻哮鸣音。病已十去八九,再从原法加减,巩固疗效。

处方:前胡 12 克,炙紫菀 15 克,白前 9 克,炙苏子 9 克,杏仁 9 克,射干 9 克,陈皮 9 克,生甘草 6 克,蜜百部 10 克,浙贝母 10 克,连翘 10 克,制胆南星 8 克,泽漆 10 克,防风 3 克,远志 6 克,桔梗 6 克。7 剂,水煎内服,每日 1 剂。

药后诸症俱减而愈。

6 肾气亏损

瞿某,女,66 岁。

初诊:哮喘痰鸣,动辄尤甚 1 个月,伴腰背酸痛,哮喘病史 20 余年,每至秋冬即作,平时气短,动则即喘息不已,腰背酸痛,畏寒易感冒。近因起居不慎,感受风邪,致以喘息又起,不耐多动,痰多呈沫,腰背酸痛,精神疲软。脉弦细,苔薄略腻。此乃肾气亏损,病久体虚,卫外无权,易为外邪所客,肾失固摄,肺脾俱虚,气化失常,纳气无权。当予温肾纳气,化痰降逆。

处方:桂枝 5 克,白术 10 克,白芍 10 克,生地黄 30 克,熟地 30 克,茯苓 15 克,五味子 5 克,麦冬 15 克,旋覆花 10 克,制首乌 20 克,陈皮 10 克,制半夏 10 克,川贝母 10 克,制胆星 5 克,桑白皮 10 克,杏仁 10 克,沉香 6 克,杜仲 10 克,续断 10 克,山药 30 克。7 剂,水煎内服,每日 1 剂。

二诊:药后哮喘气逆渐平,动辄仍有喘息,胃纳尚可。脉细数,苔薄。药既有效,再予前方加减。

处方:桂枝 5 克,白术 10 克,白芍 10 克,生地黄 20 克,熟地 20 克,山药 15 克,党参 15 克,茯苓 15 克,五味子 5 克,苏子 10 克,陈皮 10 克,旋覆花 10 克,制半夏 10 克,砂仁 5 克,杜仲 10 克,续断 10 克。7 剂,水煎内服,每日 1 剂。

服药后诸症俱减而停服中药。

按:哮喘一证,历代医家有不少精辟的论述,对临床实践有重要指导意义。明代张景岳提出"肺为气之主,肾为气之根",未发作时以扶正为主,既发时以攻邪为主,在上治肺胃,在下治脾肾,发时治上,平时治下。本例以喘为主,伴有胁背酸痛,头晕乏力,以肺脾肾俱虚,故以治脾肾用温肾纳气、健脾化痰之品而取效。

肺失清肃

金某,女,70岁。

初诊:哮喘常作,咳呛不休,痰滞不爽,喉间咕噜有声,晨起气急。脉弦滑,苔薄。为肺失清肃,风痰上扰,拟肃肺化痰止哮为治。

处方:桑叶9克,杏仁9克,浙贝母12克,橘红、橘络各9克,苏子9克,炙款冬花9克,旋覆花9克(包),海蛤壳18克,海浮石15克,瓜蒌6克,白前10克,桔梗6克,粉甘草6克,炙枇杷叶12克,蜜麻黄10克,白果10克,大枣10克。7剂,水煎内服,每日1剂。

二诊:药后哮喘、咳呛症状好转。肺失清肃,肝阳陡动,木火上升,津液耗伤,气急未平。舌红少苔,干燥乏津,脉细滑。再拟清养肃肺为治。

处方:太子参12克,南沙参24克,黑玄参12克,麦冬12克,鲜石斛18克,川贝母6克,甜杏仁12克,葶苈子12克,姜竹茹6克,竹叶6克,海蛤壳15克,天花粉12克,旋覆花9克(包),海浮石15克,瓜蒌12克。7剂,水煎内服,每日1剂。

三诊:肺气渐肃,心气未足。晨起气急,咳减痰稀,小溲白沫。舌质偏红少苔,脉细滑。续当滋阴肃养为治。

处方:沙参18克,鲜石斛18克,太子参6克,黑玄参9克,珍珠母30克(先煎),海蛤壳15克,海浮石15克,旋覆花9克(包),炙苏子9克,麦冬6克,天花粉12克,甜杏仁12克,川贝母6克,茯神12克,芦根30克,瓜蒌皮8克。14剂,水煎内服,每日1剂。

四诊:舌质红已渐润泽,阴亏较复,肺气未肃。受凉后咳呛痰多色白。脉细滑。续当涵养疏化之法。

处方:川石斛18克,南沙参12克,苏叶10克,苦杏仁9克,川贝母6克,枇杷叶12克(包),旋覆花9克(包),炙苏子9克(包),桑叶6克,桑皮9克,前胡6克,桔梗3克,橘红、橘络各6克,瓜蒌壳9克,淡竹茹10克。7剂,水煎内服,每日1剂。

五诊:风寒除,气阴渐复,肺气未肃。咳减痰稠,肢懈神疲。舌渐津润,苔薄滑,脉细小滑。再拟肃养清润为治。

处方:太子参9克,南北沙参各12克,麦冬6克,川贝母6克,杏仁9克,桑白皮9克,炙橘红5克,炙苏子9克,炙枇杷叶12克(包),莱菔子12克(包),远志5克,炒枣仁12克,海浮石15克。14剂,水煎内服,每日1剂。

服药后,诸症渐平而愈。追访半年未发。

（三）咳喘案

❶ 肾气亏损

李某,女,60 岁。

初诊:患支气管哮喘 2 年余,有肺结核病史,喘息抬肩,时有胸闷,腰酸乏力,痰少干咳而喘,大便偏稀。舌胖苔白腻,脉滑数。为肾气亏损,肾不纳气。治宜益肾纳气平喘。

处方:旋覆花 9 克,全瓜蒌 15 克,苏子 15 克,蜜麻黄 10 克,五味子 6 克,老鹳草 15 克,黄芪 15 克,淫羊藿 15 克,巴戟天 15 克,山药 20 克,桔梗 10 克,蜜百部 10 克,细辛 5 克,姜半夏 12 克,白及 12 克,杜仲 10 克,续断 10 克,杏仁 10 克,川贝母 6 克,化橘红 12 克,茯苓 12 克,甘草 6 克。7 剂,水煎内服,每日 1 剂。

二诊:服上方 7 剂,喘息胸闷减轻,痰多色白,难咯。舌淡胖,苔薄,脉滑小数。上方改姜半夏 9 克,续服 7 剂。

三诊:药后咳喘已平,加红参 6 克,续服 7 剂以资巩固。另:左归丸、右归丸各 6 克,每日 2 次口服以固肾气。

按:本案支气管哮喘患者,年逾六旬,肾气虚衰,除喘息外有腰酸乏力,故用蜜麻黄、细辛、老鹳草宣肺平喘,化橘红、姜半夏、旋覆花化痰降逆,黄芪、五味子益气定喘,淫羊藿、巴戟天补肾纳气,标本兼顾,疗效立显,当咳喘缓解后,用红参、左归丸、右归丸等药补肾益气,扶正固本,以善其后。

❷ 风寒闭肺

薛某,女,19 岁。

初诊:初诊时,身热无汗,烦躁不安,咳喘痰白,而面青黯。舌淡,苔白微腻,脉浮缓。属风寒闭肺,肺卫郁闭,宣降失常所致。治宜辛温解表,温肺化痰。

处方:麻黄 10 克,杏仁 6 克,甘草 6 克,前胡 10 克,桔梗 5 克,地龙 10 克,苏子 10 克,紫菀 10 克,款冬花 10 克,白前 12 克,连翘 20 克,桂枝 10 克,大枣 10 克,干姜 6 克,细辛 3 克,桔梗 10 克,白芍 10 克,莱菔子 10 克。7 剂,水煎内服,每日 1 剂。

二诊:患者低热怕风,手心润,面已红润,微烦躁,喘促减。舌质微红,腻苔减,脉滑小数。原方加生石膏 20 克,续服 7 剂。

三诊:热退,喘平,烦止,微咳有痰。舌淡少苔,脉滑。此表邪已解,肺胃未和,宜以调和肺胃,清气化痰善其后。

处方:法半夏 9 克,化橘红 5 克,甘草 3 克,川贝母 6 克,杏仁 8 克,竹茹

6 克,炙枇杷叶 6 克,白前 6 克,蜜百部 6 克,大枣 10 克,干姜 6 克,细辛 3 克,桔梗 10 克,白芍 10 克,莱菔子 10 克。7 剂,水煎内服,每日 1 剂。

服后,诸证悉愈。

按:本例初起病情虽重,但治疗及时,抓住身热无汗、喘促而面青黯、舌淡、苔白微腻等证候,诊为风寒闭肺之寒喘。急以微辛微温之剂,解散风寒,适中病机,故能迎刃而解。若只谓肺炎属风温范畴,又当春令时节,而只用辛凉,则表不解而肺卫愈闭,将延误病程。

❸ 表邪郁闭

李某,女,35 岁。

初诊:发热咳喘无汗 1 周,体温最高达 40 ℃,咳痰微黄,呼吸不畅,喉间痰鸣,喘促膈动,面色苍白,胸腹微满。脉滑数,舌质红,苔微黄。此属表邪郁闭,痰饮阻肺,正为邪遏之候。治宜辛凉开闭,涤痰逐饮,方用射干麻黄汤合麻杏石甘汤加减。

处方:射干 12 克,蜜麻黄 10 克,细辛 3 克,干姜 6 克,紫菀 15 克,法半夏 12 克,蜜百部 12 克,杏仁 6 克,连翘 40 克,茯苓 12 克,陈皮 10 克,大枣 10 克,草果 6 克,桂枝 6 克,石膏 20 克,桔梗 10 克,甘草 6 克。5 剂,水煎内服,每日 1 剂。

二诊:进 5 剂后体温由 40 ℃降至正常,烦躁渐息,微咳不喘,喉间痰减,呼吸较畅,面色渐荣,手足心润,胸腹已不满,大便通畅。脉细滑,舌质红,苔少。郁闭已开,肺气未复。宜益气化痰为治,方宗生脉散加味。

处方:太子参 20 克,麦冬 10 克,五味子 6 克,射干 12 克,蜜麻黄 10 克,细辛 3 克,干姜 6 克,紫菀 15 克,法半夏 12 克,蜜冬花 10 克,枇杷叶 9 克,生姜 3 片,蜜百部 12 克,杏仁 6 克,大枣 4 枚,甘草 6 克,桔梗 10 克。5 剂,水煎内服,每日 1 剂。

进 5 剂中药后热退咳喘止,一切正常痊愈。

按:本例为外寒内饮之证,采用仲景射干麻黄汤合麻杏石甘汤以辛凉开闭,涤痰化饮,5 剂而闭开热退,痰减饮蠲,抓住其高热无汗、面色苍白、喉间痰阻等,知其为外寒内饮,因咽间痰阻,可与喉间水鸡声比类,故而效如桴鼓。

❹ 风痰挟热

杨某,女,38 岁。

初诊:患有支气管哮喘 25 年,幼时发过湿疹,13 岁时受凉感冒后引发哮喘,以后凡受寒、吃虾蟹、情绪不愉快或嗅到煤气、汽油、柏油等气味时均可使哮喘发作。现症见咳喘面赤,咳剧痰黄咯之不爽,咽喉红痛,口干大便不畅。舌红,苔薄黄,脉浮滑数。证属风热挟痰之喘证。治宜疏风清热,祛痰平哮。

处方:射干 15 克,老鹳草 15 克,苏子 15 克,旋覆花 9 克(包),全瓜蒌 9 克,泽漆 10 克,防风 9 克,马勃 6 克,浙贝母 15 克,蜜百部 9 克,地龙 12 克,连翘 40 克,蜜麻黄 10 克,制胆星 9 克,石膏 20 克,杏仁 10 克,桔梗 10 克,细辛 3 克,甘草 6 克,大枣 10 克,干姜 10 克。10 剂,水煎内服,每日 1 剂。

二诊:上方服 10 剂后,咳嗽哮喘均得平止,咽喉红痛亦退,大便已畅。舌红,苔薄黄,脉细小数。前方加生晒参 10 克,续服 10 剂以巩固疗效、截治咳喘复发。经随访已 2 年余未发作。

按:此案为风热挟痰型哮喘,因咳剧,故以祛风清热化痰为主,并加入降气化痰平喘之品,直捣病原,药证合拍,丝丝入扣,故应乎辄效。二诊咳喘平息后为防反复,原方加生晒参续服,符合中医对哮喘发则治实、不发治虚的治疗原则。

⑤ 痰湿蕴肺

马某,女,30 岁。

初诊:咳嗽气喘,喉间痰鸣,痰清稀,白泡沫较多,咳时微汗出,遇风咳甚,面色萎黄。舌质淡红,苔白滑。此为痰湿蕴肺,素体肺卫气虚,外感引饮而致咳喘。法宜解肌祛风,降逆平喘,以桂枝加厚朴杏子汤加味主之。

处方:桂枝 6 克,炙甘草 6 克,白芍 12 克,生姜 10 克,厚朴 10 克,杏仁 6 克,紫菀 12 克,蜜冬花 10 克,苏子 8 克,细辛 3 克,防风 10 克,蜜麻黄 10 克,黄芪 40 克,大枣 4 枚。5 剂,水煎内服,每日 1 剂。

二诊:服上方 5 剂,咳喘明显减轻,夜能安睡。早晚遇风仍咳喘,痰多,汗出。风邪未尽,湿痰尚盛。上方加茯苓 12 克、陈皮 15 克、法半夏 12 克,以除湿化痰。

处方:桂枝 6 克,白芍 12 克,生姜 10 克,厚朴 10 克,杏仁 6 克,紫菀 12 克,防风 10 克,法半夏 9 克,炙甘草 6 克,茯苓 12 克,陈皮 15 克,苏子 8 克,细辛 3 克。5 剂,水煎内服,每日 1 剂。

三诊:服方后,咳喘大减,时咳清稀痰涎。脉舌同前。拟小半夏汤加味,温中化饮,祛风止咳治之。

处方:茯苓 12 克,法半夏 12 克,干姜 10 克,炙甘草 5 克,旋覆花 10 克(包),紫菀 12 克,杏仁 6 克,细辛 3 克,苏叶 10 克,防风 10 克,陈皮 10 克。桂枝 6 克,白芍 6 克,黄芪 12 克。5 剂,水煎内服,每日 1 剂。

四诊:服药后,咳喘平。因久病伤正,宜温中益气,健脾除湿,理中汤加味善其后。

处方：桂枝 3 克，白芍 6 克，杏仁 6 克，党参 10 克，白术 10 克，干姜 10 克，炙甘草 3 克，黄芪 20 克，法半夏 10 克，陈皮 10 克，砂仁 5 克，云苓 12 克，百合 12 克，山药 12 克，大枣 10 克，薏苡仁 20 克，甘草 6 克。5 剂，水煎内服，每日 1 剂。

再服 5 剂后停药，身体恢复正常。随访 3 个月咳喘未复发。

按：此例素体表虚，桂枝汤证俱。复因风痰交争，新感引动宿疾，气机阻滞，发为哮喘。正如《伤寒论》所说："喘家作，桂枝汤，加厚朴、杏子佳。"验之临床，对太阳伤寒之表虚兼有喘逆之证，不论老幼皆宜。

⑥ 寒痰阻肺

刘某，女，30 岁。

初诊：症见怕冷发热 39 ℃，无汗，咳喘气促，喉间痰鸣，咳痰不利，痰色白难咯，口干不欲饮，食纳少，便干尿少。舌质淡微紫，苔白腻，脉沉细数。属寒痰阻肺，肺失肃降，郁而化热。治宜宣肺化痰。

处方：蜜麻黄 10 克，葶苈子 9 克，苏子 6 克，白芥子 6 克，瓜蒌仁 6 克，桑白皮 6 克，白前 6 克，莱菔子 8 克，紫菀 6 克，蜜冬花 8 克，胆南星 10 克，制半夏 10 克，桔梗 6 克，杏仁 10 克，川贝母 10 克，蜜百部 10 克，细辛 3 克，桂枝 6 克，甘草 3 克。3 剂，水煎内服，每日 1 剂。

二诊：服前方，热退，精神转佳，咳痰利，食纳增加，小便微黄，大便正常。脉细滑，舌质正常，苔黄腻。体温已趋正常，咳喘俱减，再以调和肺胃，清肺化痰，前方去葶苈子，加象贝母 6 克、枇杷叶 6 克、姜竹茹 10 克。3 剂，水煎内服，每日 1 剂。

三诊：上方服治后诸症俱减，效不更方，续服 7 剂以固疗效而痊愈。

按：本例因寒痰宿饮，外感风寒，阻塞肺气，郁而化热以致咳喘痰鸣，高热无汗，虽服解表之剂而病势不减。据其便干尿少，脉沉不浮，其病不在表，治宜降泄痰热，兼透表邪，以三子养亲汤加味，痰热降，表亦解，肺胃调和，诸证皆平，服中药而获痊愈。据此例体会到在临床审脉求因辨证之重要性，脉之沉浮，便之干溏，舌之红淡，苔之黄白燥润，为病机之所在，均宜具体分析，加以区别。

⑦ 痰热内闭

陈某，女，18 岁。

初诊：患者咳喘伴发热无汗 3 日，喘促烦躁，咳不出声，短气不足以息，心下满,面浮色黯。即往有类似病史。舌淡苔微黄,脉沉数无力。证属痰热内闭,此由素体不足,又感新邪犯肺而闭。治宜扶正祛邪,宣肺清热化痰。

处方:蜜麻黄 10 克,甘草 6 克,党参 10 克,桂枝 6 克,紫菀 15 克,连翘 20 克,沉香 6 克,山药 20 克,炒苏子 10 克,杏仁 6 克,化橘红 12 克,干姜 6 克,大枣 10 克,桔梗 10 克,石膏 20 克,姜半夏 12 克,远志 6 克,茯苓 12 克。5 剂,水煎内服,每日 1 剂。

二诊:服药后汗出热退,咳喘减轻。发热阴伤,于原方中去苏子,加南沙参 12 克、麦冬 20 克,再进 5 剂。终以调和肺胃,养心益气善其后而愈。

按:新旧合病,则新旧合治。心气不足是其本,故用桂枝甘草汤加远志大枣强心以固本;肺受新感是其标,故用苏子、杏仁、化橘红、干姜宣肺降痰以治其标。若治病不知标本虚实,则正气愈虚,邪气愈横。

⑧ 痰浊内蕴

陶某,女,66 岁。

初诊:咳喘胸闷胸痛不得平卧加重 1 个月。患者咳嗽喘息,反复发作,已 3 年余,逢冬辄发,咳吐白色黏痰,多咳即喘,夜难平卧。近月来,咳喘胸闷且痛,痛时牵掣及左侧肩背,两下肢欠温,痰多泡沫样。舌苔白腻,舌质淡青,脉弦滑。证属痰浊内蕴,心阳痹阻,肺失宣降,血不流畅。治宜通阳散结,祛痰下气,佐以活血之品。

处方:川桂枝 6 克,瓜蒌皮 10 克,薤白头 8 克,桃仁 10 克,杏仁 10 克,厚朴 6 克,枳实 10 克,紫丹参 15 克,赤芍 10 克,白芍 10 克,制半夏 10 克,炙甘草 6 克,陈皮 10 克,附片 10 克,蜜麻黄 10 克,细辛 3 克,甘草 6 克。7 剂,水煎内服,每日 1 剂。

二诊:服药 7 剂后,胸痛已除,咳喘胸闷渐消,夜能平卧。原方续服 7 剂后,诸证俱消而愈。

按:本例胸痹伴见咳喘,予以瓜蒌薤白半夏汤、枳实薤白桂枝汤、桂枝加厚朴杏子汤复方图治。用桂枝通阳降逆,厚朴、半夏、枳实、陈皮、杏仁行气降逆,化痰散结,桃仁、赤芍、丹参活血化瘀而获效。

⑨ 风邪固滞

张某,女,42 岁。

初诊:近 5 年来经常鼻塞流涕,有时较黏,量多,并常打喷嚏,甚则引发哮喘。嗅觉有时失灵,时觉头痛,饮食时佳时差,大便干,数日一行,小便尚少,经前常有偏头痛、心慌、腿酸、下肢浮肿等,利小便后浮肿见轻,睡眠尚可。舌质偏红,苔黄根微腻,脉弦滑数。乃风邪固滞肺窍,肝胆湿热兼受风邪固滞不解,但病程已久,不可急攻,宜小剂缓图,免损胃气。治宜清肝利胆,祛风通窍。

处方:黄菊花10克,白蒺藜15克,蔓荆子10克,白芷12克,鱼腥草12克,桑叶10克,川芎6克,苍耳子15克,姜制南星10克,甘草6克,藁本9克,连翘12克,藿香10克,羌活9克,辛夷花10克,鱼脑石12克,黄芩10克,僵蚕10克,蜂房10克。7剂,水煎内服,每日1剂。

二诊:药后小便较多,鼻塞流涕略减,食纳、大便正常,脉舌同前,病势略减,仍宜原方化裁续服。去桑叶,原方加黄芪15克、全蝎6克以固卫祛邪,入络搜风,续服7剂。

三诊:服药后鼻涕及打嚏基本消失,有时偶感上腭微痛,食纳、睡眠俱正常,大便干结,脉沉有力,舌质正常,病情显著好转。原方加入胡麻仁15克,润肠通便,续服7剂,以冀根除而愈。

按:本例患者由鼻塞常流涕,不知嗅觉,喷嚏、鼻涕多黏甚则引发哮喘,与中医学的"鼻渊"相似。《素问·气厥论》言:"胆热移于脑,则辛頞鼻渊。鼻渊者,浊涕下不止也。"《医宗金鉴》谓:"鼻渊内因胆经之热,移于脑髓,外因风寒,凝郁火邪而成……"《类证治裁》记载:"鼻塞甚者,往往不闻香臭,有脑漏成鼻渊者,由风寒入脑,郁久化热……"该患者起初由风邪入脑而渐化热,加之素有肝胆郁热,故治以清泄祛风之剂,服后微见效,继用上方化裁,加强固卫祛风之力续进。三诊再加胡麻仁润肠通便,累年之疾,终获愈。

三、心系疾病

心居胸中,心包围护其外,为五脏六腑之大主,是人体生命活动的中心。《内经》言"心主身之血脉",心是血液运行的动力,脉为血液运行的隧道,营血运行于脉道之中,全赖心气心阳的推动,使之周流全身,濡养机体。心病可致血液运行失常,气血瘀阻,而出现心悸、心慌、真心痛等。心主血脉的另一个表现为"其华在面",当心血不足时,则面白少华。又《内经》云"五脏化五液,心为汗",汗液的生成源于津液,且与血液的蒸化有关。故汗出过多,每易耗伤心的营血。《内经》云"心藏神","心者,君主之官也,神明出焉",由此可见,心为人体生命活动的中心,主宰人的精神意识和思维活动。正常情况下,心的气血旺盛,则精力充沛,思维敏捷;若心有病变时,则可致精神神志异常,而出现失眠、健忘、昏迷、癫狂等症状。《素问》云"心主舌",《灵枢》云"手少阴之别,系舌本",故心病常可通过舌体和舌的功能异常来反映。如舌色淡白无华、红绛少津、舌色紫黯或舌体强硬等,均与心的病变有关。

（一）心悸案

1 心血瘀阻

潘某，女，40 岁。

初诊：心悸动不安 5 月余，患者早搏一分钟六七次，心律不齐，胸闷憋气，有时呼吸困难，动则气急，胸膺间作疼痛，纳少形瘦，病休已近 5 个月。诊脉缓涩，有结代，苔白滑而腻，舌下青紫。属心血瘀阻证。拟活血化瘀，宽胸通阳。

处方：当归 6 克，薤白 9 克，全瓜蒌 9 克，旋覆花 9 克（包），桂枝 6 克，三七粉 3 克（冲服），炙甘草 10 克，檀香 10 克，半夏 9 克，丹参 20 克，桃仁 9 克，红花 9 克，桔梗 6 克，枳壳 10 克，毛冬青 12 克，山楂 12 克。7 剂，水煎内服，每日 1 剂。

二诊：药后患者心悸动不安症状缓解，诸症减轻。舌质紫暗，苔白微腻，脉细偶结代。前方加味续服。

处方：柴胡 10 克，当归 6 克，薤白 9 克，全瓜蒌 9 克，桂枝 6 克，三七粉 3 克（冲服），炙甘草 10 克，檀香 10 克，制半夏 9 克，丹参 10 克，桃仁 9 克，红花 9 克，桔梗 6 克，枳壳 10 克，毛冬青 12 克，生山楂 12 克，红景天 15 克，生地 12 克。7 剂，水煎内服，每日 1 剂。

三诊：服 7 剂后复诊，诸症皆除。上方续服 14 剂后体重逐渐增加，诸症消失，恢复工作。

按：本病例心悸动不安因心脉瘀阻，扰乱心神所致，所以在处方用药上，偏重疏肝理气，活血祛瘀，解郁安神，振奋心阳。故患者服药后症状迅速减轻。为防止病情反复，嘱其续服 14 剂煎剂。

2 痰瘀交结

申某，女，46 岁。

初诊：近 10 年来经常心悸懊恼，甚至夜间强迫起坐，才得缓解，西医检查有阵发性房颤，朝减暮甚，四肢乏力，有时关节疼痛。舌暗红，脉沉细。属痰瘀交结证，更年之龄，阴阳交替，痰瘀交结，五脏有不足之处，临床有难名之苦。治宜强心益营，化痰宁神。

处方：制川附子 9 克（先煎），桂枝 9 克，白芍 9 克，柴胡 9 克，生牡蛎 30 克（先煎），香附 9 克，乌药 9 克，郁金 9 克，石菖蒲 9 克，甘草 4.5 克，小麦 15 克，大枣 7 个，酸枣仁 10 克，远志 5 克，瓜蒌 6 克，栀子 6 克，酒黄连 5 克，丹参 10 克，熟地黄 15 克，生地黄 15 克。14 剂，水煎内服，每日 1 剂。

二诊：心慌心悸症状消失，心烦懊恼好转。舌质红，脉细滑。痰瘀症状好转,宜前方出入续服。

处方:白芍 9 克,柴胡 9 克,生牡蛎 30 克(先煎),香附 9 克,乌药 9 克,郁金 9 克,石菖蒲 9 克,甘草 4.5 克,小麦 15 克,大枣 7 个,酸枣仁 10 克,远志 5 克,瓜蒌 6 克,栀子 10 克,酒黄连 5 克,丹参 10 克,熟地黄 15 克,生地黄 15 克,豆豉 10 克,生龙齿 30 克。14 剂,水煎内服,每日 1 剂。

三诊:服药后心悸、懊忱消失,关节疼痛渐平。诸症俱减,为防反复,前方续服 10 剂而愈。

按:该患者年近六旬,原禀赋不足。常年耗用,阴血匮乏。阴虚则虚阳上扰,故常有烦躁、懊忱,此阴阳互根,阴虚者阳亦不足,故治疗以滋阴与温阳同用,以生地、白芍配附子、桂枝,加柴胡、郁金、香附等调畅气机,而达到阴平阳秘之功。

③ 心脉瘀阻

潘某,女,40 岁。

初诊:患者心悸动不舒 2 月余。心电图提示室性早搏一分钟六七次,窦性心律不齐。患者胸闷憋气,活动时呼吸困难,动则气急,胸膺间作疼痛,纳少形瘦,乏力肢软。诊脉涩、有歇止,舌苔白滑而腻,舌质紫暗,舌下青紫。乃心脉瘀阻,心气虚,无力运血,而致诸症。治宜益气通阳,活血化瘀。

处方:丹参 9 克,当归 6 克,薤白 9 克,瓜蒌 9 克,太子参 30 克,桂枝 6 克,三七粉 3 克(冲服),炙甘草 10 克,檀香 6 克,法半夏 9 克,丹参 10 克,莪草 12 克,桃仁 9 克,红花 9 克,桔梗 6 克,枳壳 6 克,生地黄 20 克,毛冬青 10 克。7 剂,水煎内服,每日 1 剂。

二诊:服中药 7 剂后,心悸动症减,胸闷憋气,活动时呼吸困难,动则气急,胸膺间作疼痛等症状减轻。诊脉细无力,舌苔白,舌质紫暗。上方加黄芪 20 克、麦冬 12 克,续服 14 剂后体重逐渐增加,诸症消失,复查心电图正常,病愈恢复工作。

④ 心阳不足

王某,男,46 岁。

初诊:5 年前先见阵发性心悸胸闷,渐见下肢浮肿。有甲状腺功能减退病史。来诊时见腰以下至足背浮肿甚剧,腹部胀满,呕吐,心悸气促,不能平卧,小便极少,大便溏薄。特别表现在口唇发绀,两手红紫,颊部泛红如妆。舌紫红,苔白滑腻,脉象滑数。系属心阳不足,肾虚水泛,气血瘀阻。治宜温阳化气,健脾益气利水。采用真武汤加味。

处方:熟附片 6 克,生姜 6 片,黄芪 15 克,炒白术 9 克,白芍 9 克,茯苓 15 克,砂仁 5 克,木香 5 克,干姜 6 克,肉桂 5 克,猪苓 10 克,泽泻 10 克,牛膝 10 克,车前子 8 克。7 剂,水煎内服,每日 1 剂。

二诊:药后平稳。连服药 7 剂,尿量增多,下肢浮肿基本消失,仅足背未退尽。舌暗红,苔白滑微腻,脉象滑数。

处方:熟附片 6 克,生姜 6 片,黄芪 15 克,炒白术 9 克,白芍 9 克,茯苓 15 克,砂仁 5 克,木香 5 克,干姜 6 克,肉桂 5 克,猪苓 10 克,泽泻 10 克,牛膝 10 克,车前子 8 克,胡芦巴 12 克,冬瓜皮 30 克。7 剂,水煎内服,每日 1 剂。

三诊:诸症消减,后以《济生》肾气丸调理善后。随访半年未复发。

按:本例从发病经过来考虑,其根源是心阳衰弱,不能温运中焦水湿,但从伴见颊部泛红如妆诸象皆为阳虚浮阳上越之假象,故治疗采用真武汤加味,扶阳温化为主,佐以敛阴健脾,服药后即收到显效。

5 心阳不振

梁某,男,80 岁。

初诊:心慌、心悸伴面浮脚肿近 2 年,日渐加重。西医诊断为冠心病、慢性肾炎、慢性肾功能不全。患者面色黧黑眼目浮肿,脚肿按之如泥。血压不高,疲困乏力,皮肤瘙痒。舌质灰暗,边有瘀滞,中有裂纹,脉来细而无力。此属心阳不振,秽浊凝聚。治宜强心健脾,温肾泄浊。

处方:制川附子 9 克,桂枝 9 克,茯苓 9 克,柴胡 9 克,牡蛎 30 克,泽兰 9 克,黄芪 12 克,防己 6 克,白术 9 克,巴戟天 9 克,淫羊藿 9 克,大黄 6 克,太子参 15 克,麦冬 10 克,肉桂 5 克,猪苓 10 克,泽泻 10 克,牛膝 10 克,车前子 8 克。7 剂,水煎内服,每日 1 剂。

二诊:服方平和,浮肿减轻,脉舌同前。以上方为基础加减,前后服药 1 个月余,心慌心悸减轻,浮肿渐退,食欲和睡眠均为正常。然而有时仍有头痛倦怠,四肢无力,皮肤瘙痒,大便干结。舌质光剥灰暗,如剥皮猪腰,湿润涎流,脉细无力,有时有歇止。心力竭,肾气衰,心肾俱惫,小愈不足持,再以温阳泄浊并进。

处方:制附子 9 克(先煎),生地黄 12 克,山萸肉 9 克,牡蛎 30 克(先煎),泽兰 9 克,土茯苓 30 克,薤白 10 克,连翘 12 克,生晒参 9 克,白芍 6 克,肉桂 3 克,猪苓 10 克,泽泻 10 克,牛膝 10 克,车前子 12 克,蒲公英 15 克,玉米须 20 克,大黄 9 克,地肤子 10 克,全蝎 3 克,甘草 9 克,山药 20 克,桂枝 6 克。14 剂,水煎内服,每日 1 剂。

按:该患者已至耄耋之年,有冠心病史,又患慢性肾炎,引起肾功能不全。

浊阴弥漫,水气凌心而引起心力衰竭,脉细结,此案肾病为本,心病为标。肾真易亏难复,所以急当强心健脾,以保中流砥柱。故第一方以附子、桂枝配太子参、麦冬,温阳强心;黄芪、白术、茯苓,健脾补中而利水;防己、泽兰、泽泻,行水祛瘀而泄浊;大黄、牡蛎,一泄一收,推陈致新,升清排浊;巴戟天、淫羊藿,温补肾阳。如此元阳得振,脾土得复,气化得行,水肿自退,故利水而不伤正。此后纳欲渐开,中土渐复,浮肿渐退。但秽毒凝聚,隐患未清,所以时有倦怠、肤痒等症。故第二方用生晒参益心气;土茯苓、连翘、蒲公英清泄血中之毒;泽兰、牛膝活血消肿,引经下行;地肤子、全蝎祛风泻热而止肤痒,又可止痒通络。诸药合用从各个方面加强排毒泄浊,故而取效。

⑥ 心肾不交

王某,女,33 岁。

初诊:失眠 10 余年,加重 3 年。近 3 年来临睡服安眠药,入睡不到 3 小时,甚至仅睡 1 小时,醒后心悸不宁,烦躁,不能再睡。上午头昏,下午头胀痛,晚上头痛尤甚,头部筋脉紧张,颈部板紧不舒,食欲不振,嗳气,健忘,思维不易集中,情绪抑郁,大便日行 2～3 次,精神疲乏,怕冷,腰酸带下。脉弦细,舌质淡紫,苔薄根腻。此乃心肾不交,脾胃运化不健,生化之源不旺,气血亏虚,血不养心,以致心神不安,肝阳上扰,由失眠心悸引起头昏胀痛之症。治拟补养心脾为主,方用甘麦大枣汤合定志丸意。

处方:炙甘草 9 克,淮小麦 30 克,大枣 5 枚,郁金 9 克,石菖蒲 9 克,炙远志 6 克,党参 9 克,茯神 12 克,珍珠母 30 克,白术 9 克,黄芪 9 克,酸枣仁 10 克,熟地黄 15 克,当归 9 克,知母 9 克,夜交藤 9 克,制半夏 9 克。6 剂,水煎内服,每日 1 剂。

二诊:大便转调,每日 1 次,胃纳略振,但食后仍胀气,睡眠约 3～4 小时,晚上头痛亦有减轻。脉弦细,舌淡紫,苔薄根微腻。再守原意,原方去远志,加麦芽 9 克、墨旱莲 12 克、佛手 6 克,续服 7 剂。

三诊:睡眠大有进步,可达 4 小时左右,头痛亦轻,腰酸带下,左胁胀痛,乏力,脉弦细,舌淡青。再予补养心脾为主,加入益肾止带之品。

处方:炙甘草 9 克,淮小麦 30 克,大枣 5 枚,郁金 9 克,石菖蒲 9 克,党参 9 克,陈皮 9 克,佛手 9 克,狗脊 12 克,椿根皮 9 克,白术 9 克,黄芪 9 克,酸枣仁 10 克,熟地黄 15 克,当归 9 克,知母 9 克,夜交藤 9 克,制半夏 9 克。7 剂,水煎内服,每日 1 剂。

四诊:各症续减,胃纳进步,头晕。再守原意,原方去郁金、石菖蒲,加枸杞子 9 克、墨旱莲 15 克。6 剂。

五诊：上周感冒，近已好转，咳嗽已减，神疲乏力，脉浮细，舌淡紫，苔薄根微腻。原法出入。

处方：炙甘草 9 克，淮小麦 30 克，大枣 5 枚，炙紫菀 12 克，前胡 12 克，陈皮 9 克，制半夏 9 克，墨旱莲 15 克，狗脊 12 克，白术 9 克，黄芪 9 克，酸枣仁 10 克，苏叶 10 克，当归 9 克，知母 9 克，夜交藤 9 克。7 剂，水煎内服，每日 1 剂。

六诊：睡眠可达 5 小时，偶服少量安眠药，胃纳进步，大便成形，舌淡青，苔薄微腻。再予养心安神，益气健脾。

处方：炙甘草 9 克，淮小麦 30 克，大枣 5 枚，郁金 9 克，石菖蒲 9 克，炙远志 4.5 克，党参 9 克，木香 6 克，珍珠母 30 克，白术 9 克，黄芪 9 克，酸枣仁 10 克，熟地黄 15 克，砂仁 3 克，当归 9 克，知母 9 克，夜交藤 9 克，制半夏 9 克。7 剂，水煎内服，每日 1 剂。

药后夜寐转安，诸症减消而愈。半年随访无异常。

7 心肾阳虚

苏某，女，45 岁。

初诊：心悸肌痛眩晕，气短胸闷，纳呆，畏寒怕冷，夜卧不宁，膝关节疼痛，肩臂肌肉颤抖疼痛。月经提前 1 周，色暗，有瘀块。面浮肿，舌淡暗，苔白滑，脉沉细。证乃心肾阳虚，寒凝血瘀，络脉失养所致。法宜温通心阳，益火之源，以消阴翳。

处方：桂枝 10 克，炙甘草 10 克，制附片 10 克，远志 10 克，葛根 12 克，干姜 10 克，茯苓 10 克，细辛 3 克，桃仁 8 克，红花 8 克，赤芍 8 克，白芍 12 克，黄芪 40 克，丹参 10 克，麦冬 10 克，川芎 8 克，龙骨 30 克，牡蛎 30 克。7 剂，水煎内服，每日 1 剂。

二诊：服上方后，心悸头晕减，余证如前。原方再进 7 剂。

三诊：心悸、头晕、肌肉疼痛、失眠、乏力症状均明显好转，但仍面浮，背凉，关节痛。上方改桂枝 6 克，以散经络之寒湿。服 5 剂。

四诊：自觉胸中宽舒，肩臂肌肉颤抖疼痛消失，关节痛减。守原法加味，再进 5 剂，以温经逐瘀而生新。

处方：桂枝 6 克，炙甘草 10 克，制附片 10 克，远志 10 克，麦冬 10 克，茯苓 10 克，细辛 3 克，桃仁 8 克，红花 8 克，五味子 10 克，黄芪 10 克，丹参 10 克，党参 10 克，川芎 8 克，龙骨 30 克，牡蛎 30 克，干姜 10 克，生地黄 12 克。7 剂，水煎内服，每日 1 剂。

五诊：心悸、头晕消失，余证均已好转，嘱前方再服 5 剂以固疗效。病遂痊愈。

按：本例心悸诸证，病情交织错杂，但其主证乃手足少阴心肾虚衰之病变。正如《伤寒明理论》所说，"其气虚者，由阳气虚弱，心下空虚，内动而为悸也"。其病根又在于肾阳不振，不能升腾上济于心所致。始终以补肾气、通心阳为治。故投桂枝甘草汤加味，以桂枝为君，入心助阳；甘草佐之，以补中气；二者相得，辛甘合化，则有温通心阳之功。真气之根藏于肾，故加附子，大补命门火种，配干姜开提散郁，逐阴行阳之意也。因兼有经络之寒郁，故少佐桂枝、细辛。肾气旺而气血和，诸证即可迎刃而解。

⑧ 心肾阴虚

朱某，女，45岁。

初诊：心悸失眠10余年，常服安眠药而寐终不安。头痛卓卓然，日服镇痛片而疼痛不解。反复感冒，月无数日安适，汗之而表气愈虚，清之则里真益怯。向有胃下垂，纳谷久虚，脘痛时作，攻补俱不得。虚阳上亢，躁难自安；营卫失和，洒淅形寒，口燥，厌恶凉饮。有表不敢表，惧重虚其表；有热不敢清，恐愈寒其中；温卫解肌，原是正治之法，又恐触犯咽痛，处方下药每有顾此失彼之虞。综观全局，权衡得失，其总是阳浮于上，阴虚于下，营卫不和，气血舛乱之象，乃心肾阴虚，浮阳上越。治病必求其本，循此施治，持之以恒，日久当有收获。遂予加减潜阳宁神之品投之，以资观察。

处方：制半夏9克，五味子9克，远志9克，炒黄柏10克，灵磁石30克（先煎），酸枣仁12克，生龙骨、牡蛎各30克（先煎），紫石英15克（先煎），远志9克，夜交藤15克，合欢皮12克，知母9克，甘草9克，川芎6克，白芍9克，枸杞子12克，潼沙苑12克，白芷9克，明天麻6克，肉桂3克。14剂，水煎内服，每日1剂。

服方至14剂，诸恙大减，乃至难得头痛时偶服之。躁热自汗如雨现象消失，夜寐自安。纳谷尚差，但精神渐振，已能处理繁忙公务而无倦容。续进前方续服20剂，胃纳日馨，诸症霍然，前后判若两人，病愈药停。

⑨ 心脾两虚

尚某，女，54岁。

初诊：心悸、怔忡反复半年。半年前因频发室早就诊，诊为"病毒性心肌炎"，经胺碘酮口服才控制住早搏，后改用普罗帕酮维持量口服，早搏时作时止。刻诊：神疲乏力，纳食少，腑气时溏，脘胁不舒。舌质稍紫晦，舌苔薄腻，脉弦滑。证属心脾两虚，肝胃不和。治宜益气养心，健脾疏肝。

处方:生黄芪 24 克,太子参 15 克,白术、白芍各 9 克,黄精 15 克,麦冬 15 克,葛根 30 克,山药 12 克,扁豆 9 克,柴胡 9 克,郁金 9 克,旋覆花 9 克,瓜蒌壳 12 克,龙骨 30 克,牡蛎 30 克,制半夏 6 克,远志 6 克,五味子 5 克,酸枣仁 9 克,大枣 10 克,炙甘草 6 克。14 剂,水煎内服,每日 1 剂。

二诊:服药后神疲乏力,主症稍见改善,时有心悸,大便渐实,唯胃纳仍少,舌稍紫晦,苔薄腻,脉弦滑,昨因劳累,自觉早搏又作,今已恢复。再拟养心健脾法。原方加红花 9 克,炒谷芽、麦芽各 9 克,续服 14 剂。

三诊:神疲气短,舌紫晦,苔薄,脉数弦滑伴结代。再拟益气养心,和血利脉。

处方:党参 15 克,生黄芪 24 克,麦冬 15 克,五味子 6 克,葛根 30 克,当归 9 克,黄精 12 克,旋覆花 9 克,瓜蒌皮 12 克,川芎 9 克,玉竹 12 克,珍珠母 30 克,龙骨 30 克,酸枣仁 12 克,大枣 10 克,炙甘草 6 克,丹参 10 克,五味子 10 克,牡蛎 30 克,14 剂,水煎内服,每日 1 剂。

四诊:药后心悸早搏基本未作,头痛好转,唯诉情志不悦,夜寝不安。舌质晦暗,苔白微腻,舌边有齿印,脉弦滑。治拟益气养心,宽胸利膈,健脾助运。

处方:党参 12 克,生黄芪 24 克,黄精 15 克,葛根 30 克,白赤芍各 12 克,麦冬 12 克,旋覆花 9 克,瓜蒌皮 12 克,陈皮 9 克,山药 12 克,扁豆 12 克,夜交藤 30 克,合欢皮 12 克,酸枣仁 9 克,龙骨 30 克,炙甘草 9 克,丹参 10 克,五味子 10 克。14 剂,水煎内服,每日 1 剂。

服药后,诸症减轻,遂以人参归脾丸善后调理。随访 6 个月无异常。

⑩ 心阴亏损

庄某,女,37 岁。

初诊:心悸不宁,头痛如裹,筋脉时有拘挛,夜寐不安,大便艰难,脉细弦小数,舌质红,苔微黄。心阴亏损,肝脉失养则心悸不宁,筋脉拘挛等。甘麦大枣合百合地黄汤加味治之。

处方:野百合 15 克,生地黄 12 克,淮小麦 30 克,炙甘草 3 克,炒酸枣仁 9 克,川贝母 6 克,合欢花 6 克,珍珠母 15 克(先煎),大枣 4 枚,龙骨 30 克(先煎),牡蛎 30 克(先煎),柏子仁 10 克,夜交藤 30 克,远志 10 克,五味子 6 克,制半夏 8 克,夏枯草 10 克。7 剂,水煎内服,每日 1 剂。

二诊:前诊用百合地黄、甘麦大枣合法,尚合度,心悸不宁,烦躁不寐,头痛如裹,筋脉有时拘挛等症减轻。效不更方,仍守原法续服。

处方:野百合 30 克,生地黄 12 克,淮小麦 30 克,炙甘草 4.5 克,炒酸枣仁 9 克,珍珠母 15 克(先煎),大枣 4 枚,龙骨 30 克(先煎),牡蛎 30 克(先煎),柏子仁 10 克,夜交藤 30 克,远志 10 克,五味子 6 克,制半夏 8 克,夏枯草 10 克。7 剂,水煎内服,每日 1 剂。

服药后,诸症减退而愈。

⑪ 肝郁化火

蒋某,女,45 岁。

初诊:心悸失眠 2 余年,时好时差,近 2 个月来,因工作较忙,精神压力较重,心慌失眠明显加重,卧床难寐,噩梦纷纭,常在睡梦中见到已故的亲人,若出差在外则几乎每晚通宵不眠。平时神疲乏力,腰脊疲软,说话时间稍长即头晕脑胀,有时出现幻觉、幻听感,心烦不安,记忆力下降,口干喜饮,大便如常。苔薄微黄,舌暗红,脉细数。证属肝郁化火,耗伤心阴,心神不潜则心慌失眠。治宜平肝解郁,滋阴降火,养心安神。

处方:淮小麦 30 克,甘草 10 克,大枣 10 克,柴胡 10 克,龙骨、牡蛎各 30 克,郁金 15 克,石菖蒲 10 克,麦冬 15 克,五味子 10 克,百合 30 克,焦山栀 15 克,川黄连 6 克,赤芍、白芍各 15 克,夜交藤 30 克,合欢皮 30 克,远志肉 10 克,酸枣仁 30 克,竹叶 5 克,熟地黄 15 克,生地黄 15 克。7 剂,水煎内服,每日 1 剂。

二诊:睡眠渐有好转,一夜睡 3～4 小时,仍梦多,入眠时间较长,腰脊酸软减轻,心慌口干略减,大便日行 1 次。苔薄微黄,舌质暗红,脉细。再续前方加减。原方去山栀、川黄连,加桑叶 15 克、菊花 10 克、丹参 30 克,续服 7 剂,水煎内服,每日 1 剂。

三诊:药后夜寐转佳,一夜睡 5～6 小时,梦仍多,近两日因工作时间过晚致上床入睡较难,有时头晕胀、耳鸣、口干。舌苔薄白,舌紫暗,脉细弦。

处方:淮小麦 30 克,甘草 10 克,大枣 7 枚,天麻 10 克,钩藤 15 克(后入),柴胡 10 克,生龙骨、牡蛎各 30 克,桑叶 15 克,菊花 30 克,郁金 15 克,石菖蒲 10 克,百合 30 克,北沙参 20 克,枸杞子 15 克,赤芍、白芍各 15 克,丹参 30 克,夜交藤 30 克,合欢皮 30 克,竹叶 5 克,熟地黄 15 克,生地黄 15 克,7 剂,水煎内服,每日 1 剂。

四诊:睡眠转安,入眠时间 30 分钟以内,一晚睡 7～8 小时,梦减少,无噩梦,服药期间仅出现一次幻觉,口稍干,心悸平,纳可,大便如常。苔薄,舌暗红,脉细。再续前方出入。

处方:淮小麦 30 克,甘草 10 克,大枣 7 枚,天麻 10 克,钩藤 15 克(后入),桑叶 15 克,菊花 30 克,柴胡 10 克,生龙骨、牡蛎各 30 克,百合 30 克,葛根 15 克,川芎 15 克,赤芍、白芍各 15 克,丹参 30 克,夜交藤 30 克,合欢皮 30 克,茯神 30 克,枸杞子 15 克,熟地黄 15 克,生地黄 15 克。7 剂,水煎内服,每日

1 剂。

续服 7 剂药后,睡眠转较好,诸症俱减,遂以丸药天王补心丹以善后而愈。

⑫ 肝阳上扰

顾某,女,55 岁。

初诊:患高血压病已 6 年,血压一般在 150～160/110 mmHg 之间,最高 220/140 mmHg。1 个月前觉心悸、怕冷、手足无力、夜不安寐。近来更觉心中 懊恼,惴惴不安,时而烦热汗出,头晕目眩。舌质青紫,苔白腻,脉弦细。乃肝 阳上扰证,躁热汗出、脉弦细为肝旺,病久不愈,由阳亢而转阴虚之象。由阴血 虚而阳亦渐衰,以致心阳不振,故见胸闷心悸、怕冷乏力,并有心中懊恼之感。 拟用桂枝加龙骨牡蛎汤加减。

处方:桂枝 6 克,赤芍 12 克,炙甘草 6 克,煅龙骨 30 克(先煎),煅牡蛎 30 克(先煎),陈皮 9 克,姜半夏 9 克,茯苓 12 克,郁金 9 克,附片 9 克,干姜 9 克,当归 15 克,麦冬 15 克,丹参 9 克,酸枣仁 12 克,远志 9 克,夜交藤 9 克, 五味子 6 克。7 剂,水煎内服,每日 1 剂。

二诊:诸症略减,再予前法进治。

处方:桂枝 6 克,赤芍 12 克,炙甘草 6 克,煅龙骨 30 克(先煎),煅牡蛎 30 克(先煎),淮小麦 15 克,郁金 9 克,陈皮 9 克,姜半夏 9 克,茯苓 12 克,佛手 10 克,附片 9 克,干姜 9 克,当归 15 克,麦冬 15 克,丹参 9 克,酸枣仁 9 克,远 志 9 克,夜交藤 9 克,五味子 5 克。7 剂,水煎内服,每日 1 剂。

三诊:药后诸症减轻,效不更方,仍守原意。

处方:桂枝 6 克,赤白芍各 12 克,炙甘草 6 克,煅龙骨 30 克(先煎),煅牡 蛎 30 克(先煎),淮小麦 30 克,郁金 9 克,陈皮 9 克,姜半夏 9 克,茯苓 12 克,佛 手 10 克,淫羊藿 9 克,附片 9 克,干姜 9 克,当归 15 克,麦冬 15 克,丹参 9 克, 酸枣仁 9 克,远志 9 克,夜交藤 9 克,五味子 5 克。7 剂,水煎内服,每日 1 剂。

四诊:服药共 20 余剂,胸闷、多思多虑、躁热汗泄渐减,心悸、懊恼畏寒等 时轻时重,舌质淡青,苔薄白腻,左脉弦。治以前法。

处方:桂枝 6 克,赤白芍各 9 克,炙甘草 6 克,淮小麦 30 克,煅龙骨 30 克 (先煎),煅牡蛎 30 克(先煎),淫羊藿 9 克,茯苓 12 克,陈皮 9 克,黄芪片 15 克, 附片 9 克,干姜 9 克,当归 15 克,麦冬 15 克,丹参 9 克,酸枣仁 9 克,远志 9 克, 夜交藤 9 克,五味子 5 克。6 剂,水煎内服,每日 1 剂。

五诊:诸症减轻,躁热已少,汗止,夜寐欠安。再予前法。

处方:桂枝 6 克,赤白芍各 9 克,炙甘草 6 克,淮小麦 30 克,煅龙骨 30 克 (先煎),煅牡蛎 30 克(先煎),淫羊藿 9 克,朱茯苓 9 克,陈皮 9 克,黄芪 15 克,附片 9 克,干姜 9 克,当归 15 克,麦冬 15 克,丹参 9 克,酸枣仁 9 克,远志 9 克,夜交藤 9 克,五味子 5 克。7 剂,水煎内服,每日 1 剂。

药后,诸症俱除而愈。

⑬ 肝血不足

王某,女,24 岁。

初诊:患者近 1 年动则心悸心慌,乏力肢软,头发渐渐枯黄,且有大把脱落,尤以近 1 周为甚,胸闷喜太息,夜寐欠安,二便尚调。舌质淡,舌苔薄,脉细小数。肝血不足,心阴亏损,治拟滋养肝肾,养心安神。

处方:丹参 9 克,生地黄 15 克,熟地黄 15 克,淮小麦 30 克,桑椹子 9 克,炙远志 6 克,合欢米 12 克,柏子仁 9 克,山药 30 克,制首乌 20 克,炙甘草 15 克,酸枣仁 10 克,黑芝麻 10 克,嫩桑叶 10 克,玄参 10 克,麦冬 12 克,白芍 10 克,黄精 12 克,五味子 6 克,柴胡 6 克。14 剂,水煎内服,每日 1 剂。

二诊:服药后心悸症减,已能安睡。舌质淡红,舌苔薄白,脉细小数。此方已获效,按前方加减,续服月余,诸症俱减,头发渐长如常人而愈。

⑭ 肝胃不和

姚某,女,45 岁。

初诊:心悸噫呃 2 个月。近 2 个月心悸伴噫呃,脘腹闷胀,不寐、胸闷、纳食不香,乏力肢软。舌质红,苔薄白,脉弦滑。此乃肝胃不和,心脾两虚。宜调和肝脾,养心安神法治之。

处方:制半夏 6 克,北秫米 20 克(包煎),炙远志 6 克,云茯苓 9 克,广陈皮 9 克,春砂仁 6 克,紫苏梗 10 克,白蔻壳 10 克,佛手柑 10 克,炒谷芽 9 克,炒麦芽 9 克,茯神 20 克,党参 12 克,白术 12 克,山药 20 克,沉香曲 10 克,甘草 6 克。7 剂,水煎内服,每日 1 剂。

二诊:不寐、胸闷、心悸较见轻减。仍从原法出入,续进以治。

处方:制半夏 6 克,北秫米 20 克(包煎),炙远志 6 克,云茯苓 9 克,白杏仁 9 克,白蔻壳 10 克,佛手 10 克,煅瓦楞子 12 克,生薏苡仁 12 克,广陈皮 9 克,紫苏梗 4.5 克,炒谷芽 9 克,炒麦芽 9 克。7 剂,水煎内服,每日 1 剂。

三诊:不寐、心悸、胸闷时噫均已见安。仍从原方加减治之。

处方:制半夏 10 克,北秫米 20 克(包煎),炙远志 6 克,炒枣仁 9 克,云茯苓 9 克,杏仁 9 克,白蔻壳 10 克,生薏苡仁 12 克,瓜蒌皮 9 克,枳壳 6 克,姜竹茹 10 克,佛手花 6 克,煅瓦楞子 12 克,淮小麦 12 克,百合 20 克。7 剂,水煎内服,每日 1 剂。

药后,夜寐转安,诸症消失而愈。

⑮ 气阴两虚

许某,女,48 岁。

初诊:患者素有头晕、目眩、汗多,近又心慌心悸、气短、头晕、目眩、嗜睡、汗多,以夜间汗出更甚,食欲尚佳,二便及月经正常。曾经针灸治疗过 2 月余未效。脉两寸尺沉细数,两关弦数,舌质正常无苔。此乃气阴两虚,肝阳不潜,心血不足。治宜滋阴潜阳,兼养血宁心。拟酸枣仁汤加味。

处方:酸枣仁 15 克,知母 10 克,川芎 5 克,茯神 10 克,炙甘草 6 克,白蒺藜 10 克,珍珠 20 克,石决明 20 克,女贞子 10 克,怀牛膝 10 克,地骨皮 6 克,龟甲 12 克,五味子 5 克,山萸肉 10 克,麦冬 12 克,山栀 6 克。7 剂,水煎内服,每日 1 剂。

二诊:服药后诸症见好,汗出大减,尚有心慌及疲乏感,饮食及二便正常。拟养心滋阴益气方调理。

处方:炒柏子仁 10 克,枸杞子 15 克,麦冬 10 克,当归 15 克,石菖蒲 10 克,玄参 10 克,茯神 10 克,生地黄 15 克,炙甘草 10 克,地骨皮 6 克,炒酸枣仁 10 克,丹参 10 克,党参 10 克。7 剂,水煎内服,每日 1 剂。

服药 14 剂后诸症俱减而停服中药。随访 3 个月无异常。

按:本例汗症,素体阴虚,故头晕目眩,阴虚则内热,以夜间更甚。由阴虚而营阴不固,肝阴既虚,肝阳则不潜,加之心血不足。汗为心之液,今肝热,心虚而汗出,所以用滋阴潜阳、养心安神之剂,而收敛汗之功。

⑯ 气血亏虚

王某,女,33 岁。

初诊:心悸不宁 10 余年,近 2 个月尤为严重,失眠多梦,临睡服安眠药,入睡不到 3 小时,甚至仅睡 1 小时,醒后心悸不宁加剧,烦躁,不能再睡。上午头昏,下午头胀痛,晚上头痛尤甚,头部筋脉紧张,颈部板紧不舒,食欲不振,嗳气,健忘,思维不易集中,情绪抑郁。大便日行 2~3 次,精神疲乏,怕冷,腰酸带下。脉弦细,舌质淡紫,苔薄腻。此乃气血亏虚证,脾胃运化不健,生化之源不旺,血不养心以致心神不安,肝阳上扰,由失眠心悸引起头昏胀痛之症。治拟补养心脾为主,方用甘麦大枣汤合定志丸意。

处方:炙甘草 9 克,淮小麦 30 克,大枣 5 枚,郁金 9 克,石菖蒲 9 克,炙远志 4.5 克,党参 9 克,木香 6 克,珍珠母 30 克,白术 9 克,黄芪 9 克,酸枣仁 10 克,熟地黄 15 克,当归 9 克,知母 9 克,夜交藤 9 克,制半夏 9 克。7 剂,水煎内服,每日 1 剂。

二诊:大便转调,每日 1 次,胃纳略振,但食后仍胀气,睡眠 3~4 小时,晚上头痛亦有减轻。脉弦细,舌淡紫,苔薄腻。再守原意,原方去远志、木香,加麦芽 9 克、墨旱莲 12 克、佛手 6 克。7 剂。

三诊:睡眠续有进步,可达 4 小时,头痛亦轻,腰酸带下,左胁胀痛,乏力。脉弦细,舌淡紫。再予补养心脾为主,加入益肾止带之品。

处方:炙甘草 9 克,淮小麦 30 克,大枣 5 枚,郁金 9 克,石菖蒲 9 克,党参 9 克,陈皮 9 克,佛手 9 克,狗脊 12 克,椿根皮 9 克,白术 9 克,黄芪 9 克,酸枣仁 10 克,熟地黄 15 克,当归 9 克,知母 9 克,夜交藤 9 克,制半夏 9 克。7 剂,水煎内服,每日 1 剂。

四诊:各症续减,胃纳进步,头晕。再守原意,原方去郁金、石菖蒲,加枸杞子 9 克、墨旱莲 15 克,续服 6 剂。

五诊:上周感冒,近已好转,咳嗽已减,睡眠续有进步,但仍神疲乏力。原法出入。

处方:炙甘草 9 克,淮小麦 30 克,大枣 5 枚,炙紫菀 12 克,前胡 12 克,陈皮 9 克,墨旱莲 15 克,狗脊 12 克,白术 9 克,黄芪 9 克,酸枣仁 10 克,熟地黄 15 克,当归 9 克,知母 9 克,夜交藤 9 克,制半夏 9 克。6 剂,水煎内服,每日 1 剂。

六诊:睡眠可达 4~5 小时,偶服少量安眠药,胃纳进步,大便成形。舌淡紫,苔薄腻。再予养心安神,益气健脾。

处方:炙甘草 9 克,淮小麦 30 克,大枣 5 枚,郁金 9 克,石菖蒲 9 克,炙远志 4.5 克,党参 9 克,木香 6 克,珍珠母 30 克,白术 9 克,黄芪 9 克,酸枣仁 10 克,熟地黄 15 克,砂仁 3 克,当归 9 克,知母 9 克,夜交藤 9 克,制半夏 9 克。6 剂,水煎内服,每日 1 剂。

药后,诸症减消而愈。

17 气血两虚

方某,女,45 岁。

初诊:心悸不适 2 月余,再发 1 周。患者素体虚弱,冠心病病史 3 年,长期服用丹参片维持。近 1 年来月经时多时少,且有时 2 个月一行,2 个月前因劳累心悸明显,住院诊断为心房纤颤,出院后心悸病情尚稳定。1 周前患者劳累后心悸症状再发,持续无缓解,遂来就诊。自诉心悸频繁,动则悸甚,活动受限,失眠多梦,头目眩晕。观其身体较瘦,贫血面容,语声低微,呼吸气短,舌质淡白,脉沉细略数,时而一止。心悸病,气血两虚,以血虚为主。治拟补益气血,养心安神,八珍汤加味主之。

处方:熟地黄 25 克,当归 15 克,炒白芍 10 克,川芎 6 克,人参 10 克,白术 12 克,茯苓 20 克,柏子仁 10 克,酸枣仁 10 克,煅龙骨 20 克(先煎),煅牡蛎 20 克(先煎),炙甘草 10 克,麦冬 12 克,五味子 10 克,红景天 12 克,三七 10 克。7 剂,每日 1 剂,水煎,分早晚 2 次温服。

二诊:服用上方心悸减轻,但仍有心律不齐,脉沉细略数,时而一止。继予上方加制远志 10 克、茯神 10 克,以加强养心安神之力。

三诊:心悸明显减轻,气短缓解,可以进行轻微活动,睡眠好转,脉不数,休止减少,继服上方 14 剂。

四诊:诸症均显著好转,病去大半,时值经期,血量不多,但逾期未止。前方加阿胶 10 克(烊化),以养血止血。继服 14 剂。

五诊:服上方 14 剂,血即止,余症继续好转,精神良好,面色转佳,上方去龙骨,续服 14 剂而安。半年后因咳嗽来诊,诉上症未发。

按:本患者素体较弱,血气亏少,又长期服活血之剂,则更耗伤气血。心经血少,血少则气无依附,致心气亦亏,故病情缠绵不愈,甚则加重。气血亏虚,故心悸、脉促;头目眩晕、面色萎黄、舌质淡白、脉细均为血虚之征;而动则悸甚、活动受限、语气低微、呼吸气短等均为气虚之象;又心主血而藏神,心血亏虚则必出现神志不安之证,如失眠多梦、心悸等。方中以熟地黄为君药,取其味甘性温,质润多汁,守而不走,且能滋补阴血。《药性解》称“熟地黄为补血上剂”。臣以当归、人参。当归为血中气药,能走能守,善能补血和血,《本草求真》云:“诸脉皆属于心,心无血养,则脉不通,血无气附,则血滞而不行。当归气味辛甘,既不虑其过散,复不虑其过缓,得其温中之润,阴中之阳,故能通心而生血,为血中气药。故凡一切血证,阴虚阳无以附,而见血枯、血燥、血闭、血脱等证,则当用此主治。”《本草正》云:“人参有健运之功,熟地凛静顺之德,此熟地之与人参,一阴一阳,相为表里,一形一气,互主生成,性味中正,无逾于此。”佐以白芍养血益阴,以助熟地补血之力,白芍味酸,补肝藏血,与熟地黄配伍,有补而不失之妙;心藏神,血不安心,则心神不宁,故佐以柏子仁、酸枣仁养心血以安神;煅龙牡镇潜以定悸;川芎行气活血,使补而不滞。使以滞甘草调和药性。全方共奏养血和血、益气安神之效。

(二)胸痹案

① 心脉瘀阻

王某,女,55 岁。

初诊:心前区阵发性闷痛 3 日,伴心悸、汗出。患者自去年 6 月起常感心前区憋闷,心前区刺痛时作,常在夜间发生,白天过度疲劳或饱食后亦易发作,并向胸背部放射。服麝香保心丸或硝酸甘油片能缓解。6 日前渐感心前区满闷、疼痛感加剧，严重时心痛彻背如绞，向左侧上肢放射，伴心悸、气短汗出、四肢厥冷、烦躁失眠，服麝香保心丸或苏合香丸，心痛可暂缓。刻诊：心胸部憋闷感、心悸、气短，动辄汗出。面色晦暗，口唇青紫，精神委顿，对答切题，语声低微，四肢欠温。苔薄白，舌质黯，脉沉细。此乃心脉瘀阻证。思虑劳心过度，损伤心气，气虚无以推运血液，心脉瘀阻不畅，心失所养，遂见心胸区憋闷感时作。日久累及心阳，温振鼓动失职，则致心痛胸闷诸症逐重。每因过劳再耗心气心阳，导致心脉痹阻不通，乃猝然而痛。心气心阳不足，不能温养脏腑肢体，固摄汗液，遂见心悸，气短汗出，四肢厥冷。面色晦暗，口唇青紫，舌质黯，均为瘀浊内阻之象。脉沉细乃心阳不足之故。治宜益气化瘀，温阳通脉，补阳还五汤合瓜蒌薤白汤加减主之。

处方：生黄芪 40 克，全当归 10 克，川芎 6 克，炒赤芍 6 克，桃仁 6 克，红花 4 克，桔梗 6 克，枳实 6 克，广地龙 10 克，全瓜蒌 12 克，薤白 6 克，生地黄 12 克，川桂枝 10 克，生山楂 10 克，炙甘草 10 克，丹参 12 克，三七 10 克，毛冬青 10 克。7 剂，水煎内服，每日 1 剂。

二诊：药后心痛发作次数明显减少，心痛时间亦短，胸闷稍减，余症基本同前。苔薄白，质黯，脉沉细。药已对症，守方再进，以观动静。原方 7 剂。

三诊：心痛偶发，心悸、气短汗出、四肢逆冷之症减而未除，胸闷仍存，夜寐稍安。苔薄白，质黯淡，脉沉细。辨治宗前。上方加附子 6 克，煅龙骨、煅牡蛎各 30 克，14 剂。

四诊：心痛 1 周未作，气短汗出，四肢逆冷亦平，稍感心悸，尚余轻度胸闷。心气已复，心阳得充，如日照当空，阴霾自散。苔薄白，质淡红，脉细软。原方继服 14 剂，以固其效。随访半年未发作。

② 心脉瘀阻

章某，女，69 岁。

初诊：心前区刺痛间断性发作已 10 多年。近来发作频繁，痛时放射至左肩臂，特别表现在两手臂内侧肘腕之间有一线作痛，伴见胸闷心悸，睡眠不安。舌暗红，苔薄白，脉象细数。此为心脉瘀阻，气血不和。拟和气血，通心脉。

处方：丹参 10 克，郁金 6 克，红花 6 克，橘络 6 克，旋覆花 6 克（包煎），石菖蒲 10 克，远志 6 克，酸枣仁 10 克，当归 15 克，三七 5 克，赤芍 15 克，白芍 15 克，麦冬 20 克，桃仁 8 克，枸杞子 15 克，檀香 6 克。14 剂，水煎内服，每日 1 剂。

二诊：服上方药半个月后，疼痛次数减少，程度亦轻。继以养心通脉为主，佐以调气和血。

处方:党参 10 克,生地 10 克,麦冬 10 克,桂枝 5 克,远志 6 克,酸枣仁 10 克,丹参 10 克,当归 8 克,郁金 6 克,红花 6 克,香附 10 克,檀香 3 克,乳香 5 克,三七 10 克。14 剂,水煎内服,每日 1 剂。

以上诸药随证加减,服至 3 个月后,心前区疼痛由原来每日 10 多次减为 1～2 次,原为刺痛,现在是隐痛,亦不放射至肩背;以前疲劳即发,须卧床数日,近 2 个月来工作较忙且上夜班,亦能支持。面色、睡眠均佳,自行停药。随访 3 个月无异常。

❸ 心络瘀滞

杨某,男,56 岁。

初诊:胸闷胸痛,伴有心悸气短 3 个月余,加剧 1 周。患者胸闷或胸痛,伴心悸气短 3～4 个月,因心律失常频频早搏住院,诊断为冠心病,出院后门诊随访。近周在无诱因下症状加剧遂来诊。来诊时胸闷而时或隐痛,短气疲惫,夜寐欠安。舌质偏紫,苔薄根腻,脉结代。此乃心络瘀滞,营气虚弱。当予益气养心,祛瘀通络。

处方:瓜蒌 15 克,枳壳 10 克,制半夏 10 克,淡干姜 6 克,党参 20 克,桂枝 5 克,炙甘草 10 克,丹参 15 克,五味子 6 克,橘红 10 克,郁金 10 克,当归 15 克,附片 10 克,黄芪 15 克,麦冬 10 克,百合 10 克,檀香 6 克,黄精 10 克,桃仁 8 克,红花 8 克,川芎 8 克。7 剂,水煎内服,每日 1 剂。

二诊:药后胸闷胸痛好转,睡眠多梦,脉弦细,代意消失。舌质偏紫,苔微白腻。再宗上法,守上方加减续服。

处方:党参 10 克,干姜 5 克,茯苓 15 克,远志 6 克,牡蛎 20 克,麦冬 15 克,丹参 15 克,炙甘草 10 克,生山楂 15 克,瓜蒌 15 克,枳壳 10 克,制半夏 10 克,五味子 5 克,橘红 10 克,郁金 10 克,当归 15 克,附片 10 克,黄芪 15 克,麦冬 12 克,百合 12 克,毛冬青 10 克,黄精 10 克,桃仁 8 克,红花 8 克,酸枣仁 10 克。14 剂,水煎内服,每日 1 剂。

药后诸症俱减而停服中药。半年随访无异常。

按:《金匮要略》载"胸痹心中痞气,气结在胸,胸满胁下逆抢心,枳实薤白桂枝汤主之,人参汤亦主之",胸痹病,气结在胸,胸满连胁下,气逆撞心者实也,应破气降逆,若心下痞气闷而不通者,虚也,应补气温阳。今胸闷而时或隐痛,短气疲惫,显属宗气虚弱,心脾两虚,鼓动乏力,血涩不能周流,故仿人参汤及炙甘草汤加减出入,即古人所谓"痛有补法,亦塞因塞用"之义。

④ 痰瘀阻滞

史某,女,55岁。

初诊:冠心病心绞痛发作频繁,胸痛彻背,痛自肩臂内侧循至指端,右胸有蚁走感,常感胸闷心悸,痰多,气短,纳差,形寒肢冷,畏寒重。苔白,舌胖湿润,脉弦滑。此为胸痹,痰瘀阻滞,心阳不振。以附片加枳实薤白桂枝汤合苓桂术甘汤加减。

处方:附片9克,干姜6克,黄芪10克,桂枝6克,檀香9克,枳实10克,黄连5克,全瓜蒌15克,薤白10克,茯苓9克,白术6克,丹参15克,桑枝10克,制半夏10克,党参10克,茯神9克,陈皮12克,甘草6克。7剂,水煎内服,每日1剂。

药后胸闷,心痛及痰饮均减少,但仍畏寒。上方加干姜9克。续服2个月,心绞痛未发作,复查心电图未见异常。

按:冠心病心绞痛,古称真心痛,证属胸痹。本案辨证为心肾阳衰,寒痰停滞,胸阳痹阻,经脉不通而致。本案中用附、桂、参、芪温阳益气,合枳实、瓜蒌、薤白通胸阳,合苓桂术甘汤温化痰饮,则离照当空阴霾自散。丹参化瘀通心脉,桑枝通痹活络,附子与干姜甘草相配,为四逆汤,回阳救逆。诸药合用祛瘀化痰通络,振奋心阳故而取效。

⑤ 痰瘀互结

吴某,男,62岁。

初诊:胸前区疼痛,甚则欲呕2年,加重2个月。患者近2年经常心前区疼痛,发则泛泛欲恶,近2个月加重,不思饮食,乏力肢软,心电图示T波改变。苔薄中白腻,脉细滑。此乃痰瘀互结,胸阳痹阻,脾失健运,胃失和降。治宜宣痹通阳,豁痰开结,和胃降逆,瓜蒌薤白半夏汤合橘枳姜汤加味。

处方:瓜蒌12克,薤白6克,制半夏10克,生姜3克,丹参15克,茯苓15克,檀香5克,枳实10克,陈皮6克,砂仁3克,桂枝6克,炒白术6克,厚朴6克,延胡索6克。7剂,水煎内服,每日1剂。

二诊:服药后诸症悉除,精神振作,心电图示冠状动脉供血不足明显改善。再继上方加减,予14剂续服而愈。

按:本例胸痹,辨证为痰瘀互结,除胸阳痹阻外,胃气亦失于和降,故见恶心、纳少等症,运用心胃同治法,使病情明显好转。

⑥ 寒凝血瘀

陈某,女,32岁。

初诊:胸部疼痛年余,痞满不舒,呃逆气阻,畏寒头昏,耳如蝉鸣,骨节酸痛,纳差,多梦,行经腹痛,瘀块甚多。舌质淡暗,苔黄滑,脉沉细。此为寒凝血瘀,胸阳痹阻,清阳不展。法宜助阳化气,温经散寒祛瘀。

处方:桂枝 10 克,炮姜 10 克,甘草 6 克,大枣 4 枚,丹参 10 克,制附片 10 克,细辛 3 克,吴茱萸 3 克,川芎 6 克,当归 10 克,桃仁 10 克,红花 10 克。7 剂,水煎内服,每日 1 剂。

二诊:上方服后胸痛减,头晕耳鸣好转,仍觉身痛,经前小腹冷痛,素体阳虚。原方加减,兼佐活血化瘀之品以调其经血。

处方:桂枝 10 克,炮姜 10 克,炙甘草 6 克,丹参 10 克,制附片 10 克(久煎),吴茱萸 3 克,血余炭 10 克,当归 10 克,川芎 6 克,红花 6 克,桃仁 8 克,艾叶 10 克。7 剂,水煎内服,每日 1 剂。嘱此方服至经行即止。

三诊:上方服至 4 剂,月事来潮。经色、经量、疼痛均大有好转,胸痛、头晕、耳鸣、体痛、失眠、纳呆亦明显减轻。原方去炮姜、血余炭、吴茱萸,加养心安神之品。

处方:桂枝 10 克,炙甘草 6 克,大枣 4 枚,丹参 10 克,制附片 10 克(久煎),细辛 3 克,当归 10 克,川芎 6 克,红花 6 克,桃仁 10 克,茯苓 15 克,酸枣仁 10 克,远志 6 克,夜交藤 10 克。4 剂,水煎内服,每日 1 剂。

上方服后,诸症俱减而停药。

按:阳气升,气化行,寒凝解,胸痹诸证自平。

❼ 肝阳上亢

戴某,男,65 岁。

初诊:胸闷痛半月余,晕厥 3 次,有高血压史 10 余年,有心梗史 2 年,病愈出院后一般情况尚可。近半月时觉胸闷刺痛、心慌,服麝香保心丸、丹参片等效果不显,夜卧难眠,早醒于晨 1~2 点,头痛目眩。胃纳可,大便干结,1~2 日一行。苔薄,舌暗红,脉弦微数。证属肝阳上亢,心气痹阻。治宜平肝潜阳,行气通痹安神。

处方:山栀 10 克,生龙齿 30 克,天麻 10 克,钩藤 15 克,丹参 30 克,赤芍、白芍各 15 克,郁金 15 克,菊花 30 克,麦冬 15 克,生地黄 20 克,连翘 12 克,酸枣仁 10 克,夜交藤 30 克,柏子仁 12 克,薤白 10 克,降香 10 克,远志 10 克,三七 10 克,红花 6 克,红景天 12 克,甘草 6 克。7 剂,水煎内服,每日 1 剂。

二诊:药后胸闷刺痛发作减轻,有时心慌,仍卧床难眠。头不痛,纳可,大便转畅,每日 1 行。苔薄,舌暗红,脉细弦。上方加五味子 10 克,7 剂,水煎内服,每日 1 剂。

三诊:胸痛未再发作,有时胸闷不适,心不慌,夜寐改善,纳可,大便如常。

苔薄,舌暗红,脉细弦。再续前方出入。

处方:柴胡 10 克,生龙齿 30 克,天麻 10 克,钩藤 15 克,丹参 30 克,赤芍、白芍各 15 克,郁金 15 克,菊花 30 克,麦冬 15 克,五味子 10 克,石菖蒲 6 克,夜交藤 30 克,酸枣仁 10 克,远志 6 克,合欢米 12 克,茯神 15 克,三七 9 克,红景天 12 克,甘草 6 克。7 剂,水煎内服,每日 1 剂。

四诊:胸闷痛感已缓,无明显心慌头痛感,夜寐可,一晚睡 6～7 小时,大便如常。苔薄,舌偏暗,脉细。再守原意,前方出入。

处方:柴胡 10 克,生龙骨、牡蛎各 30 克,天麻 10 克,钩藤 15 克,丹参 30 克,赤芍、白芍各 15 克,郁金 15 克,川楝子 10 克,延胡索 15 克,麦冬 15 克,五味子 10 克,夜交藤 30 克,桑寄生 15 克,石决明 30 克,红花 9 克,黄芪 30 克,酸枣仁 10 克。14 剂,水煎内服,每日 1 剂。

服药后,胸痛缓解,晕厥已不作。随访半年无异常。

按:本例胸痛系肝阳偏亢,气机不畅、瘀滞内停所致,症见胸闷时痛、心慌等症状,治以疏肝、调畅气机为主,气机调畅则气血自能平和流畅。本案以天麻钩藤汤合瓜蒌薤白汤加味,配柴胡、龙齿调畅气机,平肝潜阳;丹参、三七、红景天等活血通络以通心脉。以平肝潜阳、疏肝理气结合养心通脉、活血通络,切合病机,因此有较好疗效。

8 肝胃不和

董某,女,68 岁。

初诊:发病已 6 年。刻诊:心前区阵发性绞痛,发作频繁,每日 5～6 次,胸痛彻背,牵引肩背及上腹掣痛,胸感发憋气短,指甲发青,略有咳嗽,疼剧时有大汗出,有时恶心,口苦,大便偏干燥,睡眠亦差,形体尚胖,面色苍白,腹满,卧床不能下地活动已年余。脉象沉弱动数,舌质略淡紫暗,后根苔薄秽腻。肝胃不和,心脾失调,阳气不宣,宗气阻滞,以致胸痹绞痛走窜,属胸痹。先宜通阳宣闭,降逆和中。

处方:全瓜蒌 15 克,薤白 9 克,炒枳壳 6 克,法半夏 6 克,柴胡 6 克,郁金 10 克,降香 8 克,三七 10 克,陈皮 6 克,厚朴 6 克,川芎 5 克,丹参 10 克,茯苓 12 克,桔梗 10 克,甘草 6 克。6 剂,水煎内服,每日 1 剂。

二诊:药后心绞痛次减少,大发作仅 2 次,一般发于饭后,疼痛程度减轻,饮食稍增,大便每日 1 次。脉沉细,舌正红,苔秽腻略减。续宜理心气,和胆胃。

处方:法半夏 6 克,广陈皮 10 克,枳实 10 克,香附 10 克,石菖蒲 6 克,远志 10 克,鸡内金 12 克,高良姜 10 克,柴胡 6 克,茯苓 12 克,郁金 10 克,麦芽

12 克, 丹参 10 克, 三七 10 克, 红景天 12 克。7 剂, 水煎内服, 每日 1 剂。

服药后, 诸症不再发作。

按: 该患者年近七旬, 肝胃不和, 常年耗用, 脾虚湿蕴, 痰浊内生, 宗气阻滞。心脾失调, 阳气不宣, 阴血匮乏则血稠。此阴阳互根, 阴血虚者阳亦不足, 故治疗以滋阴与温阳同用, 以柴胡、郁金、香附、枳壳、鸡内金等调肝理气, 和胃利胆; 二陈汤化痰除湿; 良附丸和三七、丹参、红景天等祛瘀缓急止痛。从而达到阴平阳秘之功, 故而取效。

⑨ 胸阳不振

金某, 女, 52 岁。

初诊: 经常胸闷心痛 1 年余, 严重时胸痛彻背, 近 2 个月加重。心绞痛发作无规律, 近来发作频繁, 胸痛彻背, 胸闷, 心慌, 眠差。头昏乏力, 食欲欠佳, 二便正常, 面色灰暗, 夜寐欠安。脉右沉细, 左沉弦细, 舌质偏紫少苔。属胸痹, 胸阳不振, 心气不足, 心脉瘀阻, 营气不调所致。治宜宽胸益气通阳, 调和营卫。

处方: 茯神 12 克, 太子参 20 克, 枳实 10 克, 炙甘草 10 克, 法半夏 10 克, 桔梗 10 克, 远志 10 克, 酸枣仁 9 克, 柏子仁 9 克, 生地黄 12 克, 五味子 5 克, 生晒参 10 克, 桂枝 9 克, 檀香 6 克, 连翘 12 克, 三七 10 克, 生龙齿 20 克, 红景天 10 克。7 剂, 水煎内服, 每日 1 剂。

二诊: 服药后心慌及心区疼痛减轻, 但仍有心前区不适, 脉舌如前。原方去法半夏, 加西砂仁 6 克, 黄芪 9 克, 续服 7 剂。

三诊: 心慌心悸减轻, 心绞痛未发, 睡眠亦好转, 乏力肢软。脉沉弦细, 舌质偏紫, 少苔。仍宗原意, 原方加减服之。

处方: 茯神 9 克, 党参 9 克, 黄芪 12 克, 炙甘草 6 克, 远志 6 克, 石菖蒲 6 克, 酸枣仁 12 克, 柏子仁 10 克, 大枣 4 枚, 枳实 10 克, 丹参 10 克, 桂枝 6 克, 三七 10 克, 太子参 20 克, 麦冬 12 克, 檀香 6 克, 红景天 10 克, 生地黄 12 克, 生山楂 10 克。14 剂, 水煎内服, 每日 1 剂。

服药后, 症状消失, 以人参归脾丸合三七粉常服, 以资巩固。

按: 冠状动脉粥样硬化性心脏病, 中医无此病名, 但有类似此病的记载。根据中医理论, 辨证施治, 本例属心气不足, 心脉瘀阻, 宜宽胸益气通阳。故以酸枣仁、茯神养心气, 石菖蒲、远志通心气, 甘麦、大枣甘缓悦脾宁心, 即《内经》所谓"虚则补之"之意。然补中应有通, 故又有枳实之降, 法半夏之辛, 组方切合病机, 故疗效满意。

⑩ 心阳不振

李某,女,55岁。

初诊:胸闷5年,心前区绞痛2日。每于劳累后出现胸闷胸痛、喜叹息,含服硝酸甘油可以缓解。心电图检查示心肌缺血,运动试验阳性。胸片示主动脉弓增宽。刻诊:胸闷满时叹息,动则气急,心前区绞痛,面色苍白,肢冷。脉细涩,舌质淡红,少苔边有齿痕。此为心阳不振,寒瘀凝聚,以致气滞血瘀,不通则痛。治拟理气活血,开胸和络。

处方:桂枝9克,附子10克,麦冬12克,人参6克,桃仁12克,当归9克,丹参15克,降香9克,砂仁6克,川芎9克,红花5克,厚朴9克,炒枳壳9克,黄芪12克,薤白12克,甘草6克。7剂,水煎内服,每日1剂。

服药7日后胸闷减轻,疼痛缓解。

按:汉代张仲景针对胸痹心痛及脉结代者主张宣痹通阳,临床上应用有效者当推桂枝与附子,根据病情,一般附子用10克,即可收到效果,其适应证是舌质淡红或胖。另外,还需适当伍用养阴药,以防耗伤阴分。

⑪ 气血不和

于某,女,51岁。

初诊:胸闷气短,心前区疼痛牵连背部,向左腋下及臂部放射,手臂不能上举,伸举即疼痛加甚,每日发作频繁,不能活动,走路即有心慌心跳,容易出汗,夜间难以平卧,常有头晕头痛,睡眠不佳。舌紫暗,微有薄黄腻苔,脉沉细涩。此乃气血不和,心气不足,痰瘀阻滞。治宜调营卫,通心气,化痰瘀。

处方:生晒参10克,茯神9克,酸枣仁9克,远志10克,九节菖蒲6克,法半夏6克,橘红12克,炒枳实10克,竹茹10克,川芎6克,丹参15克,檀香10克,炒柏子仁10克,大枣3枚。7剂,水煎内服,每日1剂。

二诊:服药后头晕减,饮食稍好转,有少量黄而灰的痰咯出,仍耳鸣,睡眠不好,左关微弦细数,余脉同前,原方加桑寄生9克、石决明15克,7剂。

三诊:上药共服20多剂,诸症悉减,心前区疼痛亦已大减,发作次数也减少至每日1～2次,胸膺尚发闷,手臂伸举无牵制,睡眠略有好转,已能平卧,睡后亦觉舒适,饮食、二便皆正常。脉沉细涩,舌质色暗紫,中心微有黄腻苔。原方加木瓜10克、砂仁5克以调理脾胃,续服7剂。

四诊:一般情况已很好,心区仅偶然闷痛,但发作疼痛时间已很短,睡眠已好,手臂尚微痛,腰及腿部也微酸痛。脉沉细,舌正常,苔中心白腻。宜原方去竹茹、石决明,加萆薢12克、怀牛膝10克、狗脊10克,续服7剂。

此后病情遂趋稳定而停服中药。

按:根据本例患者症状,结合脉涩唇紫,断为心气不足,痰湿阻滞,以心主营,营不调则卫亦滞,故重在通心气以调荣卫,用十味温胆汤加减,通其心气,兼化痰湿,加川芎、丹参和营,营气和则卫亦利,仅四诊而病情即能稳定,心绞痛亦能控制。从这里可以看出,运用中医学治疗现代医学确诊的疾病,不要拘泥某证即现代医学的某种病,必须充分根据辨证论治的方法,区别对待。

⑫ 心血亏虚

姚某,女,45 岁。

初诊:胸闷胸痛 1 周。不寐,心悸不安,时噫,纳食不香。苔薄,脉濡。此为心血亏虚,肝胃不和。治宜和胃安中。

处方:制半夏 6 克,北秫米 12 克(包煎),炙远志 6 克,云茯苓 9 克,广陈皮 10 克,春砂壳 6 克,紫苏梗 6 克,佛手柑 10 克,炒谷芽 9 克,熟地黄 12 克,生地黄 20 克,丹参 12 克,炒麦芽 9 克,檀香 6 克,茯神 15 克,当归 10 克,白芍 10 克,川芎 6 克,酸枣仁 10 克,甘草 6 克。7 剂,水煎内服,每日 1 剂。

二诊:不寐、胸闷胸痛、心悸较见轻减。仍从原法出入,续进以治。

处方:制半夏 6 克,北秫米 6 克(包煎),炙远志 3 克,云茯苓 9 克,白杏仁 9 克,白蔻仁 6 克,佛手柑 12 克,煅瓦楞子 12 克,生薏苡仁 12 克,广陈皮 9 克,紫苏梗 10 克,炒谷芽 9 克,炒麦芽 9 克,生地 20 克。7 剂,水煎内服,每日 1 剂。

三诊:不寐、心悸、胸闷时噫均已见安。仍从原方加减治之。

处方:制半夏 6 克,北秫米 9 克(包煎),炙远志 10 克,炒酸枣仁 9 克,云茯苓 9 克,白杏仁 9 克,白蔻壳 20 克,生薏苡仁 12 克,瓜蒌皮 9 克,枳壳 10 克,竹茹 10 克,佛手花 6 克,煅瓦楞子 12 克,淮小麦 12 克。7 剂,水煎内服,每日 1 剂。

药后,诸症俱减,睡眠已安。

⑬ 劳伤心脾

梁某,女,71 岁。

初诊:胸部阵发性刺痛 2 日,伴心慌。烦躁多梦,便秘 5 日未通,口臭,口渴,心悸不宁。脉弦滑,舌边红带紫,苔白腻。证属劳伤心脾,湿滞热瘀交阻。先拟清热化湿,活血通腑去滞。

处方:黄连 5 克,制半夏 10 克,全瓜蒌 12 克,川厚朴 9 克,枳实 15 克,生大黄 6 克(后下),当归 24 克,川芎 9 克,红花 6 克,丹参 15 克,五灵脂 9 克,蒲黄 9 克,桃仁 9 克,赤芍 9 克,白芍 9 克。7 剂,水煎内服,每日 1 剂。

二诊:服药后动则胸痛缓解,大便已解 2 次,但舌苔腻未化,口不干,脉虚弦,痰湿瘀虽减未化,心脏气血流行不畅,拟前方出入。

处方:制大黄9克,石菖蒲9克,降香9克,制半夏10克,全瓜蒌12克,川厚朴9克,枳实15克,当归24克,川芎9克,红花6克,丹参15克,五灵脂9克,蒲黄9克,桃仁9克,赤芍9克,白芍9克,甘草6克。7剂,水煎内服,每日1剂。

三诊:胸闷痛未发,夜间惊惕,烦懊不宁,舌苔厚腻已化,大便3日未行,热瘀尚未尽化,心阴已见耗伤,拟养心清热,活血化瘀。

处方:北沙参15克,麦冬15克,山栀9克,虎杖15克,丹参15克,当归15克,降香5克,制大黄9克,石菖蒲9克,制半夏10克,全瓜蒌12克,川厚朴9克,枳实15克,川芎9克,红花6克,五灵脂9克,蒲黄9克,桃仁9克,赤芍9克,甘草6克。14剂,水煎内服,每日1剂。

经1月余中药治疗后,胸痛、便秘、夜寐不安等症状消失而愈。

按:本例胸痹属阳结痰热,故始用小陷胸合小承气汤加减治疗,先去其邪,再议其补,三诊见心阴耗伤,方用养心清热之法,是先攻后补的典型范例。

⑭ 心气不足

余某,男,51岁。

初诊:心痛频繁发作,伴有胸闷气短,心痛彻背,并向左腋下和臂部放射,每日发作频繁,动则心悸汗出,头晕头痛,夜寐短少,纳食不佳,大便干结,间日一行。苔薄黄腻,舌淡红,脉弦滑。证属心气不足,痰热内蕴,肝阳上扰。治拟补益心气,清化痰热,平肝潜阳,十味温胆汤合大陷胸汤加减。

处方:党参10克,茯苓12克,制半夏12克,枳实10克,薤白6克,全瓜蒌12克,川黄连3克,炒酸枣仁10克,远志3克,石菖蒲9克,生龙骨30克(先煎),珍珠母30克(先煎),牡蛎30克(先煎),五味子3克,川贝母6克。7剂,水煎内服,每日1剂。

二诊:药后心痛次数减少至每日1～2次,继续原方加减30剂,诸症悉减。

按:本例胸痹辨证非阴寒凝滞,亦非痰浊盘踞,故用瓜蒌薤白半夏汤等治疗少效。而是心气不足,痰浊日久化热,痰热内蕴,方用小陷胸汤清热化痰,宽胸散结;十味温胆汤益气宁心化痰,因胃纳不佳,故去熟地等滋腻之品,石菖蒲既能化痰湿,又能健胃宁神;生龙骨、珍珠母既平肝潜阳,又安心神。

⑮ 心慌不宁

康某,女,49岁。

初诊:患者因过度劳累,近日出现左侧胸部绞痛阵作,入暮胸闷气短,心悸不安,胸闷如压,心慌不宁,气短,劳则尤甚,头晕,寐短,乱梦纷纭。苔薄,舌淡胖,脉沉迟。此乃肾阳虚衰,心阳不振,神不守舍。治宜温肾益气,强心安神。

处方:熟附子 12 克,炒党参 15 克,淫羊藿 15 克,紫丹参 12 克,炙黄芪 12 克,炒当归 10 克,炒酸枣仁 12 克,淮小麦 30 克,炙甘草 6 克,远志 3 克,茯苓 10 克,茯神 10 克,川芎 6 克,薤白 6 克,五味子 6 克,龙骨 30 克,牡蛎 30 克,巴戟天 10 克。14 剂,水煎内服,每日 1 剂。

服药 1 个月,胸闷气短、心悸头晕均除,夜寐亦安,心律恢复正常。

按:肾阳为诸阳之本,肾阳衰则心阳亦为之不振,故见胸闷且痛、气短心悸诸症,附子既温补肾阳,又温补心阳;淫羊藿、巴戟天温肾助阳,且温而不燥;因心脏的阴阳协调需要心气与心血的旺盛和充盈,故用黄芪补气,当归、丹参养血,气血流畅,通则不痛;丹参、酸枣仁、淮小麦、远志养心安神。阴阳调和,则脉气自通,心律恢复正常。

⑯ 心阴亏虚

徐某,女,24 岁。

初诊:患者缘畏寒高热(39.8℃),头痛,遍体酸楚,鼻塞流涕,经用解表药治疗后,诸症悉除,唯感胸闷气短、心慌。心脏听诊第一心音低钝,心律不齐,发热之后,胸闷气短,心悸不安,倦怠乏力。舌质红,苔薄黄根微腻,脉细数有间歇。表证虽解,而热毒未清,伤阴耗气,心阴亏虚,心气不足,心神失宁。治宜清热解毒,滋养心阴,补益心气而宁心神,生脉散合甘脉大枣汤加味。

处方:太子参 15 克,麦冬 18 克,五味子 3 克,炙甘草 6 克,板蓝根 30 克,大青叶 15 克,佛手片 10 克,栀子 10 克,苦参 10 克,丹参 12 克,淮小麦 30 克,大枣 5 枚,白术 10 克,酸枣仁 10 克,当归 10 克,黄芪 10 克,连翘 10 克,金银花 10 克,玄参 10 克。7 剂,水煎内服,每日 1 剂。

二诊:服方舒适,胸闷气短,心悸不安,倦怠乏力症状好转。舌质淡红,苔薄黄,脉细数。心气阴亏虚,余毒未清,前方加减续服之。

处方:太子参 15 克,麦冬 18 克,五味子 3 克,炙甘草 6 克,半枝莲 10 克,大青叶 15 克,佛手片 10 克,栀子 10 克,南沙参 15 克,丹参 12 克,淮小麦 30 克,大枣 5 枚,白术 10 克,酸枣仁 10 克,当归 10 克,黄芪 10 克,连翘 10 克,金银花 10 克,玄参 10 克,生龙齿 20 克。14 剂,水煎内服,每日 1 剂。

后续连服此方 1 月余,胸闷气短已平,心悸亦除,精神振作,心电图复查无异常而停药。

按:本例胸痹由于热毒稽留,伤阴耗气,致使心气心阴俱虚,心神不宁,方用生脉散益气养阴,甘麦大枣汤滋燥缓急养心宁神;板蓝根、大青叶、连翘、金银花用以清热解毒;苦参清热燥湿,乃扶正祛邪兼顾的治法。

⑰ 心肾阴亏

庄某,女,37岁。

初诊:胸闷疼痛经常发作2个月。烦躁不宁,头痛偏右,眩晕不清,筋脉拘挛,夜寐不安,大便艰。脉虚弦,苔薄腻。此乃心肾阴亏,肝阳偏亢,心脉瘀阻而致。甘麦大枣合百合地黄汤加味。

处方:野百合15克,生地黄12克,淮小麦30克,炙甘草6克,炒酸枣仁9克,合欢花6克,珍珠母15克(先煎),龙骨30克,牡蛎30克,柏子仁10克,夜交藤30克,远志10克,五味子6克,制半夏8克,夏枯草10克,丹参30克,红景天12克,红枣4枚。7剂,水煎内服,每日1剂。

二诊:前诊用百合地黄、甘麦大枣合法,尚合度,烦躁不寐,偏头痛、眩已瘥,筋脉拘挛依然如故。仍守原法加重。

处方:野百合30克,生地黄12克,淮小麦30克,炙甘草6克,炒酸枣仁9克,珍珠母15克(先煎),红枣4枚,龙骨30克,牡蛎30克,柏子仁10克,夜交藤30克,远志10克,五味子6克,制半夏8克,夏枯草10克。7剂,水煎内服,每日1剂。

服药后,诸症减退而愈。

⑱ 心肾阴虚

吕某,男,68岁。

初诊:胸部闷痛伴头晕心悸反复发作3年余,发作时多服用冠心苏合丸,疼痛得以缓解。心电图示 S-T 段改变,部分 T 波低平。患者胸闷且痛,心悸盗汗,虚烦不得寐,口干咽燥,头晕耳鸣,腰酸膝软。舌光剥干裂少津,舌红,脉细数。此乃心肾阴虚,心神失养。治宜滋阴益肾,养心安神,仿景岳左归饮合生脉散加减。

处方:生地黄15克,熟地黄15克,北沙参10克,山萸肉10克,枸杞子12克,麦冬30克,山药12克,云茯苓12克,炙甘草5克,赤芍10克,白芍10克,五味子3克,酸枣仁10克,丹皮10克,丹参10克,红景天10克,玄参15克,龙骨30克,牡蛎30克。7剂,水煎内服,每日1剂。

二诊:服药7剂后胸痛心悸未作,夜能入寐,舌体较前湿润,唯劳累和情绪不佳时仍有胸闷。原方再服7剂,以资巩固。嘱停药后,用左归丸合生脉饮作善后。

按:本例胸痹由于久服芳香温通之剂,辛散太过,耗气伤阴,心阴亏虚,心神失养,然心本乎肾,肾为五脏阴阳之根本,心肾关系至为密切,故采用心肾同治之法而愈。

四、脾胃疾病

中医脾胃病概括了人体的消化系统包括脾、胃、肝、胆、肠等器官的疾病,脾胃的作用在于消化吸收饮食水液并将其转化为人体需要的精微物质,以供人体生命活动的需要。脾为后天之本,气血津液生化之源,其特性是喜燥恶湿,脾病运化不健,则湿蕴不化,故脾病多与湿有关。脾主运化,主要包括运化饮食和水液,使其转化为气血津液,以供营养全身。若脾失健运,运化水谷功能失常,则易出现食欲不振、腹胀便溏、形体消瘦、倦怠无力等症。脾运化失司,易导致水液内停,形成湿、痰、饮等病理产物。脾主升清,指脾能将水谷精微营养物质吸收后上输心肺,润养脏腑经脉、四肢百骸。若脾虚不能升清,水谷精微失于输化,则气血之源,易产生头昏、神疲、乏力、腹胀、便溏甚至内脏脱垂、脱肛等症。脾统血,《难经》云"脾裹血,五温脏",就是说脾主统血的功能。若脾气虚弱,统摄失常,可导致出血,如便血、尿血、崩漏、紫癜等。脾合肌肉,主四肢。脾为气血生化之源,若脾的运化功能障碍,气血化源不足,则肌肉瘦削,软弱无力,肢体倦怠,甚则发生痿软不用等症。脾开窍于口,其华在唇。《灵枢》云"脾气通于口,脾和则口能知五味矣",若脾的功能失常,则可从口舌反映出来。如脾气虚弱,则口淡无味,唇淡无华;若脾经湿热交蒸,则口舌生疮。从五行言,肝属木,主疏泄,脾属土,肝木有疏土以助脾胃运化的功能。若肝胆疏泄功能失常,则易影响脾胃运化而出现腹胀纳呆、胁胀口苦、嘈杂吞酸等症,治疗以疏肝胆为主,佐以和脾胃。

(一) 泄泻案

1 脾虚湿热

刘某,女,45 岁。

初诊:腹泻 2 月余,每日 4～5 次,大便稀溏,色黄腻,面色少华,形体消瘦,乏力,腹时隐痛,小便黄。舌淡胖,苔薄黄腻,脉濡弱。此为脾虚湿热,湿热下注则泄泻而下。当健脾理气,清化湿热。

处方:黄芪 20 克,陈皮 6 克,茯苓 12 克,黄连 5 克,乌药 12 克,牡蛎煅 20 克,莲子肉 12 克,制半夏 10 克,马齿苋 15 克,薏苡仁 30 克,建神曲 12 克,白头翁 10 克,炒白芍 10 克,炒白术 12 克,豆蔻 10 克,石榴皮 10 克,山药 40 克,甘草 6 克,大枣 10 克。7 剂,水煎内服,每日 1 剂。

二诊:药后症减,食欲不振,舌红苔黄根腻。邪去正虚,脾虚失运,此方加减续服。

处方:黄芪 20 克,陈皮 6 克,茯苓 12 克,炒乌药 12 克,牡蛎 20 克,瓦楞子 12 克,制半夏 10 克,马齿苋 15 克,薏苡仁 30 克,建神曲 12 克,白头翁 10 克,炒白芍 10 克,豆蔻 10 克,山药 40 克,白术 12 克,焙鸡内金 20 克,炒谷麦芽各 10 克。7 剂,水煎内服,每日 1 剂。

服药后腹泻诸症俱减,食欲增加而痊愈。

❷ 脾肾阳虚

孙某,男,50 岁。

初诊:反复泄泻 5 年多。肠镜检查提示为慢性结肠炎,大便溏稀,间或夹有黏液,次数或多或少。近 4 日来,大便泄泻,每日 4～5 次,无腹痛,小便清长。诊脉沉细,苔满布黑腻而滑,口不渴。系脾肾阳虚,寒湿之邪偏重,为叶天士所谓"脏阴之寒"。治拟温肾健脾,化湿治泻,用桂附理中汤加味主治。

处方:制附片 9 克,肉桂 3 克,党参 9 克,焦白术 9 克,炙甘草 5 克,干姜 6 克,补骨脂 9 克,炒菟丝子 12 克,山药 30 克,肉豆蔻 10 克,乌梅 6 克,泽泻 10 克,茯苓 12 克,白芍 12 克,大枣 10 克,薏苡仁 30 克。7 剂,水煎内服,每日 1 剂。

二诊:服温补脾肾之剂,泄泻已止,黑腻之苔亦化。脉象沉缓。大便仍不正常,或不成形,间或有黏液,日行 2～3 次。脏阴之寒已得解,腑阳之热仍痼结,拟兼顾图之。

处方:煨木香 6 克,黄连 3 克,制附片 9 克,肉桂 1.5 克,党参 9 克,焦白术 9 克,炙甘草 3 克,干姜 3 克,补骨脂 9 克,炒菟丝子 12 克,山药 30 克,肉豆蔻 10 克,乌梅 6 克,升麻 3 克,荆芥 3 克,防风 3 克,制苍术、白术各 9 克,秦皮 9 克,白芷 3 克,茵陈 9 克,炮姜 3 克,蒲公英 9 克,马齿苋 9 克。7 剂,水煎内服,每日 1 剂。

后续上方连服 20 余剂,大便正常,诸症皆除而愈。

❸ 脾胃虚弱

邹某,女,40 岁。

初诊:肠鸣泄泻 3 月余。乏力肢软,大便溏薄,每日 3～5 次,间有黏液,腹痛即泻,泻后痛止。经肠镜检查诊断为慢性结肠炎,久服补脾肾及涩肠之剂无效而来求医。询其食欲欠佳,夜寐欠安,形寒怕冷。诊脉缓沉,舌质淡,苔白滑微腻。此乃脾胃虚弱,水湿不运,泄泻因水饮而生,水走肠间而致。按"清气在下,则生飧泄"论治,用"陷者举之"之法。

处方:党参 9 克,白术 12 克,柴胡 9 克,枳壳 6 克,茯苓 20 克,甘草 3 克,白芍 12 克,薏苡仁 30 克,马齿苋 9 克,山药 40 克,乌梅 6 克,赤茯苓 9 克,桂枝 8 克,车前子 9 克(包),黄芪 12 克,防风 10 克,建曲 12 克,大枣 10 克。7 剂,水煎内服,每日 1 剂。

二诊:服上方后,大有好转,大便每日 1～2 次,肠鸣腹痛症减。脉沉细,舌质淡,舌苔白根微腻。效不更方,原方续服 7 剂。

三诊:服药后诸症俱减,大便已成形,每日 1 次,食欲增加。脉细软,舌质淡,舌苔微白。水饮已除,脾胃渐好,按前方减车前子、赤茯苓,加炒鸡内金 12 克,续服 14 剂。

再服 14 剂中药后诸症俱减而痊愈,迄未复发。

④ 湿热内蕴

吴某,男,65 岁。

初诊:便溏如黏冻反复 1 年余,加重 1 个月。有慢性腹泻史 1 年余,大便溏薄,时夹黏冻,外院诊为"慢性结肠炎",曾服黄连素等,症情好转不明显。近一个半月,大便溏薄夹黏冻,大便日行 3～4 次,时有腹胀腹隐痛,胃纳一般。舌淡红,苔薄黄腻,脉数。证属病久湿热内蕴,气机失畅。治宜清热利湿,健脾理气止泻。

处方:黄芩 15 克,生黄芪 24 克,黄精 15 克,白术 12 克,延胡索 12 克,炮姜炭 9 克,神曲 12 克,车前草 15 克,马齿苋 15 克,乌梅 5 克,薏苡仁 20 克,山药 20 克,诃子肉 9 克,大枣 15 克,白头翁 12 克,甘草 6 克。14 剂,水煎内服,每日 1 剂。

二诊:药后大便次数减少,日行 2 次,质仍溏薄,无明显腹胀腹痛。苔薄腻,质稍红,脉细弦。上法有效,原法继进。原方加白芍 15 克、荆芥炭 12 克,14 剂,水煎内服,每日 1 剂。

三诊:前投清热利湿涩肠止泻之剂,大便次数明显减少,稍有溏滞感,舌红,苔薄,脉细,复查大便已基本正常。再拟前方加味。前方加蒲公英 15 克、蛇舌草 15 克,14 剂,水煎内服,每日 1 剂。

按:泄泻一证临床多见。本例辨证属湿热泄泻,但症状并不典型,拟清热利湿止泻之品加生黄芪治疗,临床颇为效验。生黄芪能调节免疫,改善微循环,可促进机体局部炎症的恢复。此外,生黄芪具有升肌托毒作用,故在慢性结肠炎的诊治上,多以黄芩、马齿苋、白头翁等与生黄芪同用而收效。

⑤ 湿热内蕴

周某,女,44 岁。

初诊:经常腹痛腹泻大便夹血 1 年余,大便每日 3～4 次,外裹黏液夹血。3 个月前做乙状结肠镜检查,见肠壁充血水肿,诊断为慢性结肠炎。长期来神疲乏力,多梦,纳呆。舌质偏紫,苔微白腻,脉细。证属湿热内蕴,脾不健运,肠络气滞受损,则腹痛带血,下注为便泻。病已 1 年余,兼有肝气乘脾之象。治拟调气健脾,清肠化湿和络,方用健脾益气汤合痛泻要方加减。

处方:黄芪 20 克,白术 9 克,茯苓 12 克,炒防风 5 克,白芍 9 克,陈皮 9 克,炒建曲 9 克,秦皮 9 克,马齿苋 15 克,炒荆芥 10 克,炒黄连 6 克,炒黄芩 6 克,党参 9 克,薏苡仁 30 克,白头翁 12 克,山药 30 克,炒乌梅 6 克,地锦草 12 克,甘草 6 克,大枣 10 克。7 剂,水煎内服,每日 1 剂。

二诊:左下腹疼痛,大便每日 2 次,质软,黏液减少,夜寐不安。舌质紫,苔厚腻,脉细软。前方加合欢米 12 克、牡蛎 20 克,7 剂。

三诊:左下腹仍觉隐痛,大便日 2 次,夹黏液,质软成形。原方 7 剂。

四诊:腹部仍隐隐作痛,大便每日 2～3 次,质溏薄。原方去茯苓,加炮姜 12 克,7 剂,水煎内服,每日 1 剂。

连服上药后,诸症渐减而愈。

⑥ 湿热留恋

贾某,女,47 岁。

初诊:泄泻 2 年余,日约 2 次,或多至 7～8 次不等。肠鸣辘辘,时有腹痛,形寒饮冷为甚。胃纳不香,口中苦,面色无华,神疲乏力。舌淡红,苔薄腻,脉软无力。其病始于呕吐下利,良由湿热留恋,脾运失司,病久入肾,遂致脾肾阳气渐衰。拟予益气温肾,清热化湿。

处方:生黄芪 15 克,党参 15 克,附子 9 克,茯苓 12 克,黄连 3 克,砂仁 3 克,苏梗 9 克,乌梅 9 克,诃子 9 克,地锦草 10 克,黄芩 10 克,炒白术 10 克,山药 20 克,藿香 6 克,薏苡仁 20 克,车前子 10 克,荆芥 6 克,升麻 6 克,炒鸡内金 12 克,马齿苋 15 克。

7 剂后,腹痛已瘥,大便日行 2 次,精神稍振。再守原方调理月余而愈。

⑦ 湿蕴化热

朱某,女,35 岁。

初诊:泄泻次数颇多 2 周,腹满胀气,按之即疼,形色较萎,身热不扬,口干欲饮。舌红苔薄,脉滑数。证属脾虚湿蕴化热,热伤津,脾运不健,腑气不畅。

治以清养运脾。

处方:党参 10 克,煨葛根 6 克,芍药 9 克,扁豆 6 克,枳壳 5 克,青皮 6 克,炒白术 10 克,生甘草 6 克,木香 6 克,山药 30 克,马齿苋 10 克,乌梅 6 克,荆芥 5 克,升麻 5 克,黄连 6 克,炒麦芽 10 克,炒谷芽 10 克。7 剂,水煎内服,每日 1 剂。

二诊:药后腹胀腹泻症状消失,纳差口干,乏力肢软。舌红苔黄,脉滑数。拟前方出入,续服 7 剂。

处方:党参 10 克,煨葛根 6 克,芍药 9 克,扁豆 6 克,枳壳 5 克,陈皮 10 克,炒白术 10 克,生甘草 6 克,山药 40 克,马齿苋 10 克,乌梅 6 克,荆芥 5 克,升麻 5 克,黄连 6 克,炒麦芽、谷芽各 6 克,薏苡仁 30 克。7 剂,水煎内服,每日 1 剂。

服药后大便成形正常,诸症消失而愈。

❽ 湿热下注

张某,女,55 岁。

初诊:泄泻下利 1 周,呈黏液涕状便,有里急后重感,下午自觉发热,有时体温稍高,大便每日 6 次左右,不爽而稍夹脓血及黏液,乏力,神疲,自觉肛门下坠感,不思饮食,只能食稀粥,腹胀,五心烦热,小便发黄。脉细数,舌质暗红,苔白根腻少津。此乃湿热下注,腑气不畅,脾失健运。治宜清利湿热,健脾理气。

处方:生黄芪 10 克,党参 10 克,黄芩 6 克,槟榔 5 克,生白术 10 克,当归 10 克,陈皮 6 克,山药 30 克,甘草 6 克,粉葛根 10 克,干姜 6 克,大枣 10 克,荆芥 10 克,防风 10 克,黄连 6 克,马齿苋 15 克,白芍 10 克,炒枳壳 10 克,白头翁 12 克,厚朴 10 克。7 剂,水煎内服,每日 1 剂。

二诊:服药后大便成形,无脓血黏液,无里急后重,脉滑微数,舌淡红,苔微黄,继续补中益气,清化湿热。原方减葛根,加制半夏 10 克、茯苓 12 克,7 剂,水煎内服,每日 1 剂。

服药后诸症消失而愈。

按:本例中虚邪陷,故不用攻邪,而补益中气,盖因正胜邪始却,中气得升,陷邪始能举而出之;否则徒治其痢,亦为无益。

❾ 肝脾不和

陆某,女,40 岁。

初诊:慢性结肠炎病程近 2 年。腹痛且胀,时有呕恶,低热,大便溏泄,每日 2～4 次,胁下疼痛,脘腹嘈杂,神疲乏力。舌质淡红,舌苔白腻,脉弦细。此乃肝脾不和,湿热壅滞。当调肝脾,清湿热。

处方:柴胡 9 克,生牡蛎 30 克(先煎),煨葛根 12 克,防风 6 克,肉豆蔻 10 克,苍术 9 克,厚朴 6 克,郁金 6 克,石菖蒲 6 克,白芍 6 克,甘草 4.5 克,黄连 5 克,知母 6 克,藿梗 9 克,白术 10 克,山药 30 克,木瓜 6 克,乌梅 6 克,蚕沙 6 克。

上方服用 20 余剂,大便溏泄已止,胁痛亦减,夜寐多梦,低热消失,大便每日 1 次,仍未成形。舌质淡红,舌根白腻,脉弦细。再以上方去黄连、知母、藿梗,加石榴皮 12 克、诃子 10 克、夜交藤 15 克、合欢皮 24 克、炒鸡内金 15 克,续服 14 剂以进一步治疗。药后大便成形,每日 1 行,诸症俱减而愈。

⑩ 脾胃失调

李某,男,55 岁。

初诊:腹痛泄泻 3 月余。西医诊断为慢性痢疾。素有胃病,脘腹疼痛,大便稀溏有黏液。最近又感胃脘胀痛,食纳差,大便每日 3～5 次,无里急后重,但常感肛门不舒,大便化验有红白细胞,小便黄热。脉右沉滑,左弦滑,舌质红,厚秽苔。属脾胃失调,湿热下注。治宜清利湿热,调理脾胃。

处方:生黄芪 10 克,党参 10 克,黄芩 6 克,槟榔 5 克,生白术 10 克,当归 10 克,陈皮 6 克,山药 30 克,甘草 6 克,粉葛 10 克,干姜 6 克,荆芥 10 克,防风 10 克,黄连 6 克,马齿苋 15 克,白芍 10 克,炒枳壳 10 克,白头翁 12 克,黄柏 10 克,大枣 10 克。7 剂。水煎内服,每日 1 剂。

二诊:药后大便已成形,每日 1 次,黏液已很少,食纳尚可,胃及腹痛大减,脉沉滑微数,舌质红,苔微黄腻,宜继清湿热,小便已不黄,脉调胃气。原方加扁豆 12 克、藿香梗 9 克、炒鸡内金 12 克,减黄芩、黄连,续服 7 剂。

三诊:药后大便黏液已减,偶有腹痛及肛门不舒感,大便每日 1 次成形,小便略黄,纳转佳,脉和缓有力,舌正,苔薄微黄腻,继清湿热,调和脾胃。

处方:生黄芪 20 克,党参 10 克,槟榔 6 克,生白术 10 克,六神曲 10 克,当归 10 克,陈皮 6 克,山药 30 克,甘草 6 克,葛根 15 克,干姜 6 克,大枣 10 克,荆芥 10 克,防风 10 克,马齿苋 15 克,白芍 10 克,炒枳壳 10 克,白头翁 12 克,炒谷、麦芽各 10 克。7 剂,水煎内服,每日 1 剂。

四诊:药后大便已正常,胃脘及腹部已不痛,食纳佳,小便正常,六脉缓和,舌质正常,苔已化净。原方加茯苓 12 克,续服 5 剂而愈。

按:本例西医诊断为慢性痢疾,中医辨证则属脾胃失调,湿热下注所致,用苦辛法调脾胃、清湿热,逐渐好转,以后继用三黄清热燥湿;马齿苋、白头翁清热解毒,槟榔、陈皮等除秽消瘀,肃清气血之病邪;黄芪、党参、山药等健脾扶正;荆芥、防风、枳壳攻积利窍,直达病所,使邪有出路而无稽留之所,病邪彻底肃清后而痢疾告愈。由此可见,在病邪未清时切忌固涩,以免邪留成瘀,久延不愈。扶正祛邪,也说明了"邪去则正安"的道理。

⑪ 正虚邪恋

李某,女,36 岁。

初诊:患有慢性阿米巴痢疾史 10 年多,经多方治疗终未除根。近 2 年日渐消瘦,困倦乏力,盗汗,食欲不振,左腹疼痛,泻后痛止,每日 10 多次,完谷不化,夹带白色黏液。舌淡,苔白腻,脉沉细。病症日久正虚邪恋,脾虚久痢脾阳受伤损,健脾化浊治痢,扶正祛邪兼顾,不可执一方可取胜。

处方:煨葛根 9 克,煨防风 9 克,黄芪 20 克,煨肉果 9 克,陈皮 9 克,川黄连 6 克,白芍 12 克,甘草 9 克,薏苡仁 30 克,大腹皮 9 克,制附子 6 克,白术 12 克,生牡蛎 30 克(先煎),党参 9 克,黄芪 9 克,荆芥 9 克,枳壳 10 克,山药 30 克,大枣 10 克。7 剂,水煎内服,每日 1 剂。

二诊:药后腹痛症减,泄泻减少,完谷不化症状好转,大便每日 4～5 次,夹带少量白色黏液。舌淡,苔根白腻。脾虚阳损好转,继续健脾化浊治痢以固其效。

处方:煨葛根 9 克,煨防风 9 克,煨肉豆蔻 9 克,川黄连 5 克,白芍 12 克,甘草 9 克,薏苡仁 30 克,大腹皮 9 克,制附子 6 克,生牡蛎 30 克(先煎),党参 9 克,黄芪 9 克,荆芥 9 克,白术 12 克,茯苓 20 克,马齿苋 15 克,败酱草 12 克。7 剂,水煎内服,每日 1 剂。

三诊:服药平和,药后大便偏稀,每日 2～3 次,无黏液,食欲大开。舌淡苔根微腻,脉细软。邪去正复,前方出入续服 7 剂。

处方:煨葛根 9 克,煨防风 9 克,煨肉豆蔻 9 克,川黄连 5 克,白芍 12 克,甘草 9 克,薏苡仁 30 克,大腹皮 9 克,生牡蛎 30 克(先煎),党参 9 克,黄芪 9 克,升麻 9 克,白术 12 克,茯苓 20 克,马齿苋 15 克,败酱草 12 克,焙鸡内金 15 克,建曲 12 克。7 剂,水煎内服,每日 1 剂。

药后诸症俱减,体重增加而痊愈,获得良好疗效。

⑫ 正虚邪恋

李某,女,48 岁。

初诊:患者 1 年前因食鱼虾过敏引起急性腹痛腹泻,腹泻反复发作,大便溏薄,不成条形,量少,带少量黏液,每日 5～6 次,伴畏寒,胃脘及小腹部疼痛,偶有里急后重。刻下每日腹泻依然,肢倦乏力,气短懒言,纳呆,腰酸,食后腹胀,有灼热感,口渴,饮水不多,形体消瘦,面色无华,剑突下及小腹部轻压痛,肠鸣音略亢进。舌苔少,质偏红,脉细数无力。患者素体脾气虚弱,又因饮食不当导致急性腹泻。失治误治、正虚邪恋乃转慢性泄泻,脾阳渐耗,脾阴渐损。屡经抗生素及温阳散寒、清热解毒之品,邪实未去,正气则再度耗伤,故见泄泻之症依然而神疲倦怠,纳呆气短,食后腹胀,形体消瘦,面色不华诸症迭现。舌红苔少、脉细数无力,均为脾虚阴耗之象。拟滋阴益脾,兼温脾阳。

处方:制黄精 10 克,太子参 12 克,山药 20 克,杭白芍 10 克,粉葛根 10 克,南芡实 10 克,谷芽 12 克,麦芽 12 克,生黄芪 12 克,北沙参 10 克,补骨脂 10 克,乌梅 6 克,炙甘草 5 克。7 剂,水煎内服,每日 1 剂。

二诊:药后胃纳明显增加,大便已有成形,每日 2～3 次。舌苔脉如前。药已应手,守法再进 7 剂。

三诊:药后前症皆失,大便每日 1 次,已成形,自感乏力肢软,口干舌燥。舌质偏红,舌苔少,脉细数。泻后阴伤,加健脾养阴之品南沙参 12 克、玉竹 12 克,续服 7 剂。药后诸症俱减而愈。

⑬ 脾肾两亏

李某,女,27 岁。

初诊:腹泻便溏 2 年,少腹疼痛,食少神倦,腰酸乏力,多矢气,小溲色黄。每日鸡鸣即泻,大便有时稀薄,有时洞泄如水,每月经净仅 5～6 日,余时均淋沥不尽。舌淡,苔白根腻,脉沉细。此乃脾肾两亏,冲任失调。当温补脾肾,固涩止泻。

处方:葛根 12 克,煨防风 9 克,陈皮 9 克,肉豆蔻 9 克,白芍 12 克,补骨脂 10 克,砂仁 9 克,制半夏 9 克,炒苍术 9 克,厚朴 6 克,制乌梅 10 克,山药 40 克,黄芪 40 克,石榴皮 12 克,升麻碳 10 克,白术 12 克,茯苓 20 克,炒鸡内金 12 克,大枣 12 克,甘草 6 克。14 剂,水煎内服,每日 1 剂。

二诊:服 14 剂后鸡鸣泻止,大便溏稀,食纳开,月事淋沥亦愈,乏力肢软,舌淡,苔白脉沉细。邪去正损,脾虚失健,宜健脾助运。

处方:葛根 12 克,煨防风 9 克,补骨脂 9 克,肉豆蔻 9 克,龙骨 12 克,生牡蛎 30 克,砂仁 9 克,制半夏 9 克,苍术 9 克,厚朴 6 克,乌梅 6 克,木瓜 6 克,山药 30 克,黄芪 30 克,陈皮 10 克,党参 10 克,炒鸡内金 12 克。14 剂,水煎内服,每日 1 剂。

药后证减,嘱服参苓白术散 2 个月,2 年痼疾竟告痊愈。

⑭ 脾肾两亏

黄某,男,45 岁。

初诊: 大便溏泄,甚则如水样,每日 10 余次,历经多种中西药物治疗已 1 月余,均未见效。苔白腻,舌质暗,舌体胖,脉细。此乃脾肾两亏,脾虚则运化失司,肾虚则关门不固,水反为湿,谷反为滞,混杂而下,并走大肠。治拟健脾温肾,固涩止泻。

处方: 党参 15 克,防风 10 克,白芷 6 克,苍术 15 克,白术 15 克,炮姜 10 克,山药 30 克,扁豆衣 15 克,桔梗 6 克,肉果 10 克,煨诃子 10 克,赤石脂 30 克,吴茱萸 6 克,补骨脂 15 克,焦山楂 15 克,焦六曲 15 克,乌梅 6 克。7 剂,水煎内服,每日 1 剂。

二诊: 药后证减,大便成形,每日 1～2 次,苔薄腻,脉弦细。脾肾已固,湿邪恋连,需清化之。前方出入继服 7 剂。

处方: 党参 15 克,防风 10 克,白芷 6 克,苍术 15 克,白术 15 克,炮姜 10 克,山药 30 克,扁豆衣 15 克,肉果 10 克,煨诃子 10 克,黄连 3 克,焦山楂 15 克,焦六曲 15 克,乌梅 6 克,薏苡仁 30 克,马齿苋 15 克。7 剂,水煎内服,每日 1 剂。

三诊: 药后诸证俱减,食欲大增,舌红苔薄黄,脉细软。湿邪已去,脾气不足,拟健脾益气,理气助运调之。

处方: 党参 15 克,防风 10 克,苍术 15 克,白术 15 克,炮姜 10 克,山药 30 克,扁豆衣 15 克,黄连 3 克,焙鸡内金 15 克,焦山楂 15 克,焦六曲 15 克,乌梅 6 克,薏苡仁 30 克,马齿苋 15 克,茯苓 20 克。7 剂,水煎内服,每日 1 剂。

药后病痊愈,多次追访无反复。

⑮ 脾虚肝旺

王某,男,34 岁。

初诊: 腹痛腹泻反复发作 20 余年,加重 2 周来诊。患者 20 余年前无明显诱因下出现腹痛腹泻,日行 2～4 次,初以健脾止泻法尚能见效,短期内复发后迭进健脾、清利、渗湿、补肾等法,效果不佳。每日清晨腹痛、腹泻 1～2 次,白天亦有 1～2 次,出现时间或在上午或者下午不定,泄后痛减。曾查 B 超(肝、胆、脾、胰、腹腔)、肠镜、大便培养等,均未见异常。泻下溏稀,无黏液、脓血便及泡沫。食欲不佳,无口干,轻度乏力体倦,时有胸胁胀满不舒,嗳气。形体较胖。苔薄白,舌质淡,脉细弦。此乃脾虚肝旺,运化失调。治拟柔肝健脾助运。

处方: 柴胡 8 克,当归 10 克,赤芍 10 克,黄芪 12 克,白芍 12 克,茯苓 12 克,干姜 9 克,炒白术 12 克,山药 20 克,薏苡仁 20 克,厚朴 10 克,陈皮

12 克,防风 6 克,炙甘草 5 克,薄荷 4 克,大枣 10 克。7 剂,水煎服,每日 1 剂。

二诊:患者腹痛减轻,大便次数减少,便质初硬后溏,肠鸣亦减少大半,脐周寒凉感,腹部仍感胀气。原方加减。改黄芪 20 克、山药 15 克,加党参 10 克、乌药 6 克、升麻 5 克、菟丝子 15 克、沙苑子 15 克。7 剂,水煎服,每日 1 剂。

三诊:患者药后大便恢复正常,日行 1～2 次,无腹痛、腹胀,舌脉同前。效不更方,守前方再进 7 剂而愈。

按:《内经》云:"魄门亦为五脏使,水谷不得久藏。"魄门的启闭、大便的排泄,不仅是胃肠功能的反映,也是全身状况的反映。患者既往虽经连续治疗,但"用淡渗之剂以除之,病虽即已,是降之又降,是复益其阴而重竭其阳",或一味补益脾肾而壅滞气机,故药不显效。清晨五更时泄泻,此时正当卯时,肝胆木气相接,木旺乘脾,脾虚运化失司,故至清晨腹痛、腹泻。治以疏肝补脾,补中寓疏,调和气机之剂。方选逍遥散加减,予柴胡疏肝解郁,白芍补血敛阴、养血柔肝,当归辛散兼可疏肝、芳香兼可醒脾,炒白术、茯苓、炙甘草既能实土以御木侮,使营血生化有源,又可燥湿利湿。佐以薄荷疏散郁遏之气,生姜温胃和中,防风散肝舒脾。

二诊患者便质初硬后溏,肠鸣亦减少大半,脐周寒凉感。增强升清止泻之功,配黄芪、升麻,其性升浮,其气四达,能助升提下陷之中气,使清气得升,浊阴得降。党参、山药健脾运脾,乌药顺气止痛、温经散寒,菟丝子、沙苑子滋补肝肾。动静结合,肝体得养,脾运得健,肾阳得助,湿邪得除,泄泻则止,效佳。

(二)胃脘痛案

① 寒邪客胃

沈某,女,46 岁。

初诊:脘腹隐痛伴泛吐清水 2 个月,加重 2 日来诊。形寒体冷,便溏尿长,昼剧夜静,左上腹自觉痞硬而检查无痞块,食欲不佳,食后腹胀。脉沉弦而细,舌淡,苔白根腻。此乃寒邪客胃,气机不顺,脾气不升,胃气不降,胃脘因寒而痛。治拟温中健脾,缓急止痛。

处方:高良姜 9 克,制香附 12 克,乌药 12 克,炒枳壳 9 克,炒白芍 9 克,党参 9 克,甘草 6 克,茯苓 9 克,桂枝 9 克,黄芪 20 克,大枣 10 克。7 剂,水煎内服,每日 1 剂。

二诊:服方平和,脘痛减轻,大便前干后稀,每日 2 次,腹胀,食欲转佳。脉细弦,舌质淡,苔薄白。仍按温中健脾续治。

处方:高良姜 5 克,制香附 9 克,炒枳壳 9 克,炒白芍 9 克,柴胡 5 克,党参 9 克,茯苓 9 克,炙甘草 3 克,黄芪 20 克,炒麦芽 9 克,桂枝 9 克,大枣 10 克。

7 剂,水内煎服,每日 1 剂。

药后随访结果胃痛未作。患者脾胃虚寒又因感寒而胃脘疼痛,黄芪健中汤温中散寒而收效。

② 脾胃虚寒

李某,女,28 岁。

初诊:胃痛时发时愈,已有 9 年之久。发作时为剧痛,泛吐酸水,不能饮食,痛减后怕冷喜睡。舌苔白腻,脉象小弦。此为脾胃虚寒,气失和降,气聚则痛,上逆为呕吐。在发作时治以温中止痛,理气降逆为主。

处方:炮姜 10 克,肉桂 3 克,姜半夏 9 克,青陈皮各 9 克,紫苏 9 克,白芍 9 克,旋覆花 9 克(包),制香附 9 克,延胡索 9 克,煅瓦楞子 30 克,怀山药 40 克,莪术 6 克,甘草 6 克,大枣 5 克,牡蛎 30 克。7 剂,水煎内服,每日 1 剂。

二诊:服方平和,腹痛已止,泛吐酸水,不能饮食。舌苔白腻,脉象小弦。脾胃虚寒,前方出入续服。

处方:炮姜 10 克,肉桂 3 克,姜半夏 9 克,青陈皮各 9 克,紫苏 9 克,白芍 9 克,制香附 9 克,丁香 10 克,煅瓦楞子 30 克,怀山药 40 克,莪术 6 克,甘草 6 克,大枣 5 克,牡蛎 30 克。7 剂,水煎内服,每日 1 剂。

三诊:药后诸症俱减,续服 7 剂后痊愈。追访至今胃痛未发,饮食大便正常。

③ 脾胃虚寒

任某,女,48 岁。

初诊:胃脘疼痛,遇寒加重,背脊有一块如手掌大处冰冷,口干不能饮水,入水即胀,泛吐清水。头昏,目花,气短,心悸,耳鸣,脑胀,胃镜示慢性非萎缩性胃炎。舌苔白腻而干糙无津,脉来弦缓。为脾胃虚寒,脾胃中寒水不运化而上逆,气不化津,而见入水即胀、泛吐清水等症。治宜健脾和胃,温中健运。

处方:制附子 9 克,茯苓 18 克,干姜 10 克,党参 12 克,黄芪 12 克,白术 12 克,佛手 12 克,牡蛎 30 克,瓦楞子 12 克,白术 9 克,川厚朴 10 克,陈皮 6 克,香橼皮 9 克,丁香 10 克,山药 40 克,白及 12 克,甘草 6 克。7 剂,水煎内服,每日 1 剂。

二诊:胃脘胀痛减轻,脊有一块如手掌大处冰冷,头昏,目花,气短,心悸,耳鸣,脑胀。舌苔白腻而干糙无津,脉来弦缓。前方加减续服用。

处方:制附子 9 克(先煎),茯苓 18 克,炮姜 12 克,党参 12 克,黄芪 12 克,白术 12 克,牡蛎 30 克,泽泻 9 克,苍术 9 克,川厚朴 6 克,陈皮 6 克,大腹皮

9克,佛手12克,丁香10克。7剂,水煎内服,每日1剂。

三诊:背凉减轻,入水即胀,气短而渴症减,头昏、目花、气短、心悸、耳鸣、脑胀好转。舌苔白根腻,脉来细缓。药已奏效,效不更方,上方续服7剂。

四诊:食欲开,脘腹胀痛症减,背凉一症消除。舌质淡红,苔薄白,脉来细软。前方加减续服以固其效。

处方:茯苓18克,党参12克,黄芪12克,白术12克,牡蛎30克,泽泻9克,川厚朴6克,陈皮6克,大腹皮9克,黄芩10克,佛手12克,丁香10克,玉竹12克,沙参12克。7剂,水煎内服,每日1剂。

药后诸症俱减而停药。

④ 脾胃虚寒

孟某,女,41岁。

初诊:胃脘隐痛泛吐清水3年,时作时止,反复不愈。每餐后尤感不舒,不耐多食,嗳气频频,腹中时有辘辘之声,平卧则诸症稍减。近1个月因饮食不节,胃病见重,胃镜及钡餐造影诊断:浅表性胃炎,十二指肠球部溃疡。屡服西药未见明显好转。刻诊:胃痛甚剧,牵掣二胁,喜按喜暖,饥时尤甚,稍进食则略缓,进食量较多则又感不适。嗳气频频,形寒怕冷,神疲乏力。大便基本正常。面色不华,精神欠振。苔薄腻,舌质淡,脉沉细。胃痛日久不愈,脾胃阳气渐耗,纳食不运,胃失温煦,中寒内生,故胃脘隐痛,喜暖喜按;复加饮食不节,再伤脾胃,则疼痛骤然加剧;食少、嗳气、乏力、肢冷、得食则减、舌淡、脉沉细,均为脾胃虚寒之象。拟温中散寒,健脾理气。

处方:炙黄芪12克,肉桂心2克(后下),牡蛎20克,淡干姜6克,广陈皮6克,炒枳实6克,党参10克,炙甘草3克,大枣4枚,白及12克,乌贼骨10克,煅瓦楞子10克,山药20克。7剂,水煎内服,每日1剂。

二诊:药后胃痛见稀,范围减少,嗳气吞酸。苔薄腻,质淡,脉沉细。投药适,再守原意,前方出入。

处方:炙黄芪12克,肉桂心2克(后下),杭白芍10克,淡干姜6克,炒枳壳6克,姜半夏6克,茯苓12克,佛手片6克,炙甘草6克,大枣4枚,炒白术20克,乌贼骨10克,煅瓦楞子10克,山药30克,白及12克。7剂,水煎内服,每日1剂。

三诊:服方平和,服法宗前。一度胃痛曾见反复,且夜寐惕然惊惧。此因性情多惧,不耐孤寂,又畏熙攘故也。苔薄,质淡略红,脉细。前方增损。

处方:炙黄芪10克,淡干姜6克,肉桂心2克(后下),炒白术20克,杭白芍10克,砂仁6克,制半夏10克,广陈皮6克,玫瑰花2克,淮小麦30克,炙甘草 10 克,大枣 5 枚,党参 10 克,乌贼骨 10 克。14 剂,水煎内服,每日 1 剂。

四诊:胃脘痛未再发作,稍多食亦无妨,仅偶感轻度脘胀和振水声,吞酸嗳气,神疲肢冷诸症皆平。苔薄白,质淡红,脉细。症情稳定,原方续服 7 剂,加投理中丸剂缓图,理中丸 6 克,每日 2 次,温开水送服,连服 2 个月而痊愈。

⑤ 脾胃不和

赵某,女,38 岁。

初诊:经常中上腹隐痛胀满 2 年,加重 2 周。患者胃病史多年,每于饮食不慎,劳累过度即中脘疼痛嗳气腹胀,近因饮食过量致以胃脘胀痛,自觉饱胀,大便不爽,素有胃炎、胃下垂史。脉弦细,舌红苔薄白根腻。此乃中气虚弱,脾胃不和,气机失调,可予益气扶中调和脾胃。

处方:党参 15 克,砂仁 5 克,海螵蛸 20 克,代赭石 15 克,旋覆梗 10 克,枳壳 10 克,炙黄芪 20 克,白术 10 克,白芍 10 克,茯苓 15 克,象贝母 10 克,绿萼梅 10 克,柴胡 10 克,延胡索 10 克,炙甘草 5 克,山药 20 克,白及 10 克,佛手 12 克。7 剂,水煎内服,每日 1 剂。

二诊:服上药 1 周,诸症均减。脉弦细,舌红,苔薄白根腻。继续以健脾益气和中畅胃之品而治之。

处方:党参 15 克,砂仁 5 克,海螵蛸 20 克,代赭石 15 克,旋覆梗 10 克,枳壳 10 克,炙黄芪 20 克,白术 10 克,白芍 10 克,茯苓 15 克,象贝母 10 克,绿萼梅 10 克,柴胡 10 克,延胡索 10 克,炙甘草 5 克,山药 20 克,白及 10 克,草果 10 克。7 剂,水煎内服,每日 1 剂。

三诊:药后症减,胃脘胀痛症状消失,二便自如。前方续服 7 剂而痊愈。

按:此患者乃因久病,水谷纳少,脾胃气虚,复又因饮食不慎,致病郁而成,肝胃不和之候。故治疗时用香砂六君健运中焦,旋覆花、代赭石和胃降逆,枳壳、柴胡、延胡索疏肝和胃,服药 1 周脘痛减,再以健脾和中之品,善其后,大凡治胃之法,以通为要,实者祛邪为通,虚者以解为通,取其"通则不痛"之理。

⑥ 脾胃阳虚

蒋某,女,55 岁。

初诊:数日来脘中作痛,饥饱皆作,肢体乏力,肢冷面白,大便溏薄,头晕目眩。有慢性胃炎史 10 年余。舌淡苔白,脉细濡。此乃脾胃阳虚,气机不畅。治予温阳理气,调理脾胃。

处方:党参 10 克,白术 10 克,制附子 10 克,淡干姜 10 克,制半夏 10 克,陈皮 10 克,焦六曲 9 克,炒枳壳 10 克,砂仁 6 克,八月札 9 克,沉香曲 9 克,佛手片 12 克,焦麦芽 9 克,炙甘草 4 克,山药 20 克,茯苓 12 克。7 剂,水煎内服,每日 1 剂。

二诊:脘中痛已减轻,舌苔薄白,头晕纳少。效不更方,治从前法。

处方:黄芪 10 克,党参 10 克,白术 10 克,制附子 6 克,淡干姜 3 克,制半夏 6 克,焦六曲 9 克,炒枳壳 10 克,丁香 6 克,茯苓 12 克,佛手片 12 克,沉香曲 9 克,砂仁 6 克,焦麦芽 9 克,炙甘草 4 克,山药 40 克,大枣 6 克。7 剂,水煎内服,每日 1 剂。

三诊:两投温中降逆和胃之剂,脘痛减退,余症渐消,嘱原方再服 7 剂。又服理中丸加以巩固而愈。

⑦ 脾虚肝郁

李某,36 岁。

初诊:患胃病多年,多方服药而未愈。刻诊:胃脘胀痛,反酸嗳气,恶心,胁痛,乏力肢软,怕冷。舌淡胖,苔白腻,脉弦濡弱。此为肝郁脾胃虚寒。当疏肝建中州而图之。

处方:姜半夏 10 克,佛手 8 克,酒黄芩 6 克,瓦楞子 12 克,白及 12 克,沉香曲 6 克,莱菔子 8 克,干姜 8 克,柴胡 10 克,草豆蔻 8 克,山药 20 克,莪术 6 克,茯苓 10 克,薏苡仁 20 克,黄芪 10 克,牡蛎 20 克,白术 10 克,太子参 12 克。7 剂,水煎内服,每日 1 剂。

二诊:药后症减,此方加减服用月余,感觉胃脘舒服,身体舒畅,停服汤药,改理中丸合逍遥丸加以巩固而愈。

⑧ 脾胃瘀热

蒋某,女,52 岁。

初诊:上腹痞痛 5 年。某医院胃镜及胃黏膜病理检查提示为慢性萎缩性胃炎伴有中度肠化生及中度异型增生。刻诊:中脘痞塞,嗳气频作,泛酸,时有胃脘灼痛。苔薄黄腻,舌暗红,脉小弦。证属脾虚瘀热内蕴。治拟健脾清热化瘀。

处方:党参 10 克,白术 10 克,茯苓 15 克,生甘草 6 克,川黄连 3 克,黄芩 6 克,白及 12 克,蒲公英 12 克,山药 40 克,莪术 15 克,麦芽 15 克,厚朴 10 克,瓦楞子 10 克,丹参 10 克,砂仁 6 克,生甘草 6 克。14 剂,水煎内服,每日 1 剂。

二诊:药后胃脘痞塞胀痛症状好转,嗳气泛酸。苔薄黄腻,舌暗红,脉小弦。证属脾虚瘀热内蕴。治拟健脾清热化瘀。

处方:太子参 15 克,白术 10 克,茯苓 15 克,生甘草 6 克,川黄连 3 克,连翘 12 克,蒲公英 30 克,山药 30 克,莪术 15 克,麦芽 15 克,瓦楞子 10 克,佛手

12 克,八月札 10 克,凤凰衣 10 克,草果 10 克。14 剂,水煎内服,每日 1 剂。

三诊:药后症减,嗳气泛酸和胃脘痞痛缓解,二便自如。舌淡苔薄,脉细和软。前方续服 14 剂以固其效。

按:上方加减治疗 3 个月后,中脘痞塞及灼痛消除,嗳气减少,苔薄舌暗,脉弦小。在同一医院做胃黏膜病理切片检查提示肠化生及异型增生均已消失。

❾ 肺胃痰热

杨某,女,51 岁。

初诊:患者经常胃脘灼热隐痛不适 6 年余,加重 2 个月,于 2016 年 1 月 7 日来诊。睡眠不佳,胃纳不振,二便如常。自昨日起右侧胸胁突然剧痛,咳嗽吐痰,不发热。脉沉滑微数,舌质淡红,舌苔黄腻兼黑,少津。此属肺胃痰热,痰热为外感风邪所致。治宜调肺胃、清痰火、祛风邪,表里双解。

处方:制南星 9 克,茯苓 12 克,广陈皮 6 克,炒枳实 6 克,竹茹 10 克,炒白芥子 6 克,白及 12 克,制大黄 6 克,桔梗 10 克,紫苏梗 9 克,黄芩 10 克,香橼皮 12 克,蒲公英 12 克,甘草 5 克,佛手 10 克,山药 20 克,苏叶 10 克,生姜 3 片。7 剂,水煎内服,每日 1 剂。

二诊:右侧胸胁疼痛消失,胃脘隐痛,有时头晕,咳嗽咳痰已减,睡眠转佳,饮食、二便俱正常。脉细弦而滑小数,舌苔减退。风邪已解,痰火未清,肝胃不和。拟再清降痰火,调和肝脾。前方去紫苏梗、炒白芥子,加柴胡、白术各 12 克,川厚朴 6 克,黄连 3 克。续服 7 剂。

药后胃脘灼痛、头晕、咳痰均消失,停药以饮食调养而安。

按:本例突然发生胃脘灼痛伴右侧胸胁剧痛,由于旧有烟酒嗜好,加之厚味过甚,痰火内盛为风邪所闭,升降阻滞所致。风邪痰热是其标,肝和脾是其本。治法以祛风清痰热治其标,调和肝、脾治其本。先后诊治二次,风邪痰热解后,继调和肝脾而获速愈。

❿ 胆胃郁热

刘某,女,54 岁。

初诊:胃脘痞闷、胀痛反复发作 2 年,加重 1 个月。患者 2 年前生气后出现胃脘痞闷胀痛,曾于外院行胃镜检查提示为浅表性胃炎,给予抑酸护胃等西药对症处理症状好转后停药。其后 2 年间胃部不适症状时有发作,未系统诊治。1 个月前,患者晨起突感胸骨柄后烧灼感,泛酸,恶心欲吐,口干口苦,食欲不振,头晕,休息后未见好转遂来诊。症见:胃脘胀闷不适,时有苦水,泛酸,咽干、腰酸、胸闷,大便干结。舌红,苔黄腻,脉细弦。2016 年 1 月 13 日胃镜示食管炎、浅表性胃炎伴胆汁反流，HP(＋)；腹部B超示胆囊息肉。胃痞，胆胃郁热，浊气上逆，胃失和降。清热疏肝利胆，和胃理气降浊。

处方：柴胡15克，黄芩10克，蒲公英15克，全瓜蒌15克，白芍15克，姜半夏10克，吴茱萸3克，白蔻仁12克，厚朴10克，竹茹5克，黄连3克，土炒山药30克，炒白术12克，白及12克，沉香曲10克，炒鸡内金12克，草果6克，八月札10克，甘草6克。7剂，水煎内服，每日1剂。

二诊：胃脘痞满、胀痛明显缓解，未在泛酸，无灼热疼痛，仍有口干、夜间尤甚，胃纳欠香，眠差、多梦，久病性情急躁，右胁部隐痛，二便调。舌红，苔厚腻，脉细弦。原方加减。去全瓜蒌，加川楝子15克、延胡索15克、炒枳壳10克、合欢皮10克、鸡内金6克、六神曲15克、麦冬15克。14剂，水煎内服，每日1剂。

三诊：诸症明显缓解。舌质淡红，苔薄黄，脉细弦。拟原方加减。去甘草、川楝子、延胡索、蒲公英、竹茹、黄连、吴茱萸，加太子参10克、白术15克、炙甘草6克。调治20余日，胃部症状及泛酸等均消除。

3个月后电话随访，症状未作。嘱畅情志，禁食生冷、油腻、辛辣刺激食物。

按：胆附于肝，肝胆互为表里，肝气的正常疏泄，有利于胆汁的正常排泄。《素问·宝命全形论》云"土得木而达"，故胆汁的正常排泄亦有利于脾胃的运化。《医学衷中参西录》认为："胆胃上逆，土木壅迫，此痞闷胀痛之由。"《张氏医通》云："邪在胆经，木善上承于胃，吐则逆而胆汁上溢所以呕苦也。"胆胃通降失常是本病主要病理基础，故治疗时疏其壅塞，消其壅滞，秉承胃腑下降之性，推陈出新，导引胆汁下降于腑，釜底抽薪，给邪以出路。本案抓住主证，患者恶心欲呕，口干口苦，舌红，苔黄腻，辨为胆胃郁热，浊气上逆，胃失和降。处方用药上重点以疏泄肝胆、清理湿热为旨。柴胡轻用可疏肝理气、引药入经，重用则可清利肝胆湿热，方中所选醋柴胡升散之性缓和，为疏泄肝胆、和解少阳之枢机，使胆热下行。黄芩清泄肝胆之火，白芍敛阴养血柔肝，与柴胡合用以敛阴和阳、调达肝气。蒲公英清热解毒，白蔻仁芳香化湿降逆止呕，竹茹清胃热，法半夏和胃气，厚朴破气、行气、下气，共奏清热化湿、疏肝和胃之功。黄连、吴茱萸取左金丸之方意清火降逆制酸。由于患者已经年过五旬，考虑通腑药药性太猛者易伤正气，故用全瓜蒌合半夏、黄连，取小陷胸之清热化痰散、理气润肠之意。通、降二字应贯穿始终，疏中求和，全方共奏疏泄肝胆、调和脾胃之功。

现代研究证实，土炒山药中薯蓣皂苷元的含量溶出为生品的3倍，其性黏可以起到保护黏膜作用，故对于食管炎患者常伍以大剂量山药，嘱其将汤药浓煎略成糊状，空腹卧床服用，每隔1～2小时服1匙，并要经常翻转身体，服药后半小时内不进饮食，以期药物在食管内停留，使药物直达病所。此为本方之又一特色。

二诊:患者久病急躁,肝气郁滞,故有胁痛隐隐。气郁化热,胃热阴伤,津不上承,口干乃胃阴不足之症。川楝子归肝经,能清肝火泄郁热,与柴胡合用加强疏利肝胆气机之功效。再予延胡索、枳壳行气止痛,麦冬益胃生津,合欢皮疏肝理气助眠,鸡内金、建曲消食助运,药后症状明显改善。

《内经》云:"邪之所凑,其气必虚。"脾胃虚弱,胃黏膜的屏障防御功能低下,为胆汁这一攻击因子提供了损害黏膜的机会。故三诊时诸症缓解,苔厚腻之性状已除,邪祛其七自当扶助脾气以正清源。去方中取出诸多清利湿热之品,换用白术、炙甘草健脾益气。

⑪ 脾虚胃热

姜某,男,56 岁。

初诊:有胃病史 4.5 年,在某医院胃镜及胃黏膜病理检查提示为慢性萎缩性胃炎伴有中度肠化生及中度异型增生。刻诊:中脘痞塞,嗳气频作,泛酸,时有中脘灼痛,大便溏稀。苔薄黄腻,舌暗红,脉小弦。证属脾虚胃热,瘀热内蕴。治拟健脾清热化瘀。

处方:太子参 15 克,白术 10 克,茯苓 15 克,生甘草 6 克,川黄连 3 克,连翘 12 克,蒲公英 30 克,山药 40 克,莪术 15 克,佛手 15 克,麦芽 15 克,白及 12 克,瓦楞子 12 克,沉香曲 10 克,蛇莓 10 克,牡蛎 20 克,甘草 6 克。14 剂,水煎内服,每日 1 剂。

二诊:药后嗳气频作,泛酸,时有中脘灼痛症减,大便转软。苔薄黄,舌暗红,脉细弦。

处方:太子参 15 克,白术 10 克,茯苓 15 克,生甘草 6 克,川黄连 3 克,连翘 12 克,蒲公英 30 克,山药 40 克,莪术 15 克,秫米 30 克,麦芽 15 克,川芎 5 克,瓦楞子 12 克。14 剂,水煎内服,每日 1 剂。

经上方加减治疗 3 个月后,中脘痞塞及灼痛消除,嗳气减少,苔薄舌暗,脉弦小。在同一医院做胃黏膜病理切片检查提示肠化生及异型增生均已消失。

⑫ 肝胃不和

张某,女,60 岁。

初诊:胃脘疼痛,呃逆频作,嗳声响亮,有时自觉气从小腹或胁肋部上冲咽喉,偶然伴有胸闷塞憋气,胃纳减少,形体较瘦,性情常易急躁,大便每日 2 次成形,小便略黄。脉沉细弦微数,舌质暗,苔秽腻。证属肝胃不和,胃气上逆。宜疏肝和胃降逆。

处方:茯苓 9 克,法半夏 8 克,山药 20 克,丁香 6 克,广陈皮 6 克,旋覆花 9 克(包),代赭石 12 克,竹茹 6 克,柿蒂 6 克,炒麦芽 6 克,苏梗 5 克,生姜 5 片,白术 12 克,厚朴 6 克,柴胡 6 克,大枣 10 克,甘草 3 克。5 剂,水煎内服,每日 1 剂。

二诊:服药后好转,胃脘痛伴呃逆明显减轻,饮食略好转,二便正常。脉沉弦数,舌质正常,苔减退。续宜和胃降逆,原方加八月札 10 克、降香 5 克,5 剂,水煎内服,每日 1 剂。服后诸症减退,嘱以食物调理,停药观察,病未复发。

按:该患者性情素急躁,容易心情不畅。引动肝气上逆,故胃气不降而为呃。以疏肝和胃降逆为治,借用旋覆代赭汤灵活加减,因中气不虚,故去人参,加陈皮、竹茹、茯苓、苏梗、柿蒂等和胃理气。药后呃逆即明显减轻,继用原方加降香续服 5 剂,诸症皆愈。

⑬ 肝郁气滞

孙某,女,42 岁。

初诊:脘腹经常窜痛胀满 1 年。脘腹胀闷不适,气聚走窜不舒,反复发作年余,嗳气多,大便时溏,口干不欲饮,腰脊酸楚,怯寒。苔薄,舌质偏红,脉细微弦。证属肝郁气滞,肝胃不和。治宜疏肝理气和胃。

处方:柴胡 9 克,干姜 9 克,桂枝 9 克,砂仁 6 克,甘草 3 克,丹参 15 克,陈皮 9 克,姜半夏 9 克,草果 6 克,绿萼梅 6 克,红枣 5 枚,沉香 6 克,茵陈 12 克,茯苓 12 克,丁香 10 克,山药 30 克,白术 12 克。7 剂,水煎内服,每日 1 剂。

二诊:药后腹胀渐消,气聚走窜不舒症状好转,大便时溏,口干不欲饮。脾虚失运,治宜健脾助运。

处方:柴胡 9 克,桂枝 9 克,甘草 3 克,丹参 15 克,砂仁 8 克,山药 30 克,佛手 12 克,丁香 10 克,陈皮 9 克,姜半夏 9 克,生姜 6 克,红枣 5 枚,茵陈 10 克。7 剂,水煎内服,每日 1 剂。

药后诸症俱消而痊愈。

⑭ 脾虚气滞

林某,女,54 岁。

初诊:胃脘胀痛反复发作 10 年,加重半年。患者慢性胃炎病史 10 年,3 年前行钡餐摄片诊断为胃下垂,平素自服多潘立酮,初效可,后渐失效。近年来胃脘胀痛,食后更甚,食欲欠佳,每餐进食量少,伴见反酸、烧心、大便偏干,消瘦乏力,体重减轻约 10 千克。2008 年 3 月 3 日行胃镜检查提示慢性萎缩性胃炎、HP(＋),病理示腺体萎缩、轻中度肠上皮化生和局部异型增生。中西医治疗效果不佳,特来求诊。症见:面色不华,形销骨立,精神疲惫,皮肤干燥,肌肉萎缩,声音不扬,畏寒肢冷,下肢为甚,行走乏力。舌淡红少津,苔薄黄,脉弦细。此乃胃脘痛,脾虚气滞,痰瘀互结,阴血不足,内痈化毒。拟健脾益气,养阴和胃。

处方:太子参 15 克,炒白术 10 克,白芍 20 克,当归 10 克,制半夏 6 克,陈皮 9 克,丹参 15 克,黄芩 6 克,丁香 10 克,天花粉 12 克,浙贝母 15 克,桂枝 6 克,玉竹 12 克,白花蛇舌草 10 克,焙鸡内金 10 克,神曲 6 克,炒山楂 5 克,蒲公英 10 克,甘草 5 克。7 剂,水煎服,每日 1 剂。

二诊:胃痛明显减轻,已能食,且食后作胀亦有好转,四肢渐温,仍便干,口稍干,心烦。原方加减。上方去丁香,加麦冬 15 克、百合 20 克、连翘 9 克,14 剂,水煎服,每日 1 剂。随访患者服药月余后病证大为好转,临床症状消失,2009 年 5 月 3 日行胃镜复查为慢性浅表性胃炎。

按:慢性萎缩性胃炎多由慢性浅表性胃炎日积月累发展而来,它的发生和转归,无不与脾胃有关。该患者有神气虚衰、仓廪不藏、门户不约等诸多症状。《素问·痿论》曰"阳明者,五脏六腑之海",程应旄在《医经句测》曰"胃无消磨健运则不化",胃之腺体黏膜已然萎缩,只能受纳,焉能磨化,生化气血津液功能日减,脏腑四肢百骸失养,久而成痿,故"治痿独取阳明"。然则,胃为太阳之腑,脾为太阴之脏,二者阴阳相配、刚柔相济,血瘀、湿郁、火动、毒生等阳明之实证,多为太阴虚损所继发,脾气亏虚,血失鼓动,血滞成瘀,脾失健运,湿浊不化,痰湿停聚,津液亏少,虚火妄动,湿浊瘀火,搏结生毒。故补脾健运、助养胃阴、祛除诸邪,是治疗之根本。方用太子参、炒白术等以培土健运,虽补助之力不及党参、黄芪,但胜在不会滞气助火。再佐以焦三仙使补助之气易于受纳,半夏、陈皮健脾化痰湿以生新津液,芍药养血和营而通血痹,当归、丹参养血活血,黄芩、白花蛇舌草等解毒,浙贝母、花粉散结消痈。患者畏寒肢冷,下肢为甚,取桂枝散风寒而温经通痹之功效,中病及止。二诊患者便干口干、心烦,津液未复,酌予百合养阴润肺、清心安神,麦冬生津解渴。此病脾运功能下降,当知"虚不受补",培补固本当缓缓图之,不能急于求成,不然只能滞其胃气,灼其胃阴,且救护胃阴治燥当以甘凉清润药物为主,以免阻碍脾阳恢复。

(三)胁痛案

❶ 湿热下注

束某,女,55 岁。

初诊:胁痛尿黄 2 周,肝区疼痛如刺,尿道亦刺痛,大便干燥,小便黄而混浊,B 超提示为胆囊炎。脉弦涩,舌色带青,苔微黄腻。此乃瘀血内阻,湿热下注。治当化瘀血,清湿热。

处方:当归9克,赤芍10克,柴胡9克,桃仁9克,红花9克,茯苓12克,生黄芪15克,太子参12克,丹参9克,郁金9克,茵陈24克,连翘12克,甘草6克,延胡索9克,金钱草15克,虎杖12克,大黄10克,山栀10克,泽泻10克,生地12克。5剂,水煎内服,每日1剂。

二诊:肝区及尿道痛有所减轻,小便混浊,舌带青,苔如前,脉细涩,给予前法。

处方:粉当归9克,赤芍10克,柴胡9克,桃仁9克,红花9克,白芍10克,生黄芪15克,太子参12克,丹参9克,郁金9克,茵陈24克,麦芽9克,大黄6克,川黄柏9克,金钱草15克,虎杖12克,萆薢12克。7剂,水煎内服,每日1剂。

三诊:诸症消失,口干乏力。舌淡红,苔薄黄。病邪已去,肝阴受损,宜舒肝健脾,益气养阴。

处方:粉当归9克,赤芍10克,柴胡9克,白芍10克,生黄芪15克,太子参12克,丹参9克,郁金9克,茵陈24克,麦芽9克,金钱草15克,虎杖12克,北沙参12克,生地12克,麦冬10克,枸杞10克。7剂,水煎内服,每日1剂。

药后症减,各项检查正常而痊愈。

2 湿浊内困

朱某,女,39岁。

初诊:两胁胀痛,身重乏力,厌油不思食,稍有活动,症状随之加剧,甚至恶心、呕吐、气急、觉怕冷,脘闷神疲,纳食尚可,夜不安寐,时易感冒。舌质淡,苔白腻,脉象弦滑。有慢性肝炎病史。按当前情况,主要是湿浊内困,脾失健运,脾阳不振。治拟健脾化湿通阳,疏通表里之法。

处方:柴胡9克,党参9克,桂枝9克,山药12克,砂仁6克,豆蔻9克,干姜9克,姜竹茹10克,陈皮9克,姜半夏9克,白术20克,茯苓12克,红枣5枚,甘草6克。7剂,水煎内服,每日1剂。

二诊:怕冷略减,脘闷不舒,加制香附9克。7剂,水煎内服,每日1剂。

三诊:怕冷减轻,肝区觉痛,苔腻渐化,脉弦滑。前方加白芍12克、茵陈12克,去红枣。7剂,水煎内服,每日1剂。

四诊:怕冷已解,精神渐复,饮食尚可,夜寐渐安,肝区有时作痛,舌苔腻渐化,脉弦滑。仍予前法。

处方:柴胡9克,山药20克,桂枝9克,赤芍12克,甘草3克,丹参15克,白芍9克,陈皮9克,姜半夏9克,郁金10克,生姜6克,生地10克,虎杖

12 克,茵陈 12 克,红枣 5 枚。7 剂,水煎内服,每日 1 剂。

药后,诸症消失痊愈。

❸ 肝胆湿热

杨某,女,66 岁。

初诊:胁腹疼痛 1 周,B 超诊断为胆囊泥砂样结石。数日前因过食油腻后疼痛加剧,伴低热呕吐,食欲不振,大便不实。舌红,苔黄腻,脉弦滑。此乃饮食不节,肝胆湿热。先拟疏肝利胆,清泄湿热为治,用柴牡五金汤加减。

处方:柴胡 9 克,生牡蛎 30 克(先煎),台乌药 9 克,制香附 9 克,金钱草 30 克,海金砂 15 克(包),鸡内金 9 克,制厚朴 6 克,姜半夏 9 克,陈皮 5 克,茯苓 12 克,淡竹茹 9 克,枳壳 5 克,川楝子 9 克,冬葵子 12 克,冬瓜子 12 克,延胡索 15 克,大黄 6 克。7 剂,水煎内服,每日 1 剂。

二诊:服药后大便日行 3～4 次,胁腹痛止,食欲开,头晕乏力,舌红苔微黄腻,脉弦滑。效不更方,如上述加减。

处方:柴胡 9 克,生牡蛎 30 克(先煎),台乌药 9 克,金钱草 30 克,海金砂 15 克(包),鸡内金 9 克,制厚朴 6 克,姜半夏 9 克,陈皮 5 克,茯苓 12 克,淡竹茹 9 克,枳壳 5 克,延胡索 15 克,大黄 6 克,炒谷麦芽各 15 克,黄芪 20 克,山药 40 克,白术 12 克。7 剂,水煎内服,每日 1 剂。

三诊:胁腹痛止,食欲开,头晕乏力症减,舌红,苔微黄腻,脉弦滑。续服 14 剂后,B 超复查结石未见。再服疏肝和络方药以善其后而愈。

❹ 湿浊凝聚

毛某,女,46 岁。

初诊:胁痛痞闷 3 个月,乏力神疲,脘腹胀满,泛吐清水,恶寒肢冷,大便不畅难行。舌胖,苔白滑,脉来沉细。此乃阳气亏虚,湿浊凝聚,腑气不通。拟温阳泄浊,健脾理气。

处方:附子 10 克(先煎),淡干姜 6 克,云茯苓 9 克,黄连 3 克,青皮 5 克,陈皮 5 克,枳实 6 克,炙鸡内金 5 克,带壳砂仁 5 克,沉香 10 克,柴胡 6 克,制半夏 6 克,厚朴 6 克,党参 10 克,白术 10 克。7 剂,水煎内服,每日 1 剂。

二诊:大便已通,胁痛腹胀亦减,四肢消瘦,脉象濡细,苔腻。久病脾虚阳伤,浊阴凝聚不化,乃痞闷腹胀之重症。前进温阳化浊,柔肝健脾理气,再从原方加减之。

处方:附子 10 克(先煎),焦白芍 6 克,淡干姜 6 克,云茯苓 9 克,黄连 3 克,青皮 5 克,陈皮 5 克,枳实 6 克,炙鸡内金 5 克,带壳砂仁 5 克,柴胡 6 克,制半夏 6 克,厚朴 6 克,党参 10 克,白术 10 克,炒谷芽 9 克,炒麦芽 9 克。7 剂,水煎内服,每日 1 剂。

三诊:脘腹胀满减退,胸脘隐痛,不思纳谷。舌苔厚腻,脉象细弦。原方再作加减。

处方:附子 10 克(先煎),焦白芍 6 克,淡干姜 6 克,云茯苓 9 克,黄连 3 克,青皮 5 克,陈皮 5 克,枳实 6 克,炙鸡内金 5 克,带壳砂仁 5 克,柴胡 6 克,草果 6 克,厚朴 6 克,党参 10 克,白术 10 克,炒谷芽 12 克,紫苏梗 6 克,佛手 15 克,沉香曲 5 克(包),熟谷芽 12 克。14 剂,水煎内服,每日 1 剂。

药后诸症渐消,遂停药而痊愈。

⑤ 湿热壅阻

刘某,男,48 岁。

初诊:右肋痛 3 日。3 日前患者饮酒并进食大量肉食后,即感到右胁部疼痛,痛引肩背,胸胁硬满,上腹胀闷不舒,恶心欲吐,乏力,口苦,纳呆,大便偏干,排之不畅,小便可。舌质暗红,苔黄腻,脉弦滑。皮肤巩膜无黄染,心肺无异常,腹软,墨菲征(+),面色晦暗。行腹部 B 超示胆囊壁增厚、毛糙,囊内可见一个强回声团伴声影,最大约 0.8 cm,胆汁透声差,胆总管内见数个强回声光团,后伴声影,提示胆囊结石、胆总管结石。血生化检查示肝胆酶谱及总胆红素轻度升高。此乃胁痛,湿热壅阻。治拟清利湿热,通腑利胆。

处方:茵陈 18 克,大黄 9 克,柴胡 9 克,炒枳壳 12 克,白芍 9 克,甘草 6 克,郁金 12 克,金钱草 30 克,鸡内金 15 克,延胡索 12 克,虎杖 12 克,荷叶 10 克,栀子 10 克。7 剂,水煎服,每日 1 剂。

二诊:服药效可,饮食好转,仍感口干苦,上腹不适,按之尚微痛,大便溏日 3～4 次。苔黄腻减轻,脉弦。原方大黄改酒大黄 6 克,继服 1 个月。

药后诸症全消,饮食如常,体重增加,腹部 B 超示胆囊结石、胆总管结石消失,胆囊壁稍厚,门诊随访 1 年未见发作。

按:本病本由清气不升、浊气不降,湿热之邪久蕴,酿结成石所致。故恢复气机升降之常可为本病治疗的着手点。升清可以降浊,欲降必先升之,故方中君以柴胡升清,茵陈、大黄降浊。金钱草清利湿热、疏肝利胆、利胆退黄,郁金辛开苦降、行气解郁、理气止痛,鸡内金健脾胃消食积、化石通淋,三金合用畅通胆管,共奏清热通淋、化石排石之功。芍药、甘草取芍药甘草汤之酸以敛肝,缓急止痛,安和五脏,并制约柴胡刚燥之性。患者胁痛明显,予以延胡索理气止痛。诸药合用共达疏肝利胆之用。大黄能荡涤胃肠积滞,又能清五脏六腑积热,初诊时患者大便干结加用生大黄后大便通泄即肠泄胆亦泄,二诊患者诸症状缓解,故改用酒大黄减少泄下通腑之力而增强助运健脾之功而取效。

⑥ 痰湿蕴积

解某,男,48 岁。

初诊:两胁胀痛半年,加重伴、乏力 1 个月。患者自半年前出现右胁肋部胀痛症状,时轻时重,未加重视,至近 1 个月症状逐渐加重伴有乏力、纳差、腹胀,夜眠不安,口干不欲饮,大便偏溏。遂至我院就诊,查腹部 B 超示脂肪肝(中度)、胆囊炎、脾胰未见异常。舌质偏红,舌体胖大边有齿痕,苔白腻,脉弦滑。此乃痰湿胁痛,脾虚肝郁,痰湿蕴积。治宜健脾化湿,疏肝理气。

处方:厚朴 10 克、陈皮 10 克、茯苓 12 克、炒苍术 10 克、虎杖 15 克、砂仁 6 克、白术 15 克、平地木 12 克、枳壳 10 克、泽泻 15 克、山楂 20 克、鸡骨草 20 克、荷叶 20 克、醋延胡索 12 克、垂盆草 30 克、制半夏 10 克、赤芍 12 克、牡丹皮 12 克、草决明 10 克、金钱草 12 克。7 剂,水煎服,每日 1 剂。

二诊:服药上症稍减,仍感右胁部作胀,纳食不香,苔白稍厚,脉弦。原方加减。加鸡内金 20 克、丹参 12 克、香附 10 克、白芍 10 克、郁金 10 克。14 剂,水煎服,每日 1 剂。

三诊:上方服用月余,临床症状缓解,复查血生化正常。上方去垂盆草、鸡骨草、醋延胡索、丹参,水煎服,每日 1 剂。继服半月,配合锻炼及饮食调理,嘱其忌酒,勿食辛辣煎炸油腻之品以固其效。

随访半年,复查腹部 B 超示脂肪肝(轻度),胆脾胰未见异常。

按:肝脾同居中焦,若脾胃虚弱、运化无力,膏脂痰浊蕴结,土壅木郁形成脂肪肝。本病以脾虚肝郁为本,痰湿交阻为标。近代医家张锡纯主张欲治肝病,原当升降脾胃,培养中宫,中宫气化敦厚,则肝木自理。因此,用药以健脾疏肝、祛痰化湿为法,从而达到“养正则积自除,脾健则四旁皆运,运则气血流通,其积自消”的目的。方用制半夏、陈皮、茯苓择于二陈汤,具有健脾化痰祛浊的作用。再取法平胃散,苍术燥湿健脾、降浊和胃,厚朴行气化湿、消胀除痞。山楂消食化积、行气散瘀,延胡索理气止痛,砂仁理气和胃,泽泻利水渗湿,使水湿积聚从小便而出,以制痰饮。并根据现代药理研究加用垂盆草、鸡骨草护肝降酶,荷叶升清化脂泄浊。二诊患者服药后诸症稍减,仍有右胁作胀、纳食不香,考虑久病多瘀,酌加丹参活血化瘀郁金疏肝化瘀,白芍疏肝柔肝,鸡内金消食化积,使积滞得消除。

⑦ 湿热壅阻

陈某,男,50岁。

初诊:右肋痛3周,加重3日。患者近3周来右肋隐痛不舒,3日前患者饮酒并进食大量肉食后,即感到右胁部疼痛,痛引肩背,胸胁硬满,上腹胀闷不舒,恶心欲吐,乏力,口苦,纳呆,大便干燥,排之不畅,小便可。舌质红,苔黄腻,脉弦滑。皮肤巩膜无黄染,心肺无异常,腹软,墨菲征(+),面色晦暗。行腹部B超示胆囊壁增厚、毛糙,囊内可见一个强回声团伴声影,最大约0.9cm,胆汁透声差,胆总管内见数个强回声光团,后伴声影,胆总管宽0.4cm,提示胆囊结石、胆总管结石。血生化检查示肝胆酶谱及总胆红素升高。此乃胁痛,湿热壅阻,宜清热利湿,通腑泻浊。

处方:茵陈18克,大黄9克(后下),柴胡9克,炒枳壳12克,白芍9克,甘草6克,郁金12克,金钱草30克,海金砂12克,生鸡内金15克,延胡索15克,虎杖10克,山栀10克,田基黄12克。7剂,水煎服,每日1剂。

二诊:服药效可,饮食好转,仍感口干苦,上腹不适,按之尚微痛,大便溏,每日3~4次。苔黄腻减轻,脉弦滑。原方改酒大黄10克,继服1个月。

药后诸症全消,饮食如常,体重增加,腹部B超示胆囊结石、胆总管结石消失,胆囊壁稍厚,门诊随访1年未见发作。

按:本病湿热之邪久蕴,酿结成石,清气不升、浊气不降所致。故恢复气机升降之常可为本病治疗的着手点。升清可以降浊,欲降必先升之,故方中君以柴胡升清,茵陈、大黄降浊。金钱草清利湿热、疏肝利胆、利胆退黄,郁金辛开苦降、行气解郁、理气止痛,鸡内金健脾胃消食积、化石通淋,三金合用畅通胆管,共奏清热通淋、化石排石之功。芍药、甘草取芍药甘草汤之酸以敛肝,缓急止痛,安和五脏,并制约柴胡刚燥之性。患者胁痛明显,予以延胡索理气止痛。诸药合用共达疏肝利胆之用。患者用药后诸症大减而停药未发。

⑧ 肝郁瘀阻

李某,男,43岁。

初诊:右肝区胀闷隐痛半年,纳呆,食入时脘胀闷,口干苦,咽中时有异物感,嗳气频,常感神疲乏力,无恶心呕吐,大便时溏。巩膜稍黄,面色晦暗无华,咽部充血,肝区按之胀痛,肝区叩击痛。苔厚黄,舌质紫暗,脉细软。证属肝郁瘀阻,气阴两虚。治宜疏肝解郁活血,益气养阴。

处方:柴胡10克,生龙骨、牡蛎各30克,郁金15克,枳壳15克,金铃子10克,延胡索15克,丹参30克,赤芍、白芍各15克,全瓜蒌15克,北沙参20克,生地10克,柴胡12克,党参15克,黄芪30克,甘草6克,当归10克,川楝子 10 克,薄荷 10 克。7 剂,水煎内服,每日 1 剂。

二诊:药后精神好转,面色转华,咽中异物感减轻,右胁胀痛稍缓,口苦,夜寐梦多。苔薄黄,舌紫暗,脉细。再续前方出入。

处方:旋覆花 10 克,代赭石 15 克,炒柴胡 10 克,生龙骨、牡蛎各 30 克,郁金 15 克,延胡索 15 克,川楝子 10 克,枳壳 15 克,玄参 15 克,射干 10 克,生地 10 克,桃仁 10 克,黄芪 30 克,麦冬 10 克,北沙参 20 克,红花 6 克,赤芍、白芍各 15 克,党参 15 克,甘草 6 克。7 剂,水煎内服,每日 1 剂。

三诊:前诊后咽中异物感已除,右胁胀痛明显减轻,嗳气不明显,3 日前因精神紧张,又觉右胁胀痛加重,夜不安寐似睡非睡,梦多,口仍苦,纳可,大便如常。苔黄厚,舌紫暗,脉细。再续前方加减。

处方:炒柴胡 10 克,生龙骨、牡蛎各 30 克,郁金 15 克,延胡索 15 克,川楝子 10 克,枳壳 15 克,玄参 15 克,射干 10 克,生地 10 克,桃仁 10 克,黄芪 30 克,红花 6 克,丹参 30 克,生石斛 15 克,全瓜蒌 10 克,赤芍、白芍各 15 克,甘草 6 克,酸枣仁 10 克,远志 10 克,夜交藤 30 克,麦芽 10 克,佩兰 10 克。7 剂,水煎内服,每日 1 剂。

按:本例前后服药共 3 个月,胁痛脘胀感基本缓解,多次复查肝功能均属正常,王师认为肝病治疗既要疏肝又要注意养肝柔肝,故处方中既有柴胡、郁金、川楝子、延胡索等疏肝药,又有生地、沙参、党参等益气养阴药以护肝,故而取得较好疗效。

⑨ 肝阴亏虚

章某,女,61 岁。

初诊:胁痛 2 个月伴眩晕。有高血压史 5 年,经常在 160/120 mmHg 左右,肢麻,寐不安,大便干燥。脉右弦细,左弦,舌质红,舌苔薄黄而糙。此乃肝阴亏虚,肝阳上亢。治宜柔肝养肾,滋阴潜阳。

处方:桑寄生 30 克,炒黄芩 9 克,夏枯草 9 克,钩藤 12 克,赤芍 9 克,大生地 15 克,明天麻 20 克,郁金 12 克,石决明 20 克,夜交藤 12 克,何首乌 12 克,黄精 12 克,枸杞子 12 克,罗布麻 12 克,怀牛膝 10 克。7 剂,水煎内服,每日 1 剂。

二诊:据述服药后夜寐转安,胁痛缓解,大便不畅,乏力。脉细弦,舌质微红,舌苔薄白,根微腻。

处方:杭菊花 9 克,枸杞子 9 克,大生地 15 克,赤芍 9 克,郁金 9 克,怀牛膝 9 克,柏子仁 15 克,党参 12 克,桑寄生 15 克,炒黄芩 5 克,夏枯草 9 克,何首乌 12 克,黄精 12 克,罗布麻 12 克,石决明 20 克,怀牛膝 12 克。7 剂,水煎内服,每日 1 剂。

药后,血压平稳,诸症减退。续服 14 剂而痊愈。

⑩ 肝肾阴虚

陆某,女,36 岁。

初诊:右胁隐痛,乏力肢软,近感乏力,小便黄赤,胃纳不多,夜寐欠安,易汗,口干,头目眩晕,肝功能化验检查异常,其余指标正常范围。脉弦细,舌红苔薄少津。证属肝肾阴虚,湿热互蕴。治拟滋养肝肾兼平肝疏肝,一贯煎加减。

处方:北沙参 15 克,焦山栀 10 克,麦冬 15 克,延胡索 10 克,川楝子 10 克,郁金 10 克,白芍 10 克,平地木 20 克,枸杞子 15 克,黄芩 10 克,生地 12 克,黄连 5 克,茵陈 15 克,柴胡 6 克,麦芽 6 克,熟地黄 12 克,何首乌 10 克,制大黄 10 克,垂盆草 15 克。7 剂,水煎内服,每日 1 剂。

二诊:胁痛好转,口干乏力,大便干燥。脉弦细,舌红,苔薄少津。属肝肾阴虚肠燥,前方加减续服。

处方:北沙参 15 克,焦山栀 10 克,麦冬 15 克,延胡索 10 克,川楝子 10 克,大黄 10 克,白芍 10 克,平地木 20 克,枸杞子 15 克,黄芩 10 克,茵陈 15 克,柴胡 6 克,麦芽 6 克,熟地黄 15 克,何首乌 15 克,郁金 10 克,垂盆草 15 克。14 剂,水煎内服,每日 1 剂。

三诊:自觉症状好转,复查肝功能 SGPT 正常,再予上方出入,以固其效。

按:本方乃一贯煎加减。王师认为用此方治疗能使肝肾阴虚的肝炎患者症状改善,并在运用一贯煎时加用清热解毒之品,立足于扶正祛邪。因此在辨证论治时,不排除解毒方药的运用,既改善临床症状,肝功能也随之改善恢复,辨证论治与辨病用药相结合。

⑪ 肺虚肝旺

刘某,女,29 岁。

初诊:胁痛胸胀 2 个月,咳嗽时加剧,胸腹胀满,大便不爽,口干欲饮。舌暗红,脉弦涩。证属肺虚肝旺。胸胁乃肺肝之位,而心脏居其中,肝有瘀滞,络道失于通畅,气行自亦有阻,治气不足以却病,当养金固肺为主,柔肝理气为治。

处方:百合 15 克,麦冬 10 克,青皮 9 克,柴胡 9 克,白芍 10 克,桔梗 9 克,橘络 6 克,杏仁 9 克,红花 9 克,全瓜蒌 12 克,延胡索 10 克,桂枝 6 克,制半夏 10 克,山药 12 克,白及 10 克,薤白 10 克,甘草 6 克。7 剂,水煎内服,每日

1 剂。

二诊:胸胁疼略减,气血尚未宣通。再拟前法损益。

处方:旋覆花 18 克(包),小青皮 9 克,白芍 12 克,丝瓜络 4.5 克,橘络 5 克,西红花 0.5 克,薄荷 5 克(后下),光杏仁 9 克,归尾 6 克,丹参 10 克,柴胡 6 克,薤白 10 克,百合 20 克,麦冬 10 克,桔梗 9 克,甘草 6 克。7 剂,水煎内服,每日 1 剂。

三诊:连投化瘀疏肝,胸胁尚觉隐痛,胃呆纳少。再守前法出入。

处方:旋覆花 9 克(包),白芍 12 克,丝瓜络 4.5 克,陈皮 10 克,檀香 6 克,橘络 5 克,西红花 0.5 克,薄荷 5 克(后下),光杏仁 9 克,归尾 6 克,丹参 10 克,柴胡 6 克,薤白 8 克,百合 20 克,麦冬 10 克,桔梗 9 克,甘草 6 克。7 剂,水煎内服,每日 1 剂。

药后诸症减退,嘱服逍遥丸合柴胡疏肝散,以资巩固。

按:本例血瘀阻于肝络,气聚不畅,是为肝着。法效《金匮要略》旋覆花汤,以旋覆花为主药,散肝经之气;薤白通阳调气;不用新降以和血,而代以归尾、红花等物,治有形之瘀阻而愈。

⑫ 脾胃虚寒

马某,女,49 岁。

初诊:胁痛肢冷,腹部胀满,乏力神疲,呕恶痞闷,恶寒肢冷,舌胖苔滑,大便不行。舌淡,苔白根微腻,脉来细沉。此乃脾胃虚寒,湿浊凝聚不化,腑阳不通。拟温阳泄浊。

处方:附片 10 克(先煎),焦白芍 6 克,淡干姜 6 克,云茯苓 9 克,黄连 3 克,青皮 5 克,陈皮 5 克,枳实 6 克,炙鸡内金 15 克,带壳砂仁 10 克,柴胡 6 克,姜半夏 6 克,厚朴 6 克,党参 10 克,白术 10 克,莱菔子 12 克。7 剂,水煎内服,每日 1 剂。

二诊:大便已通,腹胀亦减,四肢消瘦。脉象濡细,苔腻。久病阳伤,浊阴凝聚不化,乃单腹胀之重症。前进通阳化浊,尚觉合度,再从原方加减之。

处方:附子 10 克(先煎),淡干姜 6 克,云茯苓 9 克,黄连 3 克,青皮 5 克,陈皮 5 克,枳实 6 克,炙鸡内金 5 克,带壳砂仁 5 克,柴胡 6 克,制半夏 6 克,厚朴 6 克,党参 10 克,白术 10 克,丁香 10 克,炒谷芽 9 克,炒麦芽 9 克。7 剂,水煎内服,每日 1 剂。

三诊:药后诸症俱减,胸脘隐痛,不思纳谷,舌苔厚腻,脉象细弦。原方再作加减。

处方:附子 10 克(先煎),焦白芍 6 克,淡干姜 6 克,云茯苓 9 克,黄连 3 克,青皮 5 克,陈皮 5 克,枳实 6 克,炙鸡内金 5 克,带壳砂仁 5 克,木香 5 克,柴胡 6 克,制半夏 6 克,厚朴 6 克,党参 10 克,白术 10 克,炒谷芽 12 克,紫苏梗 10 克,佛手 12 克,沉香曲 5 克(包),炒谷芽 12 克。10 剂,水煎内服,每日 1 剂。

药后诸症渐消,遂停药而痊愈。

⑬ 肝气犯胃

耿某,女,45。

初诊:胸闷、胁痛不适 3 个月。腹胀嗳气,纳呆口干,大便干燥。舌质偏红,舌苔黄腻,脉弦滑。此乃肝气犯胃,胃失和降。治拟疏肝理气,和胃降逆。

处方:柴胡 10 克,草果 9 克,佩兰 9 克,旋覆花 12 克(包),代赭石 30 克,姜半夏 9 克,茯苓 9 克,炒枳壳 6 克,砂仁 3 克(后下),姜竹茹 4.5 克,厚朴花 6 克,神曲 9 克,制大黄 9 克,莱菔子 12 克(包)。7 剂,水煎内服,每日 1 剂。

二诊:诸症尽减,黄腻苔也化。治从原法,前方出入续服。

处方:柴胡 6 克,姜半夏 9 克,淡干姜 1.5 克,制香附 9 克,广郁金 9 克,青皮 4.5 克,陈皮 4.5 克,姜川黄连 3 克,黄芩 9 克,炒枳壳 4.5 克,杏仁 9 克,蒌仁 9 克,焦山栀 15 克,制大黄 9 克,神曲 9 克,焦山楂 9 克。7 剂,水煎内服,每日 1 剂。

药后,诸症不作而痊愈。

⑭ 气机痹阻

沈某,女,56 岁。

初诊:右胁胀痛后背疼痛 20 日。伴气短胸闷,口苦纳呆,嗳气,泛酸,矢气频作,大便欠畅,小便尚调。舌淡,苔薄腻色白,脉弦细。B 超提示慢性胆囊炎、泥沙样结石。辨证为气机痹阻,阳气不运,胆疏泄不畅,遂见右上腹隐痛,气短,胸闷;气阻湿滞成痰,内壅经脉,轻气不通则横逆犯胃,故见嗳气,纳差;苔薄白腻,脉弦细,均为气机不畅,痰湿留滞之征。拟宣痹通阳,理气化痰法治之。

处方:全瓜蒌 12 克,川桂枝 6 克,薤白 10 克,生枳实 10 克,姜半夏 10 克,广郁金 10 克,茵陈 10 克,鸡内金 15 克,金钱草 10 克,王不留行 6 克,姜黄 6 克,川芎 6 克,甘草 3 克,海金砂 12 克。7 剂,水煎内服,每日 1 剂。

二诊:药后诸症均明显好转,药已中的,效不更方,前方再进 7 剂。

三诊:已无明显不适,B 超复查胆囊慢性炎症征象消失。苔薄白,舌质淡红,脉弦细。予逍遥丸 6 克 1 次,每日 2 次,温开水送服,以作善后。

⑮ 血不归经

傅某,女,27 岁。

初诊:四年前曾患急性肝炎。今年初复发,胁痛肝区作胀,目赤鼻腔热感,经常出血。舌苔薄根腻,舌边尖红,脉弦细数。此乃血不归经,阴血不足,肝失所养,气失疏泄,内热未清,烁伤脉络而致鼻衄等症。治拟疏肝理气,养血清热摄血。

处方:柴胡 9 克,炒黄芩 10 克,广郁金 9 克,延胡索 9 克,丹皮 12 克,知母 12 克,南沙参 12 克,山栀 10 克,仙鹤草 30 克,当归 9 克,赤芍 9 克,生地黄 12 克,麦冬 9 克,茵陈 10 克,枸杞子 6 克,白茅根 30 克,生藕节 12 克。垂盆草 12 克,甘草 6 克。7 剂,水煎内服,每日 1 剂。

二诊:肝区时胀,鼻中呼气觉热。稍碰即易衄血,经水愆期未行,睡眠较安。舌苔薄根微腻,舌边尖红,脉弦细数。此乃肝火犯肺,木火刑金,再予疏肝养阴,清热为治。

处方:柴胡 9 克,炒黄芩 9 克,广郁金 9 克,川楝子 9 克,丹皮 9 克,菊花 9 克,芦根 20 克,金银花 9 克,南沙参 12 克,当归 9 克,赤白芍各 9 克,生地 12 克,麦冬 9 克,山栀 10 克,仙鹤草 30 克,玄参 12 克,白茅根 30 克,生藕节 12 克。5 剂,水煎内服,每日 1 剂。

三诊:服上方后鼻腔发热消失,鼻衄未发,肝区仍胀,月经过期 1 个月未行。脉弦细数,舌质红,苔薄黄。予复查肝功能正常。续疏肝养阴清热为固其效。

处方:柴胡 9 克,广郁金 9 克,川楝子 9 克,桑椹子 12 克,白芍 9 克,黄芩 9 克,当归 9 克,白芍 9 克,生地黄 9 克,麦冬 9 克,川芎 6 克,玄参 12 克,醋香附 9 克,炒黄芩 6 克,大枣 10 克,甘草 6 克。7 剂,水煎内服,每日 1 剂。

服药后诸症消失,月经来潮,复查肝功能正常而愈。

⑯ 肝火犯肺

杨某,女,51 岁。

初诊:患者右侧胸胁突然剧痛 2 日,平素胃脘隐痛不舒,咳嗽吐痰,睡眠不佳,胃纳不振,二便如常,昨日起右侧胸胁突然剧痛。脉沉滑微数,舌质淡红,舌苔黄腻兼黑、少津。此属肝火犯肺,痰火为外感风邪所致。治宜调肺胃,清痰火,祛风邪,表里双解。

处方:姜半夏 10 克,广陈皮 10 克,炒枳实 10 克,竹茹 6 克,白芥子 5 克,紫苏梗 5 克,柴胡 5 克,蜜麻黄 10 克,桔梗 10 克,杏仁 10 克,郁金 10 克,茯苓 12 克,黄连 6 克,全瓜蒌 12 克,连翘 20 克,甘草 3 克,生姜 3 片。7 剂,水煎内服,每日1剂。

二诊:右侧胸胁疼痛消失,尚有胃脘发闷,有时头晕,咳痰已减,睡眠转佳,饮食、二便俱正常。脉弦缓而滑,舌苔减退。风邪已解,痰火未清,拟再清降痰火,前方去苏梗、柴胡,加菖蒲6克、川厚朴6克、石膏20克,续服7剂。

服药后脘闷、头晕、咳痰均消失,停药以饮食调养而安。追访3个月无异常。

按: 本例突然发生右侧胸胁剧痛,由于旧有烟酒嗜好,加之厚味过甚,痰热内盛为风邪所闭,升降阻滞所致。治法以祛风清化痰热为主。风邪是其标,痰热由肝火引发,当清肝治其本。急则治标祛风邪,缓则治本清肝化痰热。先后诊治2次,风邪解后,继清肝化痰热而获速愈。

⑰ 津液亏耗

凌某,女,40岁。

初诊:胁痛大便秘结10年余,腹胀颇甚,必服泻药始得大便,干结如栗。兼有心悸、头晕目眩、身热、口干欲饮等症,B超示胆囊内多枚小结石,最大0.3cm×0.5cm。在医院作肠镜检查,诊断为慢性结肠炎。舌尖红,苔薄腻,脉弦细。由于久泻津液亏耗,肠失滋润,故大便秘结;阴虚而生内热,故身热口干,舌尖红,脉细,与外感热邪不同;复因久坐少动,气滞不行,故腹胀明显。治拟滋阴润燥,顺气行滞,以通腑气。

处方:生地15克,玄参12克,当归9克,柴胡9克,杏仁9克,麻仁9克,金钱草12克,枳壳9克,青皮9克,南沙参15克,桑椹子9克,肉苁蓉9克,大腹皮9克,全瓜蒌12克(打),生白术12克,鸡内金15克。7剂,水煎内服,每日1剂。

二诊:服药后大便2～3日一行,量少,腹胀已减,身热、心悸、头晕目眩如前。舌偏红,脉细。仍予前法续服7剂。

处方:生地15克,玄参12克,当归9克,桃仁9克,全瓜蒌12克(打),白术12克,生大黄9克,杏仁9克,麻仁9克,山药20克,桑椹子9克,肉苁蓉9克。7剂,水煎内服,每日1剂。

三诊、四诊:原方续服各7剂。

五诊:大便保持每日1次,较爽,量亦增多,腹胀已不明显,自觉内热亦减,胃纳不香,舌脉如前。再守原意。

处方:当归9克,桃仁9克,玄参12克,杏仁9克,麻仁9克,芍药9克,桑椹子9克,黑芝麻9克,肉苁蓉9克,全瓜蒌12克(打),生大黄9克,木香6克,槟榔6克,青皮、陈皮各6克,谷芽15克,鸡内金15克。7剂,水煎内服,每日1剂。

患者此后继服上方,至七诊时大便转为日一行。至第十诊时原方去生大黄而大便每日一行,遂于十一诊后复查各项检查正常,停药而愈。

⑱ 肝胃不和

孙某,女,42 岁。

初诊:胁痛腹胀 2 年,脘腹胀闷不适,气聚走窜感反复发作 1 年余,嗳气多,大便时溏,口干不欲饮,腰脊酸楚,怯寒。苔薄,舌质偏红,脉细微弦。证属肝郁气滞,肝胃不和。治宜疏肝理气和胃。

处方:柴胡 9 克,前胡 9 克,桂枝 9 克,赤芍 12 克,甘草 3 克,丹参 15 克,陈皮 9 克,姜半夏 9 克,生姜 6 克,红枣 5 枚,茵陈 12 克,厚朴 10 克,桑寄生 12 克,杜仲 12 克,桂枝 12 克。7 剂,水煎内服,每日 1 剂。

二诊:药后,胁痛腹胀减轻。舌质偏红,脉细微弦。此乃肝郁气滞,肝胃不和,宜疏肝理气和胃,前方出入续服。

处方:柴胡 9 克,前胡 9 克,赤芍 12 克,甘草 3 克,丹参 15 克,枳壳 10 克,陈皮 9 克,姜半夏 9 克,生姜 6 克,红枣 5 枚,茵陈 12 克,厚朴 10 克,麦冬 10 克,沙参 12 克,制大黄 10 克。7 剂,水煎内服,每日 1 剂。

药后症减,各项检查正常而痊愈。

⑲ 肝积

蔡某,男,58 岁。

初诊:右胁不适 8 年,加重 1 个月。患者 8 年前无明显诱因开始出现右胁不适,近 1 个月胁痛加重摸之有痞块,腹部满胀,体检查乙肝五项 HBsAg、HBeAb、HBcAb 阳性,肝功能异常,间断服用保肝药治疗(具体不详),症状时轻时重。近 1 个月情志不畅,胁痛加重,脘腹痞满,纳差,乏力,便溏,在当地县人民医院行 B 超检查诊断为乙肝肝硬化,脾大,间断予以鳖甲煎丸等药口服,症状时作时止。刻下症见:右胁胀痛,牙龈经常出血,失眠梦多,脘腹胀满,不思食,口干口苦,饮食减少,体倦乏力。查体:面色苍白带灰,无光泽,消瘦,颈部皮肤有蛛痣,无肝掌,下肢不肿,左胁下积块固定不移。舌质暗红,苔薄白稍腻,舌下脉络迂曲呈结节状,舌体大,脉细涩沉。来我院门诊就诊当日查肝功异常,谷丙转氨酶 375 U/L,谷草转氨酶 162 U/L,白蛋白 28 g/L,球蛋白 35 g/L,总胆红素 23.8 μmol/L,白细胞、血小板减少。腹部彩超示肝硬化伴结节,脾大,脾静脉增宽,副脾。此乃肝积为病,肝脾不和,气滞血瘀。治拟疏肝健脾,行气活血。

处方:醋柴胡 9 克,白芍 12 克,炒白术 15 克,茯苓 15 克,当归 10 克,太子参 15 克,炒枳壳 10 克,茵陈 12 克,赤芍 30 克,金钱草 12 克,山栀 10 克,制大黄 10 克,水红花籽 10 克,黄芩 15 克,陈皮 15 克,生鸡内金 20 克,垂盆草 15 克,虎杖 10 克,鸡骨草 12 克,田基黄 12 克,制鳖甲 12 克,甘草 6 克,大枣 10 克。7 剂,水煎服,每日 1 剂。

二诊:两胁疼痛稍减轻,仍胃脘胀满,纳差便溏,乏力。舌脉同前。在原方上加厚朴 15 克、木瓜 12 克、焦三仙各 10 克、炒鸡内金 10 克、砂仁 6 克,7 剂,水煎服,每日 1 剂。

三诊:患者右胁胀痛明显减轻,劳累后精神不佳,胃脘胀满、嗳气明显减轻,食欲渐增,大便稀溏、体倦乏力改善。舌质暗减轻,瘀点减少,脉细涩。复查肝功示总胆红素 19.0 μmol/L,谷丙转氨酶 75 U/L,谷草转氨酶 58 U/L,白蛋白 33.1 g/L。继以疏调气机,佐以软坚散结。上方改赤芍 10 克,加丹参 10 克、益母草 10 克、生牡蛎 30 克,14 剂,水煎服,每日 1 剂。

四诊:无明显不适。苔薄白,舌红,脉细。治以清化余毒,调补肝肾,上方去枳壳、黄芩,加生地 12 克、枸杞子 10 克、北沙参 12 克。坚持服用 3 个月后诸症消失,复查肝功能正常,改为中成药鳖甲煎丸和六君子丸维持口服而取效。

按:乙肝后肝硬化代偿期,属中医肝积、瘕、积聚范畴,多因湿热毒邪久蕴,未得清彻,肝气郁遏日久,势必木郁克土,正所谓"见肝之病,知肝传脾"。运化失常,熏蒸肝胆疏泄失职,郁久入络则络脉淤滞,病久耗伤肝血,下及肾水,肝肾阴虚。患者转氨酶升高是湿热蕴结的表现,一般用清热利湿的药物后便能改善,患者胁痛症状用疏肝理气的方法能一时奏效,但主要还是肝功能改善则胁痛症状才能改善。王师主张灵活辨证用药,方药随邪正消长而进退,消、调、补、清多法平衡使用。正如《景岳全书·积聚》所说:"治积之要,在知攻补之宜,而攻补之宜。当于孰缓孰急中辨之。"故初诊时方用六君子汤化裁,益气健脾扶正,使气血生化有源。但健脾和柔肝之间也存在一定的矛盾,脾性恶湿喜燥,肝性喜润恶燥,故当用平和之药调理肝气,药用柴胡、白芍、香附、枳壳等,意在疏肝达郁、调和中焦气机,使气血流畅,新陈代谢正常,其病乃愈。太子参扶正以祛邪,提高机体免疫功能,川芎行气活血,赤芍凉血活血,水红花籽祛瘀消癥,改善肝脏微循环,促进肝纤维化逆转等作用,延胡索理气止痛改善临床症状。二诊患者以胃痞、胀满等胃肠道积滞症状为主,故以运脾理滞之品为方中重点,予以砂仁、厚朴加强降气和胃健脾之功,木瓜除湿消食,鸡内金、焦三仙醒脾开胃,随证治疗,以图健脾消痞,改善患者食欲,增强机体抗病能力。三诊患者肝滞脾壅之象缓解,其郁已开,唯遗实变,遂方中逐渐加用软坚散结、破瘀通经、利水化湿之品,如益母草、牡蛎,补中寓消,刚柔相济,疏肝、滋肝、软肝兼而用之,对改善症状,提高生存质量颇有裨益。四诊患者诸症消失,但病因毒邪尚存,久病多虚,肝阴亏损,故予生地、枸杞补虚益精气,与太子参合用,扶正以祛邪。补肝肾之阴多以北沙参为主,该药不仅有滋阴之效,且兼益气健脾之功。后更用成药鳖甲煎丸与六君子丸,补、通、化、养并举,取丸药药性缓和、药力持久、服药方法简便之优点。

(四) 呕吐案

❶ 肝气犯胃

孙某,女,28 岁。

初诊:患呕吐已 1 年余,食后胃中不舒,渐渐吐出不消化物,无酸味,吐尽方舒。吐后又觉饥嘈,略进饮食,泛吐如前,形体消瘦,大便艰难,口干,由于精神刺激,饥饱失调,引起久吐不止。舌质红,苔微黄根腻,脉细弱。乃肝气犯胃,胃气上逆,气阴两伤,上逆之气,从肝而出,损伤脾胃。用顺气降逆、泄肝养胃之法。

处方:旋覆花 9 克(包),代赭石 12 克,北沙参 9 克,麦冬 9 克,茯苓 9 克,黄芩 6 克,姜半夏 9 克,陈皮 6 克,姜竹茹 9 克,谷芽 12 克,枳壳 5 克,山药 40 克,白术 20 克,大枣 10 克,甘草 6 克。3 剂,水煎服,每日 1 剂。

二诊:呕吐减轻,胃嘈如前。舌质红,苔微黄根腻,脉细弱。前方加减续服。

处方:旋覆花 9 克(包),代赭石 12 克,北沙参 9 克,麦冬 9 克,山药 40 克,姜半夏 9 克,陈皮 6 克,姜竹茹 9 克,谷芽 12 克,枳壳 5 克,丁香 6 克,砂仁 5 克,白术 20 克,大枣 10 克,甘草 6 克。7 剂,水煎内服,每日 1 剂。

三诊:呕吐逐步减轻,原方续服 7 剂。

四诊:呕吐已止,大便亦通,饮食渐进,胃中较舒,但神疲。舌红无苔,脉细。可见脾胃已伤,气阴未复,再予益气生津,健脾和胃之法,方用麦门冬汤加减。

处方:麦冬 9 克,党参 9 克,陈皮 5 克,香谷芽 12 克,旋覆花 9 克(包),代赭石 12 克,北沙参 9 克,砂仁 5 克,川楝子 9 克,制半夏 9 克,陈皮 6 克,姜竹茹 9 克,谷芽 12 克,枳壳 5 克,山药 20 克,白术 10 克,生甘草 5 克,大枣 10 克。10 剂,水煎内服,每日 1 剂。

此方连服 10 剂,诸症俱消而愈。嘱注意饮食不宜过量以防复发。

❷ 肝气上逆

周某,女,26 岁。

初诊:经常食后呕吐 1 年余,消瘦肢软 3 个月。患者 1 年前外出,由于水土不和,发生纳食呕吐,渐至食后即吐,体力不能支持,每日仅能进食少许,以致近 3 个月形体消瘦,面色苍白,精神委顿。症见反复呕吐,纳谷量少,口苦而干,大便干燥,2～3 日一行。舌尖红津少,脉细小无力。此为肝气上逆,胃失和降,渐至胃阴耗伤,肠液枯燥。治宜滋养胃阴,和肝降逆。

处方:党参 12 克,石斛 12 克,麦冬 9 克,白芍 9 克,佛手 5 克,旋覆花 10 克,代赭石 15 克,淮小麦 30 克,姜竹茹 9 克,火麻仁 9 克,生白术 10 克,厚朴 6 克,制半夏 10 克,山药 20 克。7 剂,水煎内服,每日 1 剂。

二诊:药后泛吐减轻,纳谷略增,精神亦见好转,大便 3 日一行。苔薄黄,边尖红,脉仍细软。肝气亢逆较平,胃阴耗损未复,肠液枯燥,通降失司,仍拟原意化裁。原方火麻仁加至 15 克,再加制首乌 12 克,7 剂。

三诊:上方药连服 2 周,情况大有好转,但昨晚过食油腻后,呕吐又发。舌苔薄,舌质红。再拟益气养阴,和胃降逆。

处方:明党参 10 克,旋覆花 9 克,代赭石 15 克,川石斛 10 克,佛手 5 克,谷芽、麦芽各 10 克,竹茹 10 克,麦冬 9 克,制半夏 9 克,鸡内金 6 克,丁香 6 克,绿萼梅 3 克。7 剂,水煎内服,每日 1 剂。

四诊:呕吐止,纳谷较增,大便亦润,精神渐佳。舌净质红,脉细小而弦。肝木亢逆得平,脾胃阴液渐复,守原意调摄。

处方:明党参 15 克,旋覆花 9 克,代赭石 15 克(煅),川石斛 10 克,佛手 4 克,竹茹 9 克,白芍 9 克,谷芽、麦芽各 15 克,鸡内金 6 克,山药 10 克。7 剂,水煎内服,每日 1 剂。

药后诸症俱减而停药,随访 3 个月无异常。

按:患者脾胃中气素亏,营血不足,下乡之后水土不和,加之情绪不宁,肝郁不达,郁则化火,上逆犯胃,胃气失于通降,则纳食即泛;水谷之气不能滋生津液,必然导致胃阴耗伤,津不上承,则舌光津少,口苦而干;肠液枯燥,则大便燥结成栗状;脾胃之通降健运失常,水谷无以滋养脏腑,气血日衰,元气益耗,故脉象细小无力,重按乃得。王师在初诊中即谓此例属典型的胃阴虚,肝气上逆的反胃呕吐证,必须滋养胃阴以资生化,柔肝重镇以平冲逆。养胃阴之药避用滋腻,降冲逆须兼润肠液,腑浊下行,胃之通降得行而愈。

❸ 肝阳挟痰

李某,女,30 岁。

初诊:呕吐伴头晕耳鸣 1 个月,加重 1 周。患者近 1 个月常感房屋旋转,胸闷泛恶呕吐,时作时止。喉间痰多。病历数月,前医迭进平肝潜阳之剂,病情未减,近 1 周呕吐眩晕症状加重来门诊求医。脉细数滑,舌质偏红,舌苔白腻。肝阳挟痰,上扰清窍。治拟平肝和胃,化痰降逆。

处方:制半夏 9 克,天麻 9 克,珍珠母 30 克,菊花 9 克,白芍 9 克,姜竹茹 9 克,茯苓 9 克,白蒺藜 9 克,旋覆花 9 克(包),青皮、陈皮各 9 克,代赭石 30 克,干姜 6 克,怀山药 20 克,佛手 9 克,泽泻 12 克,僵蚕 12 克,白术 20 克,陈皮 10 克,大枣 10 克,甘草 6 克。7 剂,水煎内服,每日 1 剂。

二诊:前进平肝和胃、化痰降逆之剂,咯痰增多,呕吐已瘥,眩晕好转,唯二颞跳痛。苔脉如前。痰浊渐化,肝阳未平,再宗前意。原方去竹茹,继服 7 剂。

三诊:眩晕渐平,胸闷亦减,但觉倦怠嗜睡。脉细软,苔薄白。在肝阳痰浊扰动之后,脾胃未健,精神未复,前法加入健脾和胃之品。

处方:旋覆花 9 克(包),青皮、陈皮各 9 克,白术 9 克,茯苓 9 克,佛手 9 克,白蒺藜 9 克,珍珠母 30 克,白芍 9 克,菊花 9 克,制半夏 9 克,天麻 9 克,谷芽、麦芽各 6 克,生姜 3 片,大枣 10 克,怀山药 20 克。继服 7 剂。

服上方后诸症俱减停服诸药。2 个月后追访,眩晕、呕吐未发。

④ 痰湿上扰

李某,女,62 岁。

初诊:突然头晕,耳鸣,房转,恶心呕吐,不能站立。舌淡红,苔白腻,脉弦。此为痰湿上扰,肝风内动夹痰湿上扰清窍。治拟镇肝息风和胃化痰,旋覆代赭汤合苓桂术甘汤加减。

处方:旋覆花 9 克(包),代赭石 30 克,制半夏 9 克,生石决明 12 克,磁石 30 克,苍术 30 克,桂枝 9 克,珍珠母 30 克,牡蛎 30 克,生姜 10 克,泽泻 12 克,茯苓、猪苓各 12 克,天麻 12 克,熟地黄 20 克,何首乌 20 克,青礞石 12 克,生白术 12 克。7 剂,水煎内服,每日 1 剂。

二诊:药后头晕耳鸣房转明显改善,泛恶已止,纳谷也增。原方续服 7 剂,患者即觉头晕消失,诸症减退。

⑤ 肝郁气滞

李某,女,35 岁。

初诊:呕吐腹胀 1 年,加剧 1 周,食入脘腹胀痛甚则呕吐,嗳气频频,伴有口干口苦,大便干结。苔薄腻微黄,舌偏红,脉细弦。此为肝郁气滞,郁而化火,横逆犯胃,胃失和降。治拟疏肝解郁,清热和胃。

处方:柴胡 9 克,黄芩 9 克,知母 9 克,连翘 10 克,川楝子 9 克,半枝莲 15 克,金钱草 15 克,茵陈 15 克,北沙参 9 克,制大黄 9 克,山药 20 克,佛手 9 克,制半夏 9 克,枳实 6 克,旋覆花 9 克(包),瓜蒌 9 克,八月札 10 克,厚朴

6 克,酒黄连 6 克,甘草 6 克。7 剂,水煎内服,每日 1 剂。

二诊:服方平和,呕吐症减,腹胀减轻,仍口干口苦,大便干结。苔薄腻微黄,舌偏红,脉细弦。前方加生大黄 6 克(同煎),继服 7 剂。

三诊:药后大便通畅,呕吐腹胀、口干口苦症状消失。舌偏红,苔薄微黄,脉细弦。前方减生大黄、川楝子、黄连,加玉竹 12 克,继服 14 剂。

前后服药 1 月余,呕吐、胃胀、嗳气等诸症俱消而愈。

按:本例为肝郁气滞,郁而化火,横逆犯胃,胃失和降,方用柴胡、旋覆花、川楝子、佛手片、枳实、八月札疏肝和胃理气,黄芩、连翘、大黄清热降浊,半枝莲、黄连清热毒,抑杀幽门螺杆菌,北沙参、玉竹合山药养阴润燥以修复胃黏膜而获效。

⑥ 肝胃不和

王某,女,52 岁。

初诊:右胁胀痛伴呕吐 1 周。气短胸闷,口苦纳呆,嗳气频频,矢气频作,大便欠畅,小便尚调。舌淡,苔薄腻色白,脉弦细。B 超提示慢性胆囊炎、泥沙样结石。为肝胃不和,气机痹阻,升降失和,气逆而吐。胆疏泄不畅,遂见右上腹隐痛,气短,胸闷;气阻湿滞成痰,内壅经脉,轻气不通则横逆犯胃,故见嗳气,纳差。苔薄白腻,脉弦细,均为气机不畅,痰湿留滞之征。拟调和肝脾,理气化痰治之。

处方:柴胡 10 克,生枳实 10 克,姜半夏 10 克,广郁金 10 克,山药 20 克,茯苓 12 克,茵陈 10 克,鸡内金 5 克,金钱草 10 克,全瓜蒌 12 克,砂仁 6 克,陈皮 12 克,大黄 10 克,甘草 6 克,虎杖 10 克。7 剂,水煎内服,每日 1 剂。

二诊:药后气短胸闷、口苦纳呆、嗳气、矢气等症均见明显好转,药既中的,前方再进 7 剂。

三诊:已无明显不适,B 超复查胆囊慢性炎症征象消失。苔薄白,舌质淡红,脉弦细。予逍遥丸 6 克 1 次,每日 2 次,温开水送服,以作善后。

⑦ 胃络损伤

陈某,女,56 岁。

初诊:恶心呕吐 1 周,伴黑色血便 2 日,胃脘隐痛,自觉胃中嘈杂,泛泛呕恶每日 4~5 次,为胃内容物,下黑色血便。今查大便隐血(＋＋＋＋),面色苍白,乏力肢软。脉细涩,舌淡,苔薄白。此乃胃络损伤,气不摄血,宜益气摄血和胃,仿《金匮要略》黄土汤意出入。

处方:党参 15 克,黄芪 20 克,炮姜炭 5 克,熟地 20 克,炒黄芩 10 克,生白术 10 克,山药 40 克,陈皮 10 克,赤石脂 10 克,侧柏叶 10 克,甘草 6 克,仙鹤草 30 克,棕榈炭 9 克,白及 12 克,三七粉 2 克(冲服)。7 剂,水煎内服,每日 1 剂。嘱软食,忌刺激性食物。

二诊:药后呕吐症减腹痛好转,肠鸣亦除,大便隐血(++)。予上方加乌贼骨、象贝母,服 7 剂。大便转黄,隐血试验(-),症状消失而愈。

按:出血一证,多因实火,亦有因虚而发者,如张景岳所言:"于火热之外,则有脾胃阳虚,不能统血者……故活血者,当知虚实之要。"本例远血伴面色苍白,乃为虚寒证,是由胃络损伤,气不摄血所为,治疗取黄土汤之意,加炮姜助温阳,配赤石脂、侧柏叶、仙鹤草以止血,三七粉活血止血,诸药合用,止血而不留瘀。理法方药,丝丝入扣,故能取效也速。

⑧ 脾肾两亏

黄某,女,45 岁。

初诊:呕吐伴大便溏泄,甚则如水样 1 月余,每日 10 余次,历经多种中西药物治疗已 1 月余,均未见效,消瘦明显,乏力肢软,少气无力,食欲不振。舌质偏暗,苔白腻,舌体胖,脉细弦。良由脾肾两亏,脾虚则运化失司,肾虚则关门不固,水反为湿,谷反为滞,混杂而下,并走大肠。治拟健脾温肾,固涩止泻为法。

处方:党参 15 克,防风 10 克,茯苓 12 克,苍术 15 克,白术 15 克,炮姜 10 克,山药 30 克,扁豆衣 15 克,桔梗 6 克,肉果 10 克,煨诃子 10 克,赤石脂 30 克,吴茱萸 6 克,补骨脂 15 克,焦山楂 15 克,焦六曲 15 克,乌梅 6 克。7 剂,水煎内服,每日 1 剂。

二诊:呕吐止,大便次数减少,每日 1~2 次,乏力肢软,少气无力。舌质淡红,苔薄根腻,脉弦细。脾肾两亏,运化失司,续前法跟进。

处方:党参 15 克,防风 10 克,苍术 15 克,白术 15 克,炮姜 10 克,山药 30 克,扁豆衣 15 克,肉果 10 克,煨诃子 10 克,赤石脂 30 克,吴茱萸 6 克,补骨脂 15 克,焦山楂 15 克,焦六曲 15 克,乌梅 6 克。7 剂,水煎内服,每日 1 剂。

三诊:药后症减,守原方继服 7 剂而痊愈。

⑨ 脾虚瘀热

姜某,女,56 岁。

初诊:有胃病史 5 年余。某医院胃镜及胃黏膜病理检查提示为慢性萎缩性胃炎伴有中度肠化生及中度异型增生。刻诊:中脘痞塞,呕吐频作,泛吐酸水,时有中脘灼痛,舌苔微黄腻,舌暗红,脉小弦。证属脾虚瘀热内蕴。治拟健脾清热化瘀。

处方:太子参15克,白术10克,茯苓15克,生甘草6克,川黄连3克,连翘12克,蒲公英30克,山药30克,莪术15克,姜半夏12克,麦芽15克,瓦楞子10克,黄芩10克,竹茹12克。7剂,水煎内服,每日1剂。

二诊:药后中脘痞塞,呕吐频作,泛吐酸水症状缓解,脘腹疼痛好转。舌苔薄微黄腻,舌质暗红,脉细弦。药已奏效,拟健脾清热化瘀续用。

处方:太子参15克,白术10克,茯苓15克,生甘草6克,川黄连3克,连翘12克,蒲公英30克,山药30克,莪术15克,姜半夏12克,麦芽15克,瓦楞子10克,黄芩10克,砂仁10克。14剂,水煎内服,每日1剂。

经上方加减治疗3个月后,诸症俱消。

⑩ 中脘痞满

张某,女,57岁。

初诊:腹胀呕吐2周,近日来胸痞泛恶,呕吐酸苦水涎。口干舌燥,大便秘结,舌红,舌苔白腻,脉象沉数。证乃中脘痞满,湿阻痰滞,正虚挟邪。拟辛开苦降法,小陷胸汤加减主之。

处方:黄连5克(姜汁炒),淡吴茱萸6克,淡干姜9克,枳实6克(炒),姜竹茹6克,制半夏6克,陈皮10克,生甘草6克,大腹皮10克,佛手片10克,光杏仁9克,牡蛎30克,煅瓦楞子10克,丁香6克。7剂,水煎内服,每日1剂。

二诊:呕吐渐减,胸痞脘胀好转。大便秘结,纳少。舌红,舌苔微白腻,脉细小数。再参前法出入。

处方:火麻仁12克,黄连5克,吴茱萸3克,淡干姜6克,枳实5克,淡竹茹9克,制半夏6克,陈皮9克,生甘草6克,大腹皮12克,佛手片10克,光杏仁9克,白术20克,牛蒡子15克,煅瓦楞子10克。7剂,水煎内服,每日1剂。

药后诸症悉减,效不更方,再服7剂,以资巩固而愈。

⑪ 胃痞气逆

刘某,女,54岁。

初诊:胃脘痞闷、胀痛反复发作2年,加重1个月。患者2年前生气后出现胃脘痞闷胀痛,曾于外院行胃镜检查提示为浅表性胃炎,给予抑酸护胃等西药对症处理,症状好转后停药。其后2年间胃部不适症状时有发作,未系统诊治。1 个月前,患者晨起突感胸骨柄后烧灼感,泛酸,恶心欲吐,口干口苦,食欲不振,头晕,休息后未见好转遂来诊。症见:胃脘胀闷不适,时有苦水,泛酸,咽干,腰酸,胸闷,大便干结。舌红,苔黄腻,脉细弦。2016 年 1 月 13 日胃镜示食管炎、浅表性胃炎伴胆汁反流,HP(+);腹部 B 超示胆囊息肉。此乃胃痞气逆,胆胃郁热,浊气上逆,胃失和降。治拟清热疏肝利胆,和胃理气降浊。

处方:柴胡 15 克,黄芩 10 克,蒲公英 15 克,全瓜蒌 15 克,白芍 15 克,姜半夏 10 克,吴茱萸 6 克,白蔻仁 12 克,厚朴 10 克,竹茹 10 克,黄连 3 克,山药 30 克,沉香曲 10 克,大枣 10 克。7 剂,水煎服,每日 1 剂。

二诊:胃脘痞满、胀痛明显缓解,泛酸症减,无灼热疼痛,仍有口干,夜间尤甚,胃纳欠香,眠差、多梦,久病性情急躁,右胁部隐痛,二便调。舌红,苔厚腻,脉弦。拟原方加减,上方去全瓜蒌,加川楝子 15 克、延胡索 15 克、炒枳壳 10 克、合欢皮 10 克、鸡内金 6 克、六神曲 15 克、麦冬 15 克,14 剂,水煎服,每日 1 剂。

三诊:诸症明显缓解。舌质淡红,苔薄黄,脉细弦。拟原方加减,去川楝子、延胡索、蒲公英、竹茹、黄连、吴茱萸,加太子参 10 克、白术 15 克、炙甘草 6 克。调治 20 余日,胃部症状及泛酸等均消除。3 个月后电话随访,症状未作。嘱畅情志,禁食生冷、油腻、辛辣刺激食物。

按:胆附于肝,肝胆互为表里,肝气的正常疏泄,有利于胆汁的正常排泄。《素问·宝命全形论》云"土得木而达",故胆汁的正常排泄亦有利于脾胃的运化。《医学衷中参西录》认为:"胆胃上逆,土木壅迫,此痞闷胀痛之由。"《张氏医通》云:"邪在胆经,木善上承于胃,吐则逆而胆汁上溢所以呕苦也。"胆胃通降失常是本病主要病理基础,故治疗时疏其壅塞,消其壅滞,秉承胃腑下降之性,推陈出新,导引胆汁下降于腑,釜底抽薪,给邪以出路。本案抓住主证,患者恶心欲呕,口干口苦,舌红,苔黄腻,辨为胆胃郁热,浊气上逆,胃失和降。处方用药上重点为疏泄肝胆、清理湿热。柴胡轻用可疏肝理气、引药入经,重用则可清利肝胆湿热,方中所选醋柴胡升散之性缓和,疏泄肝胆、和解少阳之枢机,使胆热下行。黄芩清泄肝胆之火,白芍敛阴养血柔肝,与柴胡合用以敛阴和阳、调达肝气。蒲公英清热解毒,白蔻仁芳香化湿降逆止呕,竹茹清胃热,姜半夏和胃气,厚朴破气、行气、下气,共奏清热化湿、疏肝和胃之功。黄连、吴茱萸取左金丸之方意清火降逆制酸。由于患者已经年过五旬,考虑通腑药性太猛者易伤正气,故用全瓜蒌合半夏、黄连,取小陷胸之清热化痰、理气润肠之意。通、降二字应贯穿始终,疏中求和,全方共奏疏泄肝胆、调和脾胃之功。二诊患者久病急躁,肝气郁滞,故有胁痛隐隐。气郁化热,胃热阴伤,津不上承,口干乃胃阴不足之症。川楝子归肝经,能清肝火泄郁热,与柴胡合用加强疏利肝胆之功效。再予延胡索、枳壳行气止痛,麦冬益胃生津,合欢皮疏肝理气助眠,鸡内金、六神曲消食助运,药后症状明显改善。此病脾运功能下降,当知"虚不受补",培补固本当缓缓图之,不能急于求成,不然只能滞其胃气,灼其胃阴,且救护胃阴治燥当以甘凉清润药物为主,以免阻碍脾阳恢复。

⑫ 胃痞

程某,女,34 岁。

初诊:呕吐伴脘腹胀痛反复发作 3 年,加重 2 个月。患者 3 年前生气后出现呕吐、胃脘痞闷胀痛,曾于外院行胃镜检查提示为糜烂性胃炎,给予雷贝拉唑等西药对症治疗后,症状好转停药。其后 2 年间胃部不适症状时有发作,自服雷贝拉唑等西药仍症状不减。1 个月前,患者晨起突感胸骨柄后烧灼感,泛酸,恶心呕吐,口干口苦,食欲不振,头晕,休息后未见好转遂来就诊。症见:胃脘胀闷不适,呕吐苦水,泛酸嗳气,咽干,腰酸,胸闷,大便干结。舌红,苔黄腻,脉细弦。2016 年 9 月 3 日胃镜示食管炎、浅表性胃炎伴胆汁反流,HP(+);腹部 B 超示胆囊结石。西医诊断为反流性食管炎、胆石症。中医诊断为胃痞证、胆胃郁热,浊气上逆,胃失和降。治疗宜清热疏肝利胆,和胃理气降浊。

处方:柴胡 10 克,黄芩 10 克,全瓜蒌 15 克,姜半夏 10 克,吴茱萸 3 克,砂仁 10 克,厚朴 10 克,竹茹 5 克,黄连 3 克,山药 40 克,旋覆花 10 克,代赭石 20 克,蒲公英 15 克,白及 12 克,瓦楞子 12 克,白术 10 克,大枣 10 克,沉香曲 10 克,甘草 3 克。7 剂,水煎服,每日 1 剂。

二诊:呕吐、胃脘痞满、胀痛缓解,泛酸嗳气减少,无灼热疼痛,仍有口干,夜间尤甚,胃纳欠香,眠差、多梦,久病性情急躁,右胁部隐痛,二便调。舌红,苔厚腻,脉弦。拟原方加减,上方去全瓜蒌,加川楝子 15 克、延胡索 15 克、炒枳壳 10 克、合欢皮 10 克、鸡内金 6 克、麦冬 15 克,14 剂,水煎服,每日 1 剂。

三诊:药后诸症明显缓解。舌质淡红,苔薄黄,脉细弦。守前方出入续服,前方去川楝子、延胡索、蒲公英、竹茹、黄连、吴茱萸,加太子参 10 克、玉竹 15 克,调治 20 余日,胃部症状及泛酸等均消除而停药。3 个月后电话随访,症状未作。嘱畅情志,禁食生冷、油腻、辛辣刺激食物。

按:患者久病急躁,肝气郁滞,故有胁痛隐隐。气郁化热,胃热阴伤,津不上承,口干乃胃阴不足之症。二诊加川楝子归肝经,能清肝火泄郁热,与柴胡合用加强疏利肝胆气机之功效。再予延胡索、枳壳行气止痛,麦冬益胃生津,合欢皮疏肝理气助眠,鸡内金消食助运,药后症状明显改善。"邪之所凑,其气必虚",脾胃虚弱,胃黏膜的屏障防御功能低下,胆汁反流入胃,极易损害胃黏膜而致病。故三诊时当扶助脾气以正清源。药后诸症缓解,苔厚腻之性状已除,去方中取出诸多清利湿热之品,换用太子参、玉竹健脾益气而愈。

五、肾系疾病

泌尿、生殖系在中医范围内皆由肾所主,《内经》诸篇记载"肾主水""司二阴""主五液",又由《素问·上古天真论》可知,人体生长、发育、生殖与肾脏关系紧密。肾为先天之本,肾阴肾阳是其他脏腑阴阳的根本,为生命活动之根。人之生长、发育、生殖、衰老均关系到肾,因此肾病本质多属虚。肾藏精,肾所藏的精气,是维持脏腑功能活动的基础和动力,也是其维持本身生殖功能的前提。若肾虚精亏,肾失封藏,宗筋失养,则易导致遗精、早泄、阳痿、不育等症。肾主水,是人体水液代谢的重要脏器,其调节功能有赖于肾阴肾阳的调节作用。如阴阳不调,气化功能失职,关门不利,开阖失常,则发生小便异常,尿少、水肿,或多尿、遗尿等症。肾主骨、生髓、充脑。肾的精气充养骨骼,生髓,上通于脑,故称脑为髓海。若肾精充盈,则骨骼强健,思维敏捷;若肾精不足,则骨弱,脑失充养,则易健忘,头晕,懈怠安卧。肾主纳气,若肾气亏虚,纳气功能失常,则见动则气喘,呼多吸少。肾开窍于耳,《灵枢》云:"肾气通于耳,肾和则能听五音矣。"反之,若肾脏精气虚衰,髓海失养,则听力减退,或见耳聋、耳鸣。

(一) 水肿案

① 脾肾两虚

王某,女,55 岁。

初诊:面目及下肢浮肿 6 月余。胸闷短气,乏力神疲,自汗盗汗,畏寒,失眠多梦,头眩眼花,小便频而少。此为脾肾两虚,气血不足。当益气固肾,健脾利水。

处方:黄芪 9 克,桂枝 5 克,白芍 9 克,炙甘草 3 克,煅龙骨 30 克(先煎),煅牡蛎 30 克(先煎),茯神 9 克,炒酸枣仁 9 克,车前子 9 克(包),制半夏 8 克,化橘红 10 克,山药 30 克,五味子 5 克,山萸肉 15 克,糯稻根 15 克,浮小麦 20 克。7 剂,水煎内服,每日 1 剂。

二诊:面目及下肢浮肿减轻,仍汗出,小便不利,心慌不安,头眩眼花。舌淡苔薄,脉濡细。拟原方继服,前方加远志 10 克,7 剂。

三诊:浮肿已消,虚汗亦减,小便畅,夜寐稍安。再从原方加减之。

处方:黄芪 9 克,当归身 9 克,白芍 6 克,麦冬 6 克,五味子 9 克,茯神 9 克,酸枣仁 9 克,柏子仁 9 克,煅牡蛎 30 克(先煎),车前子 9 克(包),淮小麦 20 克,糯稻根 30 克,红枣 4 枚,桂枝 5 克,远志 6 克,煅龙骨 30 克(先煎),附片 6 克,益智仁 10 克,川牛膝 10 克,泽泻 6 克,茯苓 10 克,玉米须 20 克。7 剂,水煎内服,每日1剂。

四诊:虚汗渐止,寐亦渐安,小便正常,神疲乏力。原方加减。

处方:炙黄芪12克,当归6克,白术9克,大白芍6克,潞党参6克,麦冬9克,五味子5克,茯神9克,炒酸枣仁9克,煅牡蛎20克(先煎),法半夏8克,五味子5克,附片10克,益智仁10克,乌药6克,牛膝10克,泽泻6克,茯苓10克,玉米须20克。14剂,水煎内服,每日1剂。

药后,诸症消退,嘱服归脾丸、肾气丸以善后。

2 肾气虚损

邹某,女,41岁。

初诊:反复水肿、蛋白尿,伴有高血压1年余。患者1年前体检发现尿蛋白(++),纳、寐、大便可,两下肢水肿。易感冒,面色灰暗,腰酸肢软,耳鸣神疲,唇甲青紫,小便频,怕风。舌苔薄,质暗,舌下静脉曲张,脉细无力。证属肾气虚损,卫表不固,血瘀内阻。治宜补肾益气固表,活血化瘀固涩。

处方:生黄芪30克,白术10克,防风3克,菟丝子15克,淫羊藿15克,枸杞子10克,山药30克,山萸肉15克,丹参10克,芡实15克,益母草6克,川芎6克,当归10克,赤芍6克,六月雪10克,茯苓10克,车前子15克,玉米须30克。14剂,水煎内服,每日1剂。

二诊:服药2周后水肿腰酸减轻,尿蛋白(+),面色仍灰暗,唇甲青紫,苔薄质暗,舌下静脉曲张,脉细濡。肾气虚,瘀血内阻,瘀血不祛,新血不生,当拟补益肾气,祛瘀止血。宜玉屏风散合六味地黄丸加减。

处方:生黄芪30克,白术10克,防风3克,菟丝子15克,淫羊藿15克,枸杞子10克,山药30克,山萸肉15克,丹参10克,芡实15克,益母草6克,川芎6克,当归10克,赤芍6克,六月雪10克,茯苓10克,车前子15克,玉米须30克,茜草15克,桃仁10克,红花10克。14剂,水煎内服,每日1剂。

三诊:连服1月药后水肿腰酸消失,尿蛋白(-)。舌苔薄质暗红,脉细濡。上方合度,仍按原方调之。

处方:生黄芪30克,白术10克,防风3克,菟丝子15克,淫羊藿15克,枸杞子10克,山药30克,山萸肉15克,丹参10克,芡实15克,益母草6克,川芎6克,当归10克,赤芍6克,六月雪10克,茯苓10克,车前子15克,玉米须30克,茜草15克。14剂,水煎内服,每日1剂。

四诊:面色灰暗已退且转为红润,腰酸明显改善,尿蛋白(-),未见异常,一般情况好,舌苔薄,质淡红,脉细。续上方14剂以固其效而愈。

③ 脾肾阳虚

徐某,女,56 岁。

初诊:全身水肿,足跗尤甚 2 年,加重 2 个月。大便溏薄,小便不利,腰膝酸软,面色白,乏力肢软,食欲不振,行寒怕冷。舌淡苔薄白,脉沉迟。证属脾肾阳虚,气化失调,水湿外溢,而致诸症。治当健脾益肾,温化水湿。

处方:附子 9 克,泽泻 10 克,陈皮 9 克,怀牛膝 10 克,桂枝 6 克,薏苡仁 30 克,茯苓 12 克,补骨脂 10 克,山药 20 克,乌药 12 克,干姜 6 克,白术 12 克,黄芪 20 克,牡丹皮 10 克,白芍 10 克,胡芦巴 10 克,熟地 10 克,大枣 10 克。7 剂,水煎内服,每日 1 剂。

二诊:浮肿渐退,小溲清长,舌色红润无苔,脉象迟软。拟温煦脾肾,兼化寒湿。

处方:附子 9 克,泽泻 6 克,陈皮 6 克,怀牛膝 10 克,桂枝 6 克,炒白芍 9 克,带皮茯苓 12 克,党参 10 克,炒白术 9 克,补骨脂 10 克,益智仁 10 克,乌药 10 克,干姜 6 克,黄芪 20 克,陈皮 10 克,大枣 10 克。14 剂,水煎内服,每日 1 剂。

三诊:浮肿皆退,食欲转佳,诸症俱减。舌色红润,脉形缓和,元阳渐复,寒湿化,拟五苓和玉屏风加减。

处方:生黄芪 15 克,附子 6 克,桂枝 6 克,炙甘草 3 克,巴戟天 6 克,党参 10 克,淡干姜 5 克,制半夏 9 克,炒白术 12 克,带皮茯苓 12 克,薏苡仁 20 克,防风 10 克,怀牛膝 10 克,甘草 3 克。14 剂,水煎内服,每日 1 剂。

药后诸症俱减而停药。随访 6 个月无异常。

按:虚寒浮肿,全在阳气之不运化也。故用温煦脾肾之阳以化寒湿之剂,服后病势稳定,邪去正复,病自得愈。

④ 湿热下注

袭某,女,55 岁。

初诊:全身水肿伴尿刺痛月余。虚热起伏,乏力肢软,口渴喜饮,大便干燥。舌红少津,苔微黄腻,脉细弦数。此乃阴虚湿热,阴虚之体,复感湿热,水湿外溢,湿热下注,以致水肿尿痛等症。治宜清热养阴,通利湿热。

处方:滑石 12 克,银柴胡 6 克,白薇 6 克,生地 9 克,通草 3 克,黄柏 10 克,知母 10 克,淡竹叶 5 克,粉丹皮 6 克,泽泻 12 克,生甘草 5 克,土茯苓 12 克,车前草 6 克,山药 20 克,川牛膝 6 克,猪苓 12 克,连翘 20 克,玉米须 20 克,金钱草 12 克,萹蓄 12 克,瞿麦 12 克,山萸肉 10 克。7 剂,水煎内服,每日 1 剂。

二诊:水肿消退,尿痛夹浊减轻,再当从此消息之。

处方:滑石 12 克,银柴胡 6 克,白薇 6 克,生地 9 克,潼通草 3 克,黄柏 5 克,知母 10 克,淡竹叶 5 克,粉丹皮 6 克,泽泻 5 克,生甘草 5 克,土茯苓 12 克,车前草 6 克,山药 20 克,川牛膝 6 克,猪苓 6 克,连翘 12 克,玉米须 20 克,金钱草 6 克,粉萆薢 6 克,山萸肉 12 克。7 剂,水煎内服,每日 1 剂。

三诊:诸症减退,尿检正常。嘱清淡饮食,予前方续进 7 剂以防复发而愈。

⑤ 肾虚湿蕴

梁某,女,52 岁。

初诊:腰痛水肿 3 个月。大便秘结,乏力神疲,两下肢水肿,四肢酸软,小便多且浑浊,耳鸣,阴痒,尿常规检查示蛋白(＋＋＋),红细胞(＋＋),白细胞(＋)。舌红,苔薄黄,脉细数。此为肾虚湿蕴,日久化热,湿热下注而致诸症。宜益肾化浊,清利湿热。

处方:黄芪 30 克,土茯苓 10 克,菟丝子 15 克,玉米须 30 克,益母草 10 克,山药 30 克,蝉蜕 8 克,全蝎 5 克,黄柏 8 克,白术 10 克,苏叶 6 克,连翘 10 克,生大黄 6 克,山萸肉 15 克,生地黄 10 克,泽泻 8 克,丹皮 8 克,茯苓 12 克,白花蛇舌草 10 克。7 剂,水煎内服,每日 1 剂。

二诊:药后大便已通畅,两下肢水肿减轻,阴痒不适。舌红苔薄黄,脉细数。湿热未清,宜加强之。

处方:黄芪 30 克,土茯苓 10 克,菟丝子 15 克,玉米须 30 克,益母草 10 克,山药 30 克,蝉蜕 8 克,全蝎 5 克,黄柏 10 克,白术 10 克,苦参 12 克,苏叶 6 克,连翘 10 克,酒大黄 10 克,山萸肉 15 克,生地黄 10 克,泽泻 12 克,丹皮 8 克,茯苓 12 克,白花蛇舌草 10 克,地肤子 10 克,白鲜皮 12 克,泽泻 12 克。7 剂,水煎内服,每日 1 剂。

三诊:药后诸症俱减,复查尿常规示蛋白(＋),红细胞(－),白细胞(－),乏力肢软。舌淡红,苔薄黄,脉细数。方已奏效,此方加减服 30 余剂,诸症渐消,复查尿常规正常,体检各项指标无异常而停服中药。

⑥ 湿热蕴结

肖某,女,36 岁。

初诊:水肿、小便淋痛 2 年余,重则尿黄窘迫,欲解不出。尿道灼痛,淋漓不尽。每昼夜小便数十次,量极少,有时仅数滴,涩痛,腰及小腹亦觉疼痛,外阴瘙痒,白带多,四肢不温。舌尖边红,苔白滑,脉沉有力。此为湿热蕴结于下焦,少阴阳郁,气机不利,又兼湿热。法宜宣通气机,清化湿热。

处方:关黄柏10克,连翘12克,柴胡12克,白术10克,瞿麦10克,石韦12克,茯苓12克,生地黄10克,泽泻10克,丹皮8克,茯苓12克,白花蛇舌草10克,土茯苓10克,山药30克,白鲜皮12克,苦参12克,椿根白皮12克,萹蓄10克,金钱草10克,竹叶10克,龙胆3克,甘草5克。14剂,水煎内服,每日1剂。

服药后,小便通利,诸证悉解。下阴痒已好转。再以原方服14剂后获愈。

⑦ 膀胱湿热

蒋某,女,38岁。

初诊:水肿伴尿频、尿急、尿痛3年。腰酸乏力,尿常规见红细胞、白细胞,曾用抗生素治疗,临床症状时好时作,反复不愈。刻诊:水肿腰酸,腹胀便秘,尿频痛混浊,口干口苦,纳寐尚可。舌苔黄腻,质偏红,脉细滑数。证属膀胱湿热,肾气亏损。治宜攻补兼施,补肾通淋,用知柏地黄丸合八正散加减。

处方:续断15克,当归10克,知母10克,石韦15克,地锦草20克,关黄柏10克,车前子15克,青皮10克,金钱草15克,生甘草5克,牡丹皮10克,瞿麦6克,茯苓6克,生地黄12克,泽泻6克,连翘15克,淫羊藿15克,枸杞子10克,山药30克,山萸肉15克。7剂,水煎内服,每日1剂。

二诊:水肿伴尿频、尿急、尿痛好转,腰酸减轻。舌苔薄黄,脉沉细。肾气亏虚,补益肾气,佐以清热通淋。

处方:山萸肉10克,熟地黄6克,生地黄10克,续断15克,当归10克,枳实10克,石韦30克,地锦草30克,黄柏10克,菟丝子15克,淫羊藿15克,枸杞子10克,山药30克,车前子15克,生甘草4克,滑石10克(包),青皮、陈皮各6克,金钱草6克,瞿麦6克,茯苓6克。7剂,水煎内服,每日1剂。

三诊:水肿伴尿频、尿急、尿痛症状消失,腰酸见好,尿检正常。舌苔薄黄,脉细。上方见效。原方继服14剂以固其效。

四诊:病情稳定,尿检持续阴性。苔薄脉细。原方巩固而愈。

按:慢性尿路感染疾病归属中医"淋证"范畴,常因湿热蕴结下焦,久淋不愈,耗损肾气,使疾病易于反复。本例为膀胱湿热,肾气亏损,治宜攻补兼施,补肾通淋,选方切合,用药准确,故疗效较为满意。

⑧ 风水挟热

许某,女,50岁。

初诊:腰痛面部及下肢浮肿2个月。患者两关节肿痛,尿常规示蛋白(++),白细胞(+),红细胞(++),咽红,食欲不佳,尿浊,大便正常。脉细数,苔薄舌偏红。此为风水挟热,三焦气道闭塞,决渎无权,湿热蕴于膀胱。当予通调水道,清宣肺气,化湿清热。

处方:生地 15 克,茯苓皮 10 克,麻黄 6 克,车前子 15 克,桔梗 5 克,连翘 20 克,金银花 10 克,大青叶 15 克,牛蒡子 10 克,仙鹤草 15 克,薏苡仁 20 克,赤小豆 20 克,白茅根 20 克,大蓟 10 克,小蓟 10 克,玉米须 15 克,杏仁 6 克,鸭跖草 12 克。7 剂,水煎内服,每日 1 剂。

二诊:诸症好转,但见乏力、腰酸等症。此为脾肾两虚,再加入益气健脾培补肝肾之品。

处方:生地 15 克,茯苓皮 10 克,桔梗 5 克,连翘 20 克,桑白皮 10 克,大青叶 15 克,仙鹤草 15 克,鸭跖草 10 克,薏苡仁 20 克,赤小豆 20 克,茅根 10 克,大蓟 10 克,小蓟 10 克,麻黄 6 克,黄精 15 克,菟丝子 12 克,白术 15 克,玉米须 15 克,芡实 15 克,金樱子 15 克,楮实子 15 克,山萸肉 12 克。15 剂,水煎内服,每日 1 剂。

上方加减连服半个月,诸症渐消,复查尿蛋白(-),白细胞(-),红细胞(-),尿检(-),诸症消失,停服中药,给予六味地黄丸 6 克,每日 2 次,口服 1 个月巩固治疗。随访 6 个月无异常。

按:本案初起表邪未解,水湿内蕴化热,以祛邪治标为主,采用开鬼门、洁净腑兼清热,用麻黄连翘赤小豆汤加减主治。方用麻黄、桑白皮、杏仁等解表祛邪,疏宣开肺之效,取上窍得通下窍始能开泄之竭,配以大青叶、金银花、鸭跖草清热利湿。3 周后浮肿渐退,尿检正常。病至中后期,正气耗伤表现为气阴两虚,以扶正治本而用益气健脾、培补肝肾之品调治而愈。

⑨ 脾虚湿蕴

朱某,女,69 岁。

初诊:浮肿、反复蛋白尿 2 年余,加重 2 周来诊。2 年前因发热、浮肿后反复出现尿蛋白,外院拟诊为慢性肾炎。刻诊:面睑浮肿,头晕,伴有腰酸乏力,大便秘,小便频。尿检示蛋白(+ + + +)。前医曾拟益气健脾、温补肾阳、滋阴降火、固涩补精、收敛缩尿等,均未见效。苔白腻,舌淡边有齿印,脉软弱无力。乃脾虚湿蕴,湿浊内阻所致诸症,因而改用东垣升清降浊的方法。

处方:炙黄芪 25 克,党参 9 克,苍术、白术各 30 克,升麻 9 克,柴胡 9 克,半枝莲 15 克,蔓荆子 9 克,当归 9 克,赤苓、猪苓各 12 克,桂枝 9 克,车前子 12 克,泽泻 9 克,山药 30 克,大黄 10 克(后下),玉米须 15 克,白马骨 12 克,山萸肉 12 克,全蝎 3 克,薏苡仁 20 克,鬼箭羽 12 克。7 剂。

二诊:1 周后复诊,服药后大便已通,浮肿尿浊好转,乏力肢软,尿常规检查蛋白(＋＋)。苔根白腻,舌淡边有齿印,脉软弱无力。守上方加减续服。

处方:黄芪 25 克,党参 9 克,白术 30 克,升麻 9 克,柴胡 9 克,半枝莲 15 克,蔓荆子 9 克,当归 9 克,赤苓、猪苓各 12 克,白芷 9 克,车前子 12 克,泽泻 9 克,山药 30 克,大黄 10 克(同煎),玉米须 15 克,白马骨 12 克,山萸肉 12 克,鬼箭羽 10 克,泽兰 10 克。7 剂,水煎内服,每日 1 剂。

三诊:水肿尿浊好转,腰酸乏力。苔根白腻,舌淡边有齿印,脉软弱无力。守上方加减续服。

处方:黄芪 25 克,党参 9 克,白术 30 克,柴胡 9 克,半枝莲 15 克,蔓荆子 9 克,当归 9 克,猪苓 12 克,茯苓 12 克,车前子 12 克,泽泻 9 克,山药 30 克,大黄 10 克(同煎),玉米须 15 克,白马骨 12 克,山萸肉 12 克,鬼箭羽 10 克,泽兰 10 克,菟丝子 10 克,全蝎 3 克。14 剂,水煎内服,每日 1 剂。

续服上方 2 周后复查,尿蛋白(－),各项指标正常,水肿尿浊消失。前方加减续服 1 个月后停药。随访 1 年无异常。

按:李东垣认为脾胃为精气升降运动的枢纽,脾胃气虚则清气不升,反而下流于肾,尿蛋白随之下泄,因而黄芪、党参益气健脾而气升,柴胡、白芷、蔓荆子升提阳气,元气功能充沛,精气得固,尿蛋白随之消失,更合苓、桂、术、芪、半枝莲、车前子健脾以利水消肿,故而使尿蛋白消失,浮肿消退。

⑩ 脾虚湿困

徐,某,女,56 岁。

初诊:全身浮肿,足跗尤甚 3 月余。脘腹胀满,大便溏薄,小便量少不利,形寒怕冷,面色白,食欲不振。有甲状腺功能减退史。舌淡红少苔,脉沉迟。证属脾虚湿困,水湿外溢。治当健脾理气,温化水湿。

处方:党参 20 克,泽泻 12 克,陈皮 10 克,黄芪 40 克,桂枝 10 克,炒白术 9 克,茯苓 12 克,大腹皮 12 克,苏梗 10 克,乌药 10 克,干姜 6 克,大枣 12 克,薏苡仁 20 克,车前草 20 克,附片 6 克,甘草 3 克。7 剂,水煎内服,每日 1 剂。

二诊:浮肿渐退,小溲清长。舌质淡红少苔,脉象迟软。拟温煦脾肾,兼化寒湿。

处方:附子 6 克,泽泻 12 克,陈皮 10 克,川牛膝 10 克,桂枝 10 克,炒白术 9 克,带皮茯苓 12 克,大腹皮 12 克,炒白术 9 克,补骨脂 6 克,益智仁 6 克,乌药 6 克,干姜 6 克,苏梗 10 克,黄芪 20 克,薏苡仁 20 克,甘草 3 克。7 剂,水煎内服,每日 1 剂。

三诊:浮肿皆退,舌色红润,脉形缓和。元阳渐复,寒湿稍化,拟前方出入续服以固其效。

处方：生黄芪 20 克,附子 6 克,桂枝 6 克,甘草 3 克,巴戟天 6 克,木防己 10 克,淡干姜 5 克,制半夏 9 克,炒白术 12 克,带皮茯苓 12 克,薏苡仁 20 克,防风 6 克,川牛膝 6 克,泽泻 10 克,大枣 10 克。14 剂,水煎内服,每日 1 剂。

药后诸症俱减而停药。

按：脾阳亏虚浮肿,全在阳气之不运化也。故用温煦脾肾之阳以化寒湿之剂,服后病势稳定,邪去正复,病自得愈。

⑪ 邪毒郁肾

刘某,女,35 岁。

初诊：眼睑水肿伴血尿 20 日。20 日前曾出现咽喉肿痛、发热、水肿、血尿,住某医院 2 周,因水肿血尿不见好转,遂出院来诊。尿常规示红细胞(＋＋＋),隐血(＋＋＋),尿蛋白(＋＋)。咽红肿痛,轻咳少痰。外院诊断为隐匿性肾炎急性发作。舌苔薄黄,舌质红边浅齿印,脉细略数。此乃外感风热,邪毒郁肾,侵袭于下,损伤肾络所致。拟祛风清热、解毒宣散为治。

处方：荆芥、防风各 9 克,淡豆豉 15 克,玄参 10 克,蜜麻黄 9 克,连翘 20 克,板蓝根 10 克,牛蒡子 9 克,金银花 12 克,山豆根 10 克,薄荷 5 克,赤小豆 12 克,淡竹叶 10 克,墨旱莲 10 克,大蓟 10 克,小蓟 10 克,仙鹤草 12 克,藕节 10 克,白茅根 30 克,甘草 3 克。7 剂,水煎内服,每日 1 剂。

二诊：1 周后复诊,水肿消失,咽痛好转,轻咳少痰。尿常规示红细胞(＋－),蛋白(＋),隐血(＋)。舌苔薄黄,脉细小数。上方减大蓟、小蓟,加玉米须 15 克。14 剂,水煎内服,每日 1 剂。

三诊：水肿、血尿消失,咽痛咳嗽症减,尿检无异常。为固疗效续服 14 剂,复查各项指标正常,停药而愈。随访 1 年未见复发。

按：水肿、血尿病虽在下焦肾脏,着眼点应在上。盖咽喉痛热毒蕴结是其主要矛盾。荆芥、防风、板蓝根、连翘看似治上,实则对蛋白尿、血尿有着积极的治疗作用;牛蒡子、山豆根、金银花、蜜麻黄是治咽痛咳嗽的要药,咽痛咳嗽缓解,肾炎发作即平。所谓肺为水之上源,清肺即以治肾,意为下病上取也。

⑫ 肾炎·脾肾虚寒

蒋某,女,32 岁。

初诊：患慢性肾炎已 1 年,近月余肢腹凹陷性浮肿伴少尿。乏力肢软,面色苍白,唇舌俱淡,腰酸畏寒,纳呆溲浊,大便溏薄。舌质淡,苔微白腻,脉沉细弱。尿检示尿蛋白(＋＋＋)，颗粒管型(＋)。水肿因脾肾虚寒，阴水泛滥而致，以附子理中汤合五苓散加减治之。

处方：附片 6 克，党参 15 克，黄芪 15 克，茯苓 15 克，猪苓 9 克，白术 9 克，泽泻 9 克，干姜 5 克，补骨脂 6 克，益智仁 6 克，巴戟天 6 克，怀牛膝 6 克，肉桂 6 克，冬葵子 6 克，山药 30 克，玉米须 15 克，全蝎 3 克，益母草 10 克，山萸肉 12 克，大枣 10 克。7 剂，水煎内服，每日 1 剂。

二诊：服方平和，食欲渐增，舌淡苔白，脉细弱。前方加减续服。

处方：附片 6 克，党参 15 克，黄芪 15 克，茯苓 15 克，猪苓 9 克，白术 9 克，泽泻 9 克，干姜 5 克，补骨脂 6 克，益智仁 6 克，巴戟天 6 克，川牛膝 6 克，肉桂 6 克，冬葵子 6 克，山药 30 克，玉米须 15 克，全蝎 3 克，益母草 10 克，山萸肉 12 克。7 剂，水煎内服，每日 1 剂。

三诊：药后水肿消失，腰酸乏力，复查尿蛋白(＋)，余(－)。舌淡苔白，脉沉细。上方大效，效不更方，前方续服 14 剂。

药后，诸症俱减。此方加减服治 30 剂，药后浮肿减退，尿蛋白(－)，各项指标正常，二便自如，嘱交替服附子理中丸、《济生》肾气丸，加以巩固而愈。

⑬ 肾炎·脾肾两虚

陈某，女，35 岁。

初诊：下肢水肿气短加重 3 月余，于 2014 年 3 月 12 日来诊。患者慢性肾炎 3 年余，多方求医未愈，小便化验尿蛋白常在(＋＋＋)左右。面色白，腰膝酸软，气短神疲，头晕乏力，食欲欠佳，小便短频，大便干不畅。舌淡红，苔微白腻，脉细濡无力。此乃脾肾两虚，气精亏损，固摄无权。拟益气健脾，补肾固摄。

处方：黄芪 30 克，苍术 15 克，党参 15 克，茯苓 15 克，蒲公英 15 克，杜仲 15 克，菟丝子 15 克，山药 20 克，山萸肉 10 克，熟地黄 15 克，枸杞子 15 克，连翘 15 克，丹皮 10 克，知母 10 克，大黄 6 克(后下)，玉米须 30 克，萆薢 12 克，炒鸡内金 12 克，六月雪 12 克，地龙 10 克。14 剂，水煎内服，每日 1 剂。

二诊：服上方后，胃纳转佳，精神转好。大便 1～2 次，偏稀，仍腰膝酸软，尿检(＋)，脉舌同前。上方加狗脊 15 克，改大黄 6 克(同煎)，续服 14 剂。

三诊：水肿气短消失，尿检示尿蛋白(－)。舌淡红，苔微白，脉细软。前方加补骨脂 9 克，续服 14 剂。

如此加减治疗 3 个月后，水肿消失，蛋白尿消失。连查多次，各项指标正常。半年随访，无反复。

⑭ **肾炎·脾肾亏损**

周某,女,45 岁。

初诊:患者全身浮肿,腰酸乏力,尿蛋白(＋＋),诊断为慢性肾炎肾病型而住院治疗,实验室检查示尿蛋白(＋＋),颗粒管型(＋),24 小时尿蛋白总量 3.66 克,症见面色苍白,全身水肿,两下肢按之没指,形寒畏冷纳呆,大便溏薄。舌苔白滑,舌质淡胖嫩,脉沉细。显系脾肾亏损,水湿泛滥,精微失于转输,渗漏于下。治宜健脾温肾,通阳利水。

处方:黄芪 30 克,党参 12 克,生地 12 克,桂枝 6 克,白术 9 克,茯苓 15 克,仙茅 9 克,淫羊藿 9 克,巴戟天 12 克,玉米须 20 克,补骨脂 12 克,山药 20 克,白芍 9 克,葫芦巴 6 克,车前子 15 克(包),龟甲胶 6 克(烊服),连翘 12 克,泽泻 10 克,大枣 10 克。7 剂,水煎内服,每日 1 剂。

二诊:服上方后,浮肿消退,胃纳大振,小便增多,形寒便溏好转,尿蛋白下降到(＋),颗粒管型消失。原方去车前子,改山药 30 克,续服 7 剂。

三诊:浮肿全退,舌转淡红,脉细濡,症状基本消失,尿蛋白(－),24 小时尿蛋白总量 0.12 克。前方加山萸肉 12 克,续服 14 剂。

经检查血浆总蛋白与白蛋白均在正常范围内,患者康复出院,随带《金匮》肾气丸作善后。

⑮ **肾炎·阴水泛滥**

蒋某,女,32 岁。

初诊:患慢性肾炎已 1 年,近来肢腹均见凹陷性浮肿,溲短,大便溏薄,腰酸畏寒,面色苍白,双膝关节酸痛。唇舌俱淡,苔白,脉细弱。尿检示尿蛋白(＋＋＋),有颗粒管型。证属脾肾虚寒,阴水泛滥。以附子理中汤合五苓散加减。

处方:附片 12 克,党参 15 克,黄芪 25 克,茯苓 15 克,猪苓 9 克,白术 9 克,泽泻 9 克,干姜 5 克,地龙 10 克,益智仁 12 克,巴戟天 12 克,怀牛膝 10 克,肉桂 6 克,冬葵子 12 克,山药 30 克,白芍 10 克,玉米须 15 克,徐长卿 12 克,木瓜 12 克,全蝎 2 克,甘草 6 克。14 剂,水煎内服,每日 1 剂。

二诊:药后浮肿腰酸减轻,双膝关节酸痛,尿检(＋)。舌淡,苔薄白,脉细弱。药已见效,守前方出入续服。

处方:附片 12 克,党参 15 克,黄芪 25 克,茯苓 15 克,猪苓 9 克,白术 9 克,泽泻 9 克,白花蛇舌草 10 克,地龙 10 克,益智仁 12 克,巴戟天 12 克,怀牛膝 10 克,肉桂 6 克,冬葵子 12 克,山药 30 克,白芍 10 克,玉米须 15 克,徐长卿 12 克,木瓜 12 克,全蝎 2 克,五加皮 10 克,甘草 6 克。14 剂,水煎内服,每日 1 剂。

此方加减共服 50 多次剂,药后浮肿等症减退,多次尿检(-),其病痊愈。嘱服附子理中丸、《济生》肾气丸加以巩固。

⑯ 肾炎·气精亏损

陈某,女,35 岁。

初诊:两下肢水肿 3 年余,加重 2 个月。面色白,腰膝酸软,气短神疲,头晕乏力,小便频,大便不畅,患慢性肾炎史 3 年余,经中西药治疗,仍未痊愈,小便化验尿蛋白常在(+)~(++),近因劳累后水肿等症加重。舌淡红,脉细濡。此乃气精亏损,脾肾两虚,固摄无权。拟益气健脾,补肾固摄。

处方:黄芪 30 克,苍术 15 克,党参 15 克,茯苓 15 克,黑豆 15 克,杜仲 15 克,菟丝子 15 克,山药 15 克,山萸肉 10 克,熟地黄 15 克,枸杞子 15 克,续断 15 克,丹皮 10 克,知母 10 克,黄柏 5 克,玉米须 30 克,萆薢 6 克。14 剂,水煎内服,每日 1 剂。

二诊:服上方后,胃纳转佳,精神较振,唯腰膝仍酸软。加狗脊 15 克,14 剂。

三诊:症状减轻,尿蛋白(+)。加补骨脂 9 克,14 剂。

如此加减治疗 3 个月后,蛋白尿消失。连查数次,均为阴性。随访 1 年,多次尿检正常,无异常症状而愈。

⑰ 肾炎·肝肾亏损

瞿某,女,55 岁。

初诊:双下肢水肿 3 月余,经常腰酸血尿 3 年多。形体消瘦,面色略黑,口干舌燥,口渴而不欲饮,头晕乏力,全身紫癜,时缓时剧。大便干燥,2~3 日 1 行。舌质黯红,边有瘀点,脉细而涩。刻诊:尿常规见红细胞(++),尿蛋白(++),外院诊断为慢性肾炎(IgA)肾病。此乃阴虚瘀热,肝肾亏损。宜养阴清热,滋养肝肾,凉血化瘀。

处方:生地黄 12 克,熟地黄 12 克,玉米须 15 克,山萸肉 12 克,蝉蜕 6 克,紫草 12 克,墨旱莲 15 克,制首乌 9 克,黄柏 9 克,大蓟 15 克,小蓟 15 克,赤芍 9 克,丹皮 12 克,三七 10 克,黄芪 12 克,制大黄 12 克,当归 10 克,仙鹤草 12 克,鳖甲 15 克,生藕节 15 克,全蝎 3 克,白茅根 20 克,生甘草 6 克。14 剂,水煎内服,每日 1 剂。

二诊:服上方诸症好转,尿常规示红细胞(+),尿蛋白(-),大小便通畅,全身紫癜消失。原方去黄柏,加益母草 10 克,续进 14 剂。

药后小便常规阴性,随访 1 年,血尿、紫癜未见复发。

（二）淋证案

① 热淋·湿热蕴结

张某,女,50岁。

初诊:尿频尿急5日。尿时有刺痛,大便不爽,少腹酸胀,腰酸乏力,口干不欲饮。尿检示白细胞(＋＋＋),红细胞(＋)。清洁中段尿培养:大肠埃希菌生长。西医诊断:尿路感染。舌质偏红,舌苔薄黄,脉滑数。此为湿热蕴结下焦。治拟清理下焦湿热。

处方:黄连6克,黄芩9克,黄柏12克,白头翁9克,蒲公英15克,制大黄12克,秦皮9克,半枝莲15克,车前子12克,金钱草9克,竹叶9克,山药30克,滑石9克,泽泻12克,生甘草5克。7剂,水煎内服,每日1剂。

二诊:服药1周后,尿频、尿急、尿痛消失,小溲较前通畅。仍有腰痛乏力,尿检白细胞(＋＋),口干尿黄。湿热未了,伤阴耗气,宜清养之。

处方:黄柏12克,蒲公英15克,制大黄12克,半枝莲15克,车前子12克,金钱草9克,竹叶9克,山药30克,滑石9克,生甘草5克,知母12克,丹皮10克,生地黄12克,山萸肉10克,茯苓12克。7剂,水煎内服,每日1剂。

服药2周后诸症皆除,尿检(－),清洁中段尿培养(－)。遂停药,嘱饮食清淡调理。

② 膏淋·湿热瘀阻

张某,女,50岁。

初诊:尿痛伴米汤状血尿3月余。外院中西医治疗效不佳,而来门诊求医。患者来诊时腰部重胀感,头晕乏力,面色苍白,食欲不振,大便干结。尿检:乳糜定性(＋＋),尿蛋白(＋＋＋),红细胞(＋＋)。诊断:乳糜血尿。舌红,苔薄黄根腻,脉弦小数。此为湿热瘀阻,气化不利,膏液失约。治拟清热利湿,活血化瘀,分清泄浊。

处方:黄柏9克,半枝莲15克,赤芍9克,丹皮12克,生地黄12克,墨旱莲12克,泽泻9克,山萸肉12克,黄芪15克,山药30克,萆薢12克,乌药10克,石菖蒲10克,连翘20克,金钱草12克,仙鹤草15克,白茅根12克,三七10克,益智仁12克,甘草6克。14剂,水煎内服,每日1剂。

二诊:服药14剂,小溲已清,精神也振,尿检蛋白(＋),乳糜定性(＋),余(－)。舌红苔薄黄,脉弦滑。湿热渐清,脉络宁,前方加减继服。

处方:黄柏9克,半枝莲15克,赤芍9克,丹皮12克,生地黄12克,墨旱莲12克,泽泻9克,山萸肉12克,黄芪15克,山药30克,萆薢12克,乌药10克,石菖蒲 10 克,连翘 20 克,金钱草 12 克,白术 12 克,茯苓 12 克,薏苡仁 20 克,甘草 6 克。14 剂,水煎内服,每日 1 剂。

药后诸症减,小便已清,二便自如,尿检正常,乳糜定性(－)。遂停服中药而愈。随访 3 个月无异常。

❸ 膏淋·湿热下注

梁某,女,36 岁。

初诊:米汤样尿涩痛 2 个月,加重 5 日。下肢浮肿,小腹胀满,小便淋漓不尽,尿混浊呈米泔水样。消瘦乏力,纳差,腰酸肢软,大便干结。舌红苔黄,脉细滑数。此乃湿热下注,气化不利,脾虚不运,脂液失于约束而下,膏脂外下日久,肾虚下元亏损,故见消瘦乏力、纳差、腰酸肢软等症。治宜清热利湿,分清泄浊,补虚固塞。

处方:乌药 10 克,益智仁 12 克,黄柏 10 克,茯苓 20 克,粉萆薢 12 克,泽泻 9 克,莲子心 6 克,桂枝 6 克,石菖蒲 6 克,金钱草 15 克,石韦 15 克,黄芪 25 克,山萸肉 12 克,白术 12 克,山药 20 克,薏苡仁 30 克,瞿麦 10 克,车前子 10 克,党参 10 克,覆盆子 10 克,墨旱莲 12 克,玉米须 12 克,甘草 6 克。7 剂,水煎内服,每日 1 剂。

二诊:服药后米汤样尿减少,尿痛症减。小溲已畅,下肢浮肿消失。舌红苔薄黄,脉象濡细。膀胱气化渐旺,肾气得固,以清热利湿,分清泄浊,补虚固塞续治。

处方:川桂枝 6 克,芡石 12 克,乌药 10 克,益智仁 12 克,黄柏 10 克,茯苓 20 克,粉萆薢 12 克,泽泻 9 克,莲子 6 克,石菖蒲 6 克,金钱草 15 克,石韦 15 克,黄芪 25 克,山萸肉 12 克,白术 12 克,山药 20 克,薏苡仁 30 克,瞿麦 10 克,车前子 10 克,党参 10 克,覆盆子 10 克,墨旱莲 12 克,金樱子 12 克,玉米须 12 克,甘草 6 克。14 剂,水煎内服,每日 1 剂。

服药后,诸症消减,复查尿乳糜定性(－),尿检(－),无异常而痊愈。

❹ 血淋·湿热蕴伏

邵某,女,35 岁。

初诊:尿痛尿血 2 月余,溲下涩痛,淋漓不爽。尿检示红细胞(＋＋＋＋),隐血(＋＋),白细胞(＋)。舌红苔黄,脉濡数。此乃肾家湿热蕴伏,膀胱脉络损伤,血不归经而下,故见肉眼血尿等。拟凉血化瘀,清热通淋。

处方:萹蓄 12 克,小蓟炭 9 克,肥知母 6 克,飞滑石 12 克,蒲黄炭 9 克,石韦 12 克,泽泻 9 克,车前子 12 克(包),关黄柏 10 克,藕节炭 12 克,仙鹤草

15 克,金钱草 12 克,生地黄 10 克,山药 30 克,玉米须 30 克,通草 3 克,竹叶6 克,甘草 3 克。7 剂,水煎内服,每日 1 剂。

二诊:药后诸症减轻。舌红苔黄,脉濡数。湿热蕴结膀胱,瘀血阻塞,溲则疼痛。仍拟凉血化瘀,清热通淋。

处方:小蓟炭 9 克,田三七 6 克,牛膝 9 克(盐水炒),车前子 12 克(包),蒲黄炭 9 克,肥知母 6 克(盐水炒),飞滑石 12 克(包),泽泻 9 克,关黄柏 9 克(盐水炒),藕节炭 12 克,通草 3 克,生地黄炭 9 克。7 剂,水煎内服,每日 1 剂。

三诊:湿热渐化,膀胱之气化已畅,尿检示(+),隐血(++),白细胞(-)。血淋 2 个月,得分利行气之剂而止。前方加减续服,以固其效。

处方:粉草薢 9 克,赤芍 5 克,通草 3 克,大小蓟各 9 克,炒黄柏 10 克,怀牛膝 9 克,泽泻 9 克,田三七 6 克,肥知母 5 克,车前子 9 克(包),生地黄 12 克,山萸肉 12 克,蒲公英 12 克,甘草 6 克。7 剂,水煎内服,每日 1 剂。

药后诸症减,尿痛、尿血消失,尿检(-)而痊愈。

按:本案为湿热侵入血分而成血淋,故于渗湿之中,治以清热凉血通络,止血而不留瘀,祛瘀生新,清利通淋而病愈。

5 血淋·热结下焦

杨某,女,33 岁。

初诊:反复尿痛血尿 1 年余,加剧 1 周。尿中有米粒样血块。脉数而无力,苔薄,舌质偏红。此乃热结下焦(膀胱),灼伤血络,迫血妄行,当与小便涩痛之血淋相鉴别。综观症状,病变在膀胱,日久必耗气伤阴,肾阴亏虚,肾虚不固,气不统血,本虚标实,病程颇长。先拟清热利湿,凉血止血,急则治其标。

处方:金银花 15 克,连翘 15 克,丹皮 10 克,炒黄柏 10 克,茜草 15 克,茅根30 克,生地黄 20 克,茯苓 15 克,泽泻 10 克,大蓟、小蓟各 15 克,金钱草 20 克,车前子 15 克(包),生甘草 5 克。7 剂,水煎内服,每日 1 剂。

二诊:上药连服 7 剂,血尿稍减。但见症见乏力,怕风,倦怠,夜尿,苔脉同上。血淋日久,耗气伤阴,当温养固涩止血。

处方:山药 15 克,生地黄 30 克,覆盆子 15 克,菟丝子 15 克,茯苓 15 克,党参 15 克,炙黄芪 20 克,黄柏 5 克,女贞子 15 克,附片 5 克,益智仁 5 克,五味子5 克,炙甘草 5 克,龙骨、牡蛎各 20 克,仙鹤草 30 克,血余炭 10 克。14 剂,水煎内服,每日 1 剂。

三诊:上药连服 14 剂,精神好转,夜尿未作,体质渐复,尿检阴性。以补肾健脾、养阴清化加以而巩固。

处方:山药 15 克,生地 30 克,覆盆子 15 克,菟丝子 15 克,茯苓 15 克,山萸肉 15 克,炙黄芪 20 克,黄柏 10 克,女贞子 15 克,金钱草 12 克,益智仁 5 克,枸杞子 5 克,炙甘草 5 克,墨旱莲 20 克,仙鹤草 12 克,白茅根 20 克。14 剂,水煎内服,每日 1 剂。

按:本例淋痛尿血,反复发作半年余,尿无频急,尿时涩痛。综观全程,分三个阶段论治。初起辨证热结膀胱,气化失司,迫血妄行,宗《金匮要略》"热在下焦者尿血"论治,以清热利湿、凉血止血之法,得有小效。其次虑其血尿日久,耗伤肾阴而见夜尿,倦怠,用益气滋阴,补肾固涩之品,血尿渐止,最终以扶正祛邪、滋阴益肾、止血佐治之而取效。

⑥ **石淋·湿热下注**

杨某,女,45 岁。

初诊:尿痛腰痛反复发作 2 年余,肾盂造影发现肾结石,最近又摄平片及造影,见左右输尿管上段各有三角形黄豆大结石,右肾积水明显,左肾也有轻度积水。腰痛,面目轻浮,少腹胀痛,口干欲饮,大便干燥。尿检有红细胞、白细胞。脉濡细,舌胖大而苔滑润。此乃湿热下注,煎液成石。当清热利湿,通淋排石,益气通阳利水。

处方:石韦 12 克,黄芪 10 克,海金砂 12 克,桂枝 6 克,炒白术 9 克,猪苓 15 克,泽泻 15 克,鸡内金 15 克,王不留行 10 克,全当归 9 克,金钱草 30 克,川牛膝 15 克,炙乳香、没药各 5 克,车前子 12 克(包),滑石 6 克,通草 3 克,大枣 10 克。14 剂,水煎内服,每日 1 剂。

二诊:症状稍减,脉舌同前。前方改石韦 15 克、生黄芪 30 克,14 剂。

三诊:药后尿下 0.3 cm×0.4 cm、0.2 cm×0.4 cm 大小的两块结石,出现血尿 1 次。余症减轻。

处方:石韦 15 克,金钱草 30 克,川牛膝 9 克,炙乳香、没药各 5 克,党参 9 克,生黄芪 9 克,桂枝 6 克,生白术 6 克,猪苓 9 克,茯苓 9 克,鸡内金 20 克,车前子 12 克(包),滑石 12 克,王不留行 15 克,海金砂 12 克(包)。14 剂,水煎内服,每日 1 剂。

按:此方加减服用至 30 余剂,共计排出可见小结石 3 块,症状解除。肾盂造影及平片证实泌尿道无结石、肾脏良好而愈。

⑦ **石淋·湿聚成石**

刘某,女,34 岁。

初诊:腰腹部绞痛难忍,向大腿内侧放射,冷汗淋漓,恶心欲吐,大便秘结,小便刺痛难解。面色无华,全身少力,稍畏寒,两膝酸软,彩超示双肾结晶,左输尿管 0.4 mm×0.3 mm×0.3 mm 大小结石。舌淡紫,苔薄白根腻,脉沉弦涩。证为湿聚成石,血瘀水停。湿热蕴积,尿液受其煎熬,日积月累,尿中杂质结为砂石,以损伤脾肾,气化不利,结瘀阻络,诸症由生。治宜健脾益肾,活血利水,排石散结。

处方:党参 30 克,金钱草 30 克,石韦 6 克,乌药 15 克,山萸肉 10 克,白芍 15 克,怀牛膝 20 克,泽兰 30 克,滑石 30 克(包),通草 3 克,茯苓 15 克,车前子 30 克(包),猪苓 15 克,泽泻 12 克,生大黄 9 克,生鸡内金 20 克,甘草 6 克。海金砂 12 克(包)。7 剂,水煎内服,每日 1 剂,分 3 次服。

二诊:服药 3 剂,腰痛又剧,继服 3 剂即排出 1 枚结石,腰腹痛亦随之好转。仍腰酸乏力。舌红苔微黄,脉细滑。结石已出,脉络受损,宜清热利湿通络。

处方:党参 30 克,金钱草 30 克,石韦 12 克,乌药 9 克,延胡索 15 克,怀牛膝 20 克,鸡内金 12 克,黄柏 10 克,连翘 12 克,茯苓 15 克,车前子 30 克(包),猪苓 15 克,泽泻 12 克,甘草 6 克,黄芪 20 克,海金砂 12 克(包),山萸肉 12 克。7 剂,水煎服,每日 1 剂,分 2 次服。

药后诸证俱减,随之病愈。

8 石淋·湿热蕴结

党某,女,45 岁。

初诊:腰腹疼痛伴尿不畅 3 日,于 2014 年 6 月 5 日求医来诊。患者近 2 年经常腹痛,时缓时剧,日前溺血,腰连及少腹胀痛,腰脊酸楚,口干不欲饮,大便干,尿黄赤。舌质红,苔微黄腻,脉弦紧。此乃湿热蕴结下焦日久成石,腑气不畅,膀胱气化不利而致诸症。当以疏化清利为治。

处方:川楝子 12 克,台乌药 45 克,沉香 9 克(后下),青皮、陈皮各 10 克,海金砂 12 克(包),生鸡内金 20 克,炒延胡索 12 克,连翘 12 克,杭白芍 6 克,泽泻 9 克,瞿麦 12 克,金钱草 12 克,全瓜蒌 10 克,滑石 12 克,枳壳 10 克,甘草 3 克。7 剂,水煎内服,每日 1 剂。

二诊:服上药后,下石子 3 粒,如绿豆大小后痛减,然腰酸乏力,尿黄赤。舌质红,苔微黄腻,脉弦滑。原方加石韦 9 克、扁蓄 9 克、炒藕节 12 克、白茅根 30 克,续服 7 剂。

三诊:湿热蕴结,气郁不舒,膀胱气化不利,结石已下,少腹胀痛,腰脊酸楚,小溲短涩。脉弦紧。仍当以疏化于下为治,以绝后患。

处方:川楝子 12 克,台乌药 5 克,沉香曲 9 克(包),制香附 9 克,青皮、陈皮各 5 克,炒延胡索 6 克,瞿麦 12 克,萹蓄 9 克,石韦 9 克,川萆薢 9 克,泽泻

9 克,车前子 12 克,金钱草 15 克,猪苓、茯苓各 12 克,春砂仁 3 克,海金砂 12 克(包),生鸡内金 20 克。7 剂,水煎内服,每日 1 剂。

四诊:湿热夹气郁不调,又下米粒大结石少许,少腹结块,腰脊酸楚,二便艰涩。脉弦濡。仍以疏化为治。

处方:川楝子 9 克,台乌药 5 克,青皮、陈皮各 10 克,沉香曲 6 克(包),制香附 9 克,全瓜蒌 12 克,炒枳实 3 克,瞿麦 9 克,萹蓄 9 克,石韦 9 克,川草薢 9 克,泽泻 9 克,猪苓 12 克,飞滑石 12 克(包),生鸡内金 20 克,山萸肉 12 克,生地 12 克,金钱草 12 克,甘草 6 克。7 剂,水煎内服,每日 1 剂。

药后诸症减退,嘱咐六味地黄丸以善后而痊愈。

9 气淋·气机郁结

余某,女,55 岁。

初诊:尿涩痛点滴难下 1 周,心烦气躁,少腹胀痛,腰酸肢软,大便坚硬。脉沉细涩,舌质偏紫红,苔薄黄根腻。此乃气机郁结,膀胱气化不利,湿热与瘀血闭结。治宜疏导清化通淋。

处方:沉香 10 克,焦白术 12 克,赤茯苓 12 克,猪苓 15 克,桂枝 6 克,青皮 10 克,柴胡 10 克,泽泻 10 克,枳壳 6 克,萹蓄 9 克,通草 3 克,白芍 9 克,石韦 9 克,车前子 12 克,益智仁 6 克,冬葵子 12 克,乌药 10 克,小茴香 10 克,当归 12 克,川牛膝 10 克。7 剂,水煎内服,每日 1 剂。

二诊:膀胱气化失司,小溲虽通,仅有点滴,溺时刺痛。湿热瘀血阻滞,阳气不运。再拟疏导清化通淋治之。

处方:沉香 10 克,焦白术 12 克,赤茯苓 12 克,猪苓 15 克,桂枝 6 克,青皮 10 克,柴胡 10 克,泽泻 10 克,枳壳 6 克,萹蓄 9 克,白芍 9 克,石韦 9 克,车前子 12 克,益智仁 6 克,冬葵子 12 克,乌药 10 克,小茴香 10 克,当归 12 克,川牛膝 10 克,甘草 6 克。7 剂,水煎内服,每日 1 剂。

三诊:连服前方诸症减轻,小溲较前增多,腰部酸痛,大便不畅。瘀凝气滞。再当前方出入为主。

处方:沉香 6 克,焦白术 12 克,赤茯苓 12 克,猪苓 15 克,桂枝 6 克,青皮 10 克,三七 10 克,泽泻 10 克,枳壳 6 克,丹参 12 克,白芍 9 克,石韦 9 克,车前子 12 克,益智仁 6 克,冬葵子 12 克,乌药 10 克,小茴香 10 克,当归 12 克,川牛膝 10 克,大黄 6 克,甘草 6 克。7 剂,水煎内服,每日 1 剂。

四诊:诸症减轻,方宜增损。

处方:沉香 6 克,焦白术 12 克,赤茯苓 12 克,猪苓 15 克,桂枝 6 克,青皮 10 克,三七 10 克,泽泻 10 克,枳壳 6 克,丹参 12 克,白芍 9 克,石韦 9 克,车前子 12 克,益智仁 6 克,冬葵子 12 克,乌药 10 克,小茴香 10 克,当归 12 克,川牛膝 10 克,大黄 6 克,大枣 10 克,甘草 6 克。7 剂,水煎内服,每日 1 剂。

五诊:药后诸症俱减,小溲虽通,大便仍不畅,少腹作胀已减,腰部尚觉疼痛。舌淡红,苔微白,脉细沉。再拟前法加减。

处方:沉香 6 克,焦白术 12 克,赤茯苓 12 克,猪苓 15 克,桂枝 6 克,青皮 10 克,三七 10 克,泽泻 10 克,枳壳 6 克,丹参 12 克,白芍 9 克,石韦 9 克,车前子 12 克,薏苡仁 30 克,冬葵子 12 克,乌药 10 克,山萸肉 10 克,当归 12 克,川牛膝 10 克,大黄 8 克,大枣 10 克,甘草 6 克。7 剂,水煎内服,每日 1 剂。

连服前方诸症消失,二便自如,各项检查正常而痊愈。

按:《素问·宣明五气论》云:“五气所病,膀胱不利为癃,不约为遗溺。”本案患者心情不舒,气化不宣而成癃,故治以理气为主。然昔贤柯韵伯曰“肾中有火,始能致水”,因而参用沉香散、四磨饮子加减合清热通淋之药对症治疗而取效。

⑩ 劳淋·肾元不足

张某,女,60 岁。

初诊:尿痛伴尿频、尿急反复不愈 8 月余,劳累后加重。刻诊:神疲乏力,腰酸膝软,失眠多梦,纳尚可,大便溏稀。舌质红,苔薄略黄,脉沉细无力。证属肾元不足,湿热下注。治宜益气培元清利湿热。

处方:生黄芪 20 克,生地黄 15 克,黄精 15 克,菟丝子 12 克,白术 15 克,芡实 15 克,金樱子 15 克,楮实子 15 克,知母、黄柏各 12 克,赤白芍各 9 克,浙贝母 12 克,白花蛇舌草 15 克,夜交藤 30 克,酸枣仁 9 克,车前子 9 克。7 剂,水煎内服,每日 1 剂。

二诊:药后尿频尿急等症好转,夜寝已安。舌红,苔薄白,脉细。再拟原法出入续服。

处方:生黄芪 20 克,生地黄 15 克,黄精 15 克,白术 15 克,芡实 15 克,金樱子 15 克,楮实子 15 克,知母 12 克,黄柏 12 克,酸枣仁 9 克,菟丝子 12 克,山萸肉 12 克,瞿麦 12 克,白花蛇舌草 15 克,大枣 10 克,炙甘草 3 克,车前子 9 克,茯苓 12 克,连翘 12 克,竹叶 10 克。14 剂,水煎内服,每日 1 剂。

三诊:药后尿频、尿急之症已瘥,无腰酸等不适诉。舌红苔薄,脉细。守原法续治而愈。

按:慢性尿感反复发作,并非一概为外邪所引发,“邪不能独伤人”,在体虚条件下,邪才能伤人,所谓“正气存内,邪不可干,邪之所凑,其气必虚”。本案辨证从肾虚入手,组方用药重在扶正,以黄芪、生地为主药,补益肺脾气阳,滋养肝肾阴血,一阴一阳,相辅相成,共奏益气培元之功,故上方并未用大量清利下焦湿热之品,而以益气培元为主,亦收良效。

⑪ 劳淋·下元亏损

张某,女,34 岁。

初诊:腰酸尿涩痛伴早泄 2 年来诊。患者四肢无力,腰膝酸软,尿痛,射精疼痛无力,早泄,口干,小便黄。在医院检测:精液色淡黄,成活率 50%,活动力弱。舌边尖红赤,舌苔厚腻,尺脉沉弱。证属下元亏损,脾肾两虚,湿热不固而下。宜健脾运湿清热,补益肾精。

处方:菟丝子 12 克,石韦 15 克,茯苓 6 克,山萸肉 15 克,知母 15 克,淫羊藿 10 克,枸杞子 15 克,苍术 8 克,熟地黄 20 克,关黄柏 15 克,山药 10 克,泽泻 6 克,杜仲 10 克,金钱草 12 克,黄精 10 克,连翘 12 克,党参 10 克,草果 6 克。10 剂,水煎内服,每日 1 剂。

二诊:尿痛,射精疼痛无力,早泄症状好转,口干喜饮。舌红,舌苔微黄腻,尺脉沉细。肾亏精损,继前方增减。

处方:菟丝子 12 克,石韦 15 克,茯苓 6 克,山萸肉 15 克,知母 15 克,淫羊藿 10 克,枸杞子 15 克,苍术 8 克,熟地黄 20 克,关黄柏 15 克,山药 10 克,泽泻 6 克,杜仲 10 克,金钱草 12 克,黄精 10 克,连翘 12 克,覆盆子 10 克,草果 6 克。10 剂,水煎内服,每日 1 剂。

三诊:腰酸乏力,大便溏稀,脉细弱,脾肾仍虚,宜前方继服之。

处方:菟丝子 12 克,石韦 15 克,茯苓 6 克,山萸肉 15 克,知母 15 克,淫羊藿 10 克,枸杞子 15 克,熟地黄 20 克,关黄柏 15 克,山药 20 克,泽泻 6 克,杜仲 10 克,金钱草 12 克,连翘 12 克,覆盆子 10 克,草果 6 克,薏苡仁 20 克,莲子 12 克,黄精 12 克,大枣 10 克,甘草 6 克。10 剂,水煎内服,每日 1 剂。

四诊:身体体能俱恢复正常,身心舒畅,仍宜调补脾肾阴阳。

处方:菟丝子 12 克,石韦 15 克,茯苓 6 克,山萸肉 15 克,知母 15 克,淫羊藿 10 克,枸杞子 15 克,熟地黄 12 克,生地黄 12 克,关黄柏 15 克,山药 20 克,泽泻 6 克,杜仲 10 克,金钱草 12 克,连翘 12 克,覆盆子 10 克,草果 10 克,薏苡仁 20 克,莲子 12 克,黄精 12 克,大枣 10 克,甘草 6 克。10 剂,水煎内服,每日 1 剂。

服药后诸症俱减而停药痊愈。

⑫ 劳淋·肾精亏虚

刘某,女,39 岁。

初诊:尿涩痛肾精不足,小溲频数涩痛,阳痿不举,易饥饿,饮食量大而力气少,语音低微,神疲嗜睡,畏寒,时伴烦热,咽干,目涩,齿牙松动,皮肤绷急,经常感冒,体弱多病。脉弦滑,左尺无力,舌质胖大,有齿印,舌苔白腻而滑润。证属肾精亏虚,脾肾亏损。宜益肾填精健脾强身。

处方:制附片9克(先煎),山药12克,熟地30克,山萸肉9克,枸杞子9克,炙龟甲12克,菟丝子15克,覆盆子15克,杜仲10克,续断10克,黄精10克,补骨脂15克,巴戟天9克,五味子9克,煅龙骨20克。14剂,水煎内服,每日1剂。

二诊:前药服后,尿痛小便频数较减,已能举阳,咽不干,饥饿感已减少,畏寒也减。脉弦滑,尺无力,舌苔腻已减。温阳已效,原方扩充之。前方加阳起石15克、覆盆子18克、菟丝子18克、沙苑子10克,附片用至12克(先煎)。10剂,水煎内服,每日1剂。

三诊:小溲已少,但背部怕冷。前方加鹿角霜15克,10剂续服。

四诊:齿牙已不松动,畏寒已除,小便减少,尚善饥,目干涩,嗜睡。脉软,尺无力,舌淡胖。温肾之中当兼养肝。

处方:枸杞子12克,桑叶9克,生地黄30克,熟地黄30克,山萸肉9克,炙龟甲12克,菟丝子12克,覆盆子12克,枸杞12克,巴戟天9克,阳起石15克,鹿角霜15克,制附片12克(先煎),生枣仁9克,沙苑子10克,大枣10克,甘草6克。7剂,水煎内服,每日1剂。

五诊:本来冷天怕冷、热天怕热,现已无此现象,小溲早上尚多,嗜睡已减少,齿牙已不甚松动,两目尚干涩。脉已有力,舌胖已减,苔滑腻。仍当温阳养肝。

处方:苍术9克,白术9克,茯苓9克,淫羊藿12克,巴戟天9克,制首乌9克,生地黄30克,砂仁10克(吞服),炙龟甲12克,枸杞子12克,菟丝子12克,覆盆子12克,鹿角霜15克,生枣仁9克,制附片10克(先煎),沙苑子10克,肉桂3克(后下),女贞子9克。7剂,水煎内服,每日1剂。

六诊:肾精不足,服温阳补肾药后较好,但还怕冷,小便清长而有余沥,肌肤干燥。脉细软、两尺无力,舌胖较前减,苔不腻而滑润。仍以原法。

处方:熟地黄30克,山萸肉9克,山药9克,覆盆子30克,菟丝子12克,炙龟甲12克,鹿角霜12克,制首乌9克,五味子5克,制附片10克(先煎),潼蒺藜9克,桂枝6克,炙黄芪9克,炒白芍9克,枸杞子12克。7剂,水煎内服,每日1剂。

连服前方,精神振奋,声音响亮,齿牙已不松动,阳痿已举,不易感冒。嘱早服右归丸、晚服左归丸加以巩固而愈。

（三）其他

❶ 隆闭

李某,女,70 岁。

初诊:腰痛时时欲小便,滴沥不畅,夜不安枕,尿频而下窍不利,须用力努挣才能滴滴而下,如此已 2 年余,患者极感痛苦。曾经某医院多次检查,无前列腺炎及其他病变。患者来诊时形体消瘦,纳差食少,乏力肢软,口干欲饮,大便干燥。舌质红,有碎纹,脉细小数。此乃脾肾亏损,气化不利,宿瘀阻塞。治以健脾养肾,清化通利为主。

处方:黄芪 40 克,关黄柏 12 克,当归 12 克,赤芍 12 克,桃仁 9 克,红花 5 克,乌药 9 克,小茴香 9 克,青皮 9 克,熟地黄 15 克,山药 15 克,山萸肉 15 克,金钱草 15 克,连翘 20 克,枸杞子 15 克,泽兰 9 克,车前子 9 克,茯苓 9 克,泽泻 9 克,通草 3 克,甘草 3 克,大枣 5 枚。7 剂,水煎服,每日 1 剂。

二诊:服前方后小便略畅,尿量增加,食欲转佳。仍守原法,原方加猪苓 9 克,7 剂。

三诊:小便次数大减,少腹尚觉气胀,小便有时较畅,有时开始点滴难下,继则渐渐通利。舌红而剥,苔腻,脉细。前法不变,原方再加木香 6 克,7 剂。

四诊:续服原方,病情显著减轻,兹定此方常服,觉症状消失为止而获显效。

❷ 遗尿

吴某,女,10 岁。

初诊:肾虚阳气不足,面目虚浮,夜间遗尿,有时小便频数,面色无华,目白呈青色,脉细弱无力。治拟益肾助阳,佐以固涩之法。

处方:熟地黄 15 克,山药 15 克,菟丝子 15 克,巴戟天 15 克,女贞子 15 克,川续断 15 克,炒白术 12 克,炙黄芪 12 克,制狗脊 12 克,红枣 5 枚,五味子 6 克,龙骨 30 克,牡蛎 30 克,莲子 12 克,芡实 12 克,制附片 6 克,桑螵蛸 12 克,补骨脂 12 克,益智仁 12 克,乌药 12 克。7 剂,水煎服,每日 1 剂。

二诊:进益肾温阳之剂,各症均减,遗尿亦好转。再守原意,原方 7 剂。

此方进 30 余剂,诸症减退,改服《金匮》肾气丸合缩泉胶囊加以巩固而痊愈。

六、 内分泌代谢疾病

本节内分泌代谢疾病主要包含现代医学的糖尿病和甲状腺类疾病,糖尿病即中医学的消渴病,甲状腺疾病则类似于中医学的瘿病之属。糖尿病,其症状表现为多饮、多食、多尿,故以消渴、消瘅等定病名。消渴病在历代医家的认识中又有不同,总以机体气阴两虚而致燥热为大体,其后期则可能发展至阳虚阴盛,此处的阴即病理产物,所谓痰浊、瘀血等。《素问·经脉别论》曰:"饮入于胃,游益精气,上输于脾,脾气散精,上归于肺,通调水道,下输膀胱。水精四布,五经并行。合于四十五脏阴阳,揆度以为常也。"《灵枢·五变》又曰:"五脏皆柔弱者,善病消瘅。"由此可见,消渴与机体五脏盛衰密切相关。中医学理论认为,饮食的消化、吸收、利用,其功主要在脾。血糖者饮食所化之精微也,若脾失健运,血中之糖就不能输布脏腑营养四肢,积储过多则随小便漏泄至体外。糖尿病患者由于机体运化利用糖分的功能降低,而导致机体处于糖分等营养物质的缺乏状态,因此患者常表现出营养不足、正气亏虚的状态,如乏力、神疲、易饥饿(此为患者欲从饮食中获取营养的状态)等。就临床观察,糖尿病患者纯粹属热的证型并不多见,而脾肾亏虚则较为常见,根据临床症状,健脾用白术、茯苓、山药等,尤其山药一味药物,既入脾又入肾,既能健脾又能敛阴而固肾关,是治疗脾虚型糖尿病疗效可靠的一味药物。如肾虚而出现腰膝酸软、耳鸣、小便频多者,则以补肾与收涩兼施,根据其阴阳偏衰而用熟地黄、山药、山萸肉、枸杞子、菟丝子、淫羊藿、巴戟天等益阴温阳药物,佐以芡实、覆盆子、龙骨、牡蛎、五味子等收敛药物,验之临床,疗效明显。

甲状腺类疾病,其主要表现为颈前喉结两旁结块肿大,并伴有食欲亢进、眼凸,或者乏力、情绪低落等症状的一类疾病,伴有食欲不进、眼凸者称为甲状腺功能亢进症,伴有乏力、情绪低落者称为甲状腺功能减退症。其病机多为肝胆疏泄失常所致。实证多为肝气上逆,肝火上炎;虚证多为脾虚肝郁,无力疏泄所致,病久影响血分则出现血瘀症状。临床治疗根据辨证虚实,灵活运用,疗效可靠。

(一)消渴案

① 阴虚燥热

孙某,女,45 岁。

初诊:口渴多饮 5 月余。口渴引饮,每日饮水 2 000 mL,小便多且浑浊,时觉烦热,面红且觉发烫,消瘦,乏力肢软,大便干,夜间多梦,五心烦热,动则汗出。舌红少苔,脉细数。此为消渴,肺胃阴虚燥热。拟滋阴清热法治之。

处方:生地 10 克,玄参 10 克,麦冬 10 克,石斛 15 克,天冬 10 克,知母 10 克,山药 20 克,天花粉 10 克,生石膏 20 克,南沙参 10 克,五味子 10 克,山萸肉 10 克,生地黄 10 克,熟地黄 10 克,绞股蓝 10 克,黄精 10 克,女贞子 12 克。14 剂,水煎内服,每日 1 剂。

二诊:服药后口渴多饮症状好转,燥热症状消失,二便自如。舌红,苔薄黄,脉细软。效不更方,上方续进 14 剂而愈。

半年后追访,身体情况良好。

② 阴虚血热

高某,女,50 岁。

初诊:糖尿病史 6 年,不规则西药治疗中。来诊时形体消瘦,口渴欲饮,消谷善饥,头晕乏力,五心烦热,夜间盗汗,失眠多梦,时觉烦躁,时时鼻出血。舌红瘦少津,脉象细数。证属阴虚血热,气阴两虚。治宜益气养阴佐以凉血止血。

处方:丹皮 10 克,熟地黄 10 克,生地黄 10 克,地骨皮 10 克,玄参 15 克,麦冬 10 克,石斛 10 克,丹参 10 克,石膏 30 克,胡黄连 3 克,蒺藜 10 克,黄芪 10 克,山药 40 克,龙骨 20 克,牡蛎 20 克,五味子 6 克,黄芩 10 克,天花粉 10 克。14 剂,水煎内服,每日 1 剂。

二诊:服方后口渴欲饮、消谷善饥、五心烦热症状好转,鼻出血症减,仍夜间盗汗,失眠多梦。舌红少津,苔薄黄,脉细数。气阴两虚,仍按前法续治。

处方:丹皮 10 克,熟地黄 10 克,生地黄 10 克,地骨皮 10 克,玄参 15 克,麦冬 10 克,石斛 10 克,丹参 10 克,石膏 20 克,10 克,知母 20 克,蒺藜 10 克,黄精 10 克,山药 20 克,龙骨 20 克,牡蛎 20 克,五味子 6 克,黄芩 10 克,天花粉 10 克,茯神 12 克。14 剂,水煎内服,每日 1 剂。

此方加减,调治半年,症状消失,多次复查血糖正常,疾病痊愈。

③ 阴虚阳亢

宋某,女,60 岁。

初诊:有高血压、糖尿病史 15 年,一直西药降压、降糖治疗中。近 2 年来,口干多饮,多食善饥,小便频多,虽然不断看病吃药,但效果并不好,查空腹血糖 18.2 mmol/L。近又增视物模糊、头晕烦热、夜间盗汗、耳鸣、大便秘结等症。舌质暗少津,苔薄黄,脉玄细数。此为消渴,肝肾阴虚阳亢所致。拟滋阴潜阳为治。

处方:生地黄 20 克,石斛 10 克,熟地黄 10 克,肉苁蓉 10 克,何首乌 10 克,黄精 15 克,煅龙骨 20 克,牡蛎 20 克,决明子 20 克,枸杞子 15 克,山药 20 克,火麻仁 10 克,郁李仁 10 克,谷精草 10 克,菊花 10 克,川牛膝 10 克,五味子 8 克,蒺藜 10 克,菟丝子 10 克,山萸肉 10 克。14 剂,水煎内服,每日 1 剂。

二诊:服药后,多食多饮症状消失,诸症减轻,大便通畅,每日 1 行,查血糖 7.8 mmol/L。上方减肉苁蓉、火麻仁、郁李仁,加胡黄连 5 克,续服 14 剂,诸症消失,复查血糖正常,相关指标正常。

④ 肝肾亏损

董某,女,56 岁。

初诊:口干腰酸乏力 6 月余。口渴喜饮,心悸,夜寐不安,小便频,便干燥,时自汗出,面色红润,化验血糖 16 mmol/L,尿糖(＋＋＋),曾服消渴丸等药效不显。舌红,苔薄黄,脉细弦。此为消渴,肝肾亏损,阴虚燥热而致。当养肝肾,滋阴润燥为治。

处方:生石膏 20 克,知母 10 克,生地 30 克,黄柏 10 克,山药 30 克,胡黄连 3 克,山萸肉 10 克,石斛 10 克,麦冬 10 克,丹皮 10 克,玄参 30 克,黄精 10 克,枸杞子 15 克,杜仲 10 克,续断 10 克,熟地黄 20 克,五味子 5 克,酸枣仁 10 克,龙骨 30 克,牡蛎 30 克。14 剂,水煎内服,每日 1 剂。

二诊:服上方后大便日行 1 次,乏力稍减,唯易汗出,化验尿糖(＋＋)。脉舌同前。上方加五味子 10 克、墨旱莲 12 克、女贞子 12 克,续服 14 剂。以此方为主加减治疗半年余,患者自觉症状明显改善,多次复查血糖、尿糖均恢复正常而愈。

⑤ 肝肾亏损

王某,女,39 岁。

初诊:患者 6 年前因多饮、多尿、体重减轻确诊为糖尿病,自行买西药降糖(具体不详),间断服用中。来诊时患者视物模糊,腰酸膝软,乏力腿软,心慌不安,怕冷,大便干结,2～3 日一解,月经量少,色黑。查空腹血糖 15.8 mmol/L。舌淡红,苔薄白,脉沉细无力。此为肝肾亏损,阴阳两虚。治宜温润,佐以固涩。

处方:生黄芪 30 克,熟地黄 12 克,玄参 30 克,葛根 15 克,丹参 15 克,菟丝子 10 克,枸杞子 10 克,杭菊花 10 克,绞股蓝 10 克,山萸肉 12 克,谷精草 10 克,知母 10 克,天花粉 20 克,附片 6 克,制大黄 10 克,巴戟天 10 克,三七 10 克,红景天 12 克,黄精 12 克,牡蛎 20 克,桑椹 10 克,山药 12 克,丹皮

12 克。14 剂,每日 1 剂,水煎内服。

二诊:服药 14 剂,症状减轻,体力增加,怕冷症状消失,空腹血糖下降至 7.8 mmol/L,月经量少。舌淡红,苔薄白,脉沉细无力。原方加减续服。

处方:生黄芪 30 克,熟地黄 12 克,玄参 30 克,葛根 15 克,丹参 15 克,菟丝子 10 克,枸杞子 10 克,杭菊花 10 克,绞股蓝 10 克,山萸肉 12 克,谷精草 10 克,知母 10 克,天花粉 20 克,制大黄 10 克,巴戟天 10 克,三七 10 克,黄精 12 克,牡蛎 20 克,桑椹 10 克,山药 12 克,丹皮 12 克,西红花 0.5 克。14 剂,每日 1 剂,水煎内服。

三诊:药后诸症缓解,患者要求多服以便除根,据前方加减,续服 2 个月,"三多"症状消失,经信正常,诸症减退,多次复查血糖等指标正常而愈。

6 肝肾亏损

蔡某,女,52 岁。

初诊:口干多饮 1 年。本地医院诊断为糖尿病。空腹血糖 12.5 mmol/L,尿糖(＋),腰腿酸软,神疲乏力,困倦,视物模糊,大便干结。舌质紫红,舌苔微黄根腻,脉细弦。此为消渴病,肝肾亏损,兼有湿邪停聚。宜滋养肝肾、清养化浊为治。

处方:熟地黄 12 克,黄精 25 克,麦冬 20 克,枸杞子 10 克,山萸肉 15 克,天花粉 15 克,石斛 20 克,山药 20 克,茯苓 25 克,泽泻 15 克,淫羊藿 12 克,葛根 20 克,丹皮 20 克,水蛭 10 克,乌梅 10 克,苍术 10 克,白菊花 10 克,佩兰 12 克,胡黄连 3 克。10 剂,水煎服,每日 1 剂。

二诊:服药后,血糖已正常,尿糖(＋－)。舌质偏紫红,舌苔转薄黄,脉细弦。上方去麦冬,加枳壳,14 剂,水煎内服,每日 1 剂。

三诊:诸症消失,复查血糖正常,尿糖(－)。为固其效,续服 14 剂而停药。随访 6 个月无异常。

按:该案证属肝肾亏损,兼有湿邪停聚。腿酸,乃因肾主骨生髓,肾阴不足骨髓不充,口干,当为阴津亏损;乏力,困倦,舌根苔腻,盖因湿邪性重浊黏腻,困扰四肢头目。患者脉细弦,此为肝肾虚损之脉象。治以滋养肝肾,养阴止渴,清养化浊。方为六味地黄丸加味,方中三补之药肺脾肾并补,熟地重在补肾,牡丹皮降相火,泽泻、茯苓利脾湿降肾浊,佐葛根升阳生津,使升降有序,助肾封藏,助脾健运,助湿走泄;天花粉亦可生津止渴,石斛、枸杞子、黄精、麦冬,此皆滋阴之品,同六味之三补共补一身之阴;水蛭活血通络,化解因瘀血阻络而加重的水湿瘀结。二诊血糖即正常,症状好转,舌苔转薄示湿邪得减,为防滋阴药过多以致碍脾,去麦冬,入一味枳壳调理中焦气机,以助脾胃运化。全方以滋阴补肾为主,予大剂益阴之品,又兼顾诸症,使降中有升,补中有行,佐以行气健脾之法,清养化浊,虑五脏协调、脾胃健运之重要性。

❼ 气阴两虚

王某,女,65 岁。

初诊: 患糖尿病西药胰岛素治疗中。原本形体微胖,近段时间以来,迅速消瘦,体倦乏力,口渴多饮,夜间更甚,动则汗出,小便量多,食欲不振,神疲体倦,实验室检查空腹血糖 16.6 mmol/L,餐后 2 小时 25 mmol/L。舌质红,苔微黄,脉细数。此乃气阴两虚,脾肾亏损。治宜养阴益气,补中益肾,生津,助运治之。

处方: 黄芪 20 克,青蒿 10 克,白术 10 克,黄精 10 克,天花粉 10 克,知母 10 克,山药 20 克,山萸肉 10 克,石斛 12 克,生石膏 10 克,五味子 8 克,牡蛎 20 克,黄精 10 克,麦冬 10 克,胡黄连 3 克,绞股蓝 10 克。7 剂,水煎内服,每日 1 剂。

二诊: 药后口渴多汗症状消失,仍神疲体倦,小便量多。气阴两虚,脾肾亏损,前方加味继续服治。

处方: 黄芪 20 克,党参 10 克,白术 10 克,天花粉 10 克,黄柏 12 克,知母 10 克,山药 20 克,山萸肉 10 克,石斛 12 克,生石膏 10 克,五味子 8 克,龙骨 20 克,牡蛎 20 克,黄精 10 克,麦冬 10 克,绞股蓝 10 克,女贞子 12 克,14 剂,水煎内服,每日 1 次。

三诊: 药后诸症俱减,复查空腹血糖 7.6 mmol/L,餐后 2 小时血糖 11.6 mmol/L,食眠可,二便自如。舌红紫,苔微黄,脉细小数。前方加减继续服治。

处方: 黄芪 20 克,莪术 10 克,天花粉 10 克,黄柏 12 克,三七 10 克,知母 10 克,山药 20 克,山萸肉 10 克,石斛 12 克,生石膏 10 克,五味子 8 克,龙骨 20 克,牡蛎 20 克,黄精 10 克,麦冬 10 克,绞股蓝 10 克,女贞子 12 克。14 剂,水煎内服,每日 1 次。

2 个月后再诊,复查各项指标正常,消渴症状消退。

❽ 心肾两亏

刘某,女,65 岁。

初诊: 体检发现高血糖 3 年。在某三甲医院检查确诊为糖尿病 2 型,注射胰岛素治疗已 1 年余,血糖仍不稳定,空腹血糖常在 10 mmol/L 左右,患者口渴多饮,头晕,神倦乏力,失眠,不耐劳作,易汗出,多梦,腰酸,健忘,小便混浊。

舌质偏红,苔白,脉细弱。此为气阴两伤,心肾亏虚。拟养心补肾益气生津法。

处方:黄芪 20 克,党参 10 克,白术 15 克,当归 10 克,石斛 10 克,生地黄 10 克,玄参 10 克,麦冬 10 克,枸杞子 10 克,茯神 10 克,酸枣仁 15 克,五味子 6 克,瓜蒌根 10 克,绞股蓝 10 克,熟地黄 20 克,黄精 10 克,首乌 10 克,山萸肉 10 克,杜仲 10 克,续断 10 克,山药 20 克,龙骨 20 克,牡蛎 20 克。7 剂,水煎内服,每日 1 剂。

二诊:药后诸症减轻,空腹血糖 7.2 mmol/L,多饮多尿症状消失。脉细滑,舌质红,苔薄白。气阴两伤,心肾亏虚,仍拟养心补肾益气生津法主之。

处方:黄芪 20 克,党参 10 克,白术 15 克,当归 10 克,石斛 10 克,生地黄 10 克,玄参 10 克,麦冬 10 克,枸杞子 10 克,茯神 10 克,酸枣仁 15 克,五味子 6 克,女贞子 10 克,绞股蓝 10 克,熟地黄 20 克,黄精 10 克,首乌 10 克,山萸肉 10 克,杜仲 10 克,淫羊藿 10 克,山药 20 克,龙骨 20 克,牡蛎 20 克。14 剂,水煎内服,每日 1 剂。

此方加减服用 5 个月,诸症消失,血糖控制良好。

⑨ 阴阳两虚

王某,女,63 岁。

初诊:消瘦口渴乏力 1 年余。近 1 年觉畏寒神疲,不耐劳作,纳差,口渴不欲饮,消瘦,小便多,头晕,皮肤痒,四肢冷尤以下肢为甚,脘腹痞闷,消化力弱,体检发现血糖高。复查空腹血糖高达 15.6 mmol/L,餐后 2 小时血糖 18.5 mmol/L,糖化血红蛋白 7.2%,诊断为糖尿病 2 型。自行间断服用降糖西药,血糖不稳定。舌质偏紫红,苔微黄,脉细小数。此为气阴不足日久,阴阳两虚,治宜益气养阴,阴阳并补。

处方:黄芪 10 克,党参 10 克,白术 10 克,附片 10 克,干姜 10 克,桂枝 10 克,补骨脂 10 克,益智仁 10 克,山药 20 克,当归 10 克,熟地黄 10 克,首乌 10 克,黄精 10 克,五味子 8 克,龙骨 20 克,牡蛎 20 克,麦冬 10 克,玄参 10 克,茯苓 20 克,薏苡仁 20 克,白芍 12 克。14 剂,水煎内服,每日 1 剂。

二诊:药后诸症减轻,空腹血糖降至 7.6 mmol/L,餐后 2 小时 10.2 mmol/L。舌质偏紫红,苔微黄,脉细小数。仍宜益气养阴、阴阳并补为主治。

处方:黄芪 10 克,太子参 12 克,白术 10 克,附片 10 克,青蒿 10 克,桂枝 10 克,补骨脂 10 克,莪术 10 克,山药 20 克,当归 10 克,熟地黄 10 克,首乌 10 克,黄精 10 克,五味子 8 克,龙骨 20 克,牡蛎 20 克,麦冬 10 克,胡黄连 5 克,茯苓 20 克,薏苡仁 20 克,白芍 12 克,三七 10 克。14 剂,水煎内服,每日 1 剂。

此方加减服用 3 个月,诸症减退,遂用十全大补丸和肾气丸以作善后。

⑩ 肾虚湿热下注

葛某,女,40 岁。

初诊:多饮多尿 2 年。常感腰酸乏力,小便频数而混浊,口渴引饮,腰酸目糊。体温血压正常。脉弦滑而数,尺部较虚大,舌苔微黄而腻。根据脉舌,断为肾虚湿热,不能制约水分之排泄,湿热下注,为肾消之证。治以滋肾为主,佐以清化湿热,用知柏地黄汤加味。

处方:生地黄 30 克,砂仁 5 克,山萸肉 9 克,茯苓 9 克,山药 12 克,泽泻 9 克,粉丹皮 5 克,菟丝子 9 克,覆盆子 9 克,粉萆薢 9 克,知母、黄柏各 6 克,天花粉 9 克,黄精 10 克,枸杞子 15 克,杜仲 10 克,玉米须 10 克,熟地黄 20 克,五味子 5 克。7 剂,水煎内服,每日 1 次。

二诊:服前方后觉得舒服,小溲频数已较前减少。舌腻减退,脉弦数。前方出入续服 14 剂。

处方:生地黄 30 克,砂仁 5 克,山萸肉 9 克,茯苓 9 克,山药 12 克,泽泻 9 克,粉丹皮 5 克,菟丝子 9 克,覆盆子 9 克,粉萆薢 9 克,知母 10 克,黄柏 6 克,天花粉 9 克,黄精 10 克,枸杞子 15 克,杜仲 10 克,续断 10 克,熟地黄 20 克,五味子 5 克,麦冬 9 克,芡实 9 克,金樱子 9 克。14 剂,水煎内服,每日 1 次。

此方服后小便日渐减少,烦渴亦渐减。原方再服 14 剂而痊愈。

⑪ 肾虚湿热下注

陈某,女,41 岁。

初诊:口干尿频数乏力 6 月余,糖尿病胰岛素治疗中,多次复查空腹血糖仍在 10 mmol/L 以上,心慌,胃纳不多,口渴多饮,小便混浊,腰酸耳鸣。舌红,苔薄腻少津,脉象沉细弦数。此乃肾精亏损,湿热下注也。拟知柏地黄汤加减。

处方:生地黄 10 克,熟地黄 10 克,石斛 10 克,黄柏 12 克,覆盆子 9 克,天花粉 9 克,白茯苓 9 克,粉萆薢 9 克,鸡内金 9 克,丹皮 12 克,山药 10 克,知母 12 克,黄精 10 克,制首乌 10 克,山萸肉 10 克,金钱草 12 克,石韦 12 克,黄芪 20 克,佩兰 12 克,龙骨 20 克,牡蛎 20 克。7 剂,水煎内服,每日 1 剂。

二诊:服药后,诸症略减,胃纳欠佳。舌苔厚腻,脉濡细。拟原方加减。

处方:川石斛 10 克,川黄连 3 克,覆盆子 9 克,天花粉 9 克,白茯苓 9 克,粉萆薢 9 克,京玄参 15 克,鸡内金 9 克,北沙参 9 克,生甘草 3 克,熟地黄 20 克,黄精 10 克,制首乌 10 克,山萸肉 10 克,狗脊 10 克,续断 10 克,龙骨 20 克,牡蛎 20 克,连翘 20 克。14 剂,水煎内服,每日 1 剂。

服药后,感觉良好,胃口渐开,尿频消失,小便正常,诸症减退,此方再服 20 剂后复查血糖正常,其他相关指标无异常而停药。

⑫ 心肾两虚

满某,女,58 岁。

初诊:消瘦伴口干欲饮已 3 年。某医院检查空腹时血糖 15.76 mmol/L,尿糖(＋),诊断为糖尿病。刻诊:心慌气短,烦渴引饮,小便频数,多食善饥,消瘦,腰膝酸软,身倦乏力,头晕心跳,大便干结,夜寐不实,多梦纷纭。舌苔薄白,脉数无力。证属心肾两虚,气阴两伤。拟益气养阴,滋养肝肾,补心脾法图治。

处方:生黄芪 12 克,薏苡仁 30 克,怀山药 18 克,乌梅肉 5 克,太子参 15 克,五味子 6 克,麦冬 10 克,云茯苓 10 克,远志 10 克,桑螵蛸 10 克,制首乌 15 克,天花粉 12 克,山萸肉 20 克,玄参 12 克,生地黄 12 克,酸枣仁 15 克,龙齿 30 克,牡蛎 30 克,熟地 12 克,女贞子 15 克,草果 10 克,黄精 15 克。14 剂,每日 1 剂,水煎内服。

二诊:前方服 14 剂后,烦渴解,尿次减,饮食如常,夜寐转佳,精神舒畅。空腹时血糖已降至 8.61 mmol/L,尿糖(＋),效不更方,前方再服 14 剂。

三诊:服中药后诸症俱减,再次复查血糖 5.6 mmol/L,尿糖(－)。舌质紫红,苔薄白,脉细涩。药已奏效,前方减龙齿、牡蛎、远志,加拳参 12 克、三七 10 克、红景天 12 克,续服 14 剂以固其效。

按:本例为三消俱备,心气不足,肝肾亏损,气阴两伤之证,患者日渐消败,病情证候复杂。张景岳谓:"治消之法,最当先辨虚实,若察其脉证果为实火致耗津液者,但去其火则津液自生,而消渴自止。若由真水不足,则悉属阴虚,无论上、中、下急宜治肾为主,必使阴气渐充,精血渐复,则病必自愈。若但知清火,则阴无以生,而日见消败,益以困矣。"本例虽有三消之证,但肾阴虚乃为根本。《沈氏尊生书》有"阴虚者,肾中真阴虚也"之说,故王师以滋肾阴为主,益气为辅图治,阴复津回,水升火降,五脏自安。

⑬ 肾阴亏虚

何某,女,49 岁。

初诊:口渴多饮、肢软乏力 2 年。体检查血糖偏高,一直未服药治疗。近 2 个月口渴乏力加重,腹胀心慌,胃纳不佳,小便频数,腰酸耳鸣。舌红,苔微腻少津,脉沉细数。此肾阴亏虚,脾阴不足。当用六味地黄汤加减治疗。

处方:生地黄 10 克,熟地黄 10 克,川石斛 10 克,川黄连 3 克,覆盆子 9 克,天花粉 9 克,白茯苓 9 克,粉草薢 9 克,玄参 15 克,鸡内金 12 克,北沙参 9 克,炙龟甲 15 克,黄精 10 克,首乌 10 克,山萸肉 20 克,山药 20 克,泽泻 10 克,绞股蓝 10 克,丹皮 12 克,牡蛎 20 克。14 剂,每日 1 剂,水煎内服。

二诊:服药后,诸症略减,胃纳欠佳。舌苔微黄,脉细小数。拟原方加减。

处方:生地黄 10 克,熟地黄 10 克,川石斛 10 克,川黄连 3 克,覆盆子 9 克,天花粉 9 克,白茯苓 9 克,粉草薢 9 克,玄参 15 克,鸡内金 9 克,北沙参 9 克,炙龟甲 15 克,生甘草 3 克,黄精 10 克,首乌 10 克,山萸肉 20 克,狗脊 10 克,酸枣仁 10 克,丹皮 12 克,牡蛎 20 克,鸡内金 9 克,炒麦芽 9 克,炒白术 9 克。14 剂,每日 1 剂,水煎内服。

服药后,感觉良好,胃口渐开,小便正常,诸症减退,此方再服 20 剂而停药。随访半年无异常。

⑭ 阴虚血热

梁某,女,56 岁。

初诊:患糖尿病 2 年,来诊时形体消瘦,口渴欲饮,消谷善饥,头晕乏力,五心烦热,夜间盗汗,失眠多梦,时觉烦躁,时有鼻出血,空腹血糖 17.5 mmol/L,餐后 2 小时血糖 22 mmol/L。舌红瘦少津,脉象细数。证属阴虚血热,心肾不交。治宜益气养阴,凉血止血,交通心肾。

处方:丹皮 20 克,熟地黄 10 克,生地黄 10 克,地骨皮 10 克,玄参 15 克,麦冬 10 克,石斛 10 克,赤芍 10 克,石膏 10 克,瓜蒌根 10 克,蒺藜 10 克,藕节 10 克,黄芪 10 克,仙鹤草 15 克,山药 15 克,白茅根 20 克,牡蛎 20 克,五味子 6 克,酸枣仁 10 克,天花粉 10 克,黄柏 10 克,肉桂 3 克。14 剂,水煎内服,每日 1 剂。

二诊:服方平和,服药后第 5 日起,口渴欲饮,消谷善饥,五心烦热,夜间盗汗,症状逐渐好转,复诊前复查空腹血糖 9.8 mmol/L,餐后 2 小时血糖 12 mmol/L,仍失眠多梦,乏力肢软。舌质红紫,苔薄黄,脉细数。阴虚血热,心肾不交,宜前方加减继服。

处方:丹皮 20 克,生山栀 10 克,生地黄 10 克,玄参 15 克,麦冬 10 克,石斛 20 克,赤芍 10 克,石膏 10 克,瓜蒌根 10 克,茯神 15 克,黄芪 10 克,山药 15 克,龙骨 20 克,牡蛎 20 克,黄柏 10 克,五味子 6 克,酸枣仁 10 克,天花粉 10 克,白茅根 30 克,肉桂 2 克。14 剂,水煎内服,每日 1 剂,每日 2 次。

药后诸症俱减,体重增加,中药调治半年,复查各项指标正常,疾病痊愈。

⑮ 肝血亏虚

王某,女,39 岁。

初诊:患者月经量少,色黑,多饮、多尿、体重减轻 5 年,有糖尿病史 7 年。视物模糊,腰酸膝软,乏力肢软,心慌不安,怕冷,大便干结,手脚发凉,空腹血糖 15.6 mmol/L。舌淡红,苔薄白根腻,脉沉细无力。此为病久肝血亏虚,气阴不足,治宜养血益气,滋补肝肾。

处方:生黄芪 40 克,熟地黄 30 克,莪术 10 克,太子参 30 克,葛根 15 克,丹参 30 克,枸杞子 10 克,当归 12 克,牛膝 10 克,谷精草 10 克,知母 10 克,天花粉 20 克,桂枝 10 克,白芍 10 克,酸枣仁 10 克,五味子 10 克,山药 30 克,山萸肉 12 克,女贞子 12 克,砂仁 5 克,佩兰 10 克。14 剂,每日 1 剂,水煎内服。

二诊:服药 14 剂后,症状减轻,体力增加,空腹血糖下降 10.1 mmol/L,月经仍量少。原方加减续服。

处方:当归 10 克,川芎 10 克,赤芍 15 克,益母草 30 克,绞股蓝 12 克,生黄芪 30 克,生地黄 30 克,玄参 30 克,丹参 30 克,葛根 15 克,菊花 10 克,谷精草 10 克,熟地黄 12 克,枸杞子 15 克,巴戟天 10 克,酸枣仁 10 克,牡蛎 30 克,五味子 10 克,山药 30 克。14 剂,每日 1 剂,水煎内服。

药后症状缓解,空腹血糖 5.8 mmol/L,餐后 2 小时血糖 9.8 mmol/L。月经量增多,周期正常。随意前方加减,续服 2 个月停药。

⑯ 肾阴亏虚

何某,女,49 岁。

初诊:口渴多饮,小便频数,腰酸耳鸣,乏力肢软,胃纳不佳,大便偏干,尿浊有异味,夜寐欠安。有糖尿病史 10 年,口服西药二甲双胍等治疗中,来诊时空腹血糖 10.5 mmol/L,餐后 2 小时血糖 12.5 mmol/L。舌红,苔薄黄根腻少津,脉沉细弦数。此乃肾阴亏虚,脾失健运。拟知柏地黄丸加味治之。

处方:黄柏 10 克,知母 12 克,生地黄 10 克,熟地黄 10 克,川石斛 10 克,胡黄连 3 克,覆盆子 9 克,石膏 20 克,白茯苓 9 克,粉萆薢 9 克,绞股蓝 12 克,鸡内金 9 克,北沙参 9 克,炙龟甲 15 克,赤芍 10 克,丹皮 20 克,黄精 10 克,女贞子 10 克,山萸肉 10 克,泽泻 10 克,山药 20 克,三七 10 克,制大黄 10 克。14 剂,每日 1 剂,水煎内服。

二诊:服药后,诸症减轻,胃纳欠佳。舌红苔根腻,脉细弦数。肝肾亏损,脾不健运,拟前方加减。

处方:黄柏 10 克,知母 12 克,生地黄 10 克,熟地黄 10 克,川石斛 10 克,胡黄连 3 克,覆盆子 9 克,石膏 20 克,白茯苓 9 克,粉萆薢 9 克,绞股蓝 12 克,鸡内金 9 克,北沙参 9 克,炙龟甲 15 克,丹皮 20 克,黄精 10 克,女贞子 10 克,山萸肉 10 克,泽泻 10 克,山药 20 克,黄精 10 克,三七 10 克,佩兰 10 克,莪术 10 克,制大黄 10 克。14 剂,每日 1 剂,水煎内服。

三诊:服药后,自我感觉良好,胃口渐开,小便正常。舌质偏红,苔微黄,脉细弦。上方加白术 12 克,减石膏,继服 14 剂。

药后诸症俱减,多次复查空腹血糖在 6 mmol/L 左右,餐后 2 小时血糖在 8 mmol/L 左右,停服中药。随访 6 个月无异常。

⑰ 阴阳两虚

王某,女,59 岁。

初诊:患者怕冷便结,多饮、多尿、体重减轻,确诊为糖尿病 6 年。长期口服格列齐特、二甲双胍等降糖药,血糖仍不稳定,来诊时空腹血糖 9.1 mmol/L,餐后 2 小时血糖 12.5 mmol/L,视物模糊,腰酸膝软,乏力腿软,心慌不安,怕冷,大便干结,2～3 日一解。舌淡红,苔薄白,脉沉细无力。此为肝肾亏损,阴阳两虚。治宜滋养肝肾,调补阴阳。

处方:生黄芪 30 克,熟地黄 30 克,桂枝 10 克,石斛 30 克,葛根 15 克,丹参 30 克,制附片 10 克,枸杞子 10 克,杭菊花 10 克,谷精草 10 克,知母 10 克,天花粉 20 克,补骨脂 10 克,巴戟天 10 克,淫羊藿 12 克,山萸肉 12 克,黄柏 10 克,茯苓 20 克,山药 10 克,制大黄 10 克,桑椹 12 克,僵蚕 20 克,丹皮 12 克,冬瓜皮 30 克。14 剂,水煎内服,每日 1 剂。

二诊:服药后,症状减轻,体力增加,空腹血糖下降 7 mmol/L,餐后 2 小时血糖 10.5 mmol/L,怕冷好转,夜寐欠安,大便干结。舌淡红,苔薄白,脉沉细。前方加减继服。

处方:生黄芪 30 克,熟地黄 30 克,桂枝 6 克,石斛 30 克,葛根 15 克,丹参 30 克,枸杞子 10 克,杭菊花 10 克,谷精草 10 克,知母 10 克,天花粉 20 克,补骨脂 10 克,巴戟天 10 克,淫羊藿 12 克,山萸肉 12 克,黄柏 10 克,茯苓 20 克,山药 10 克,制大黄 10 克,桑椹 12 克,僵蚕 20 克,丹皮 12 克,冬瓜皮 30 克。14 剂,水煎内服,每日 1 剂。

药后症状缓解,他症减退,多次检查血糖正常,停服中药。随访 6 个月无异常。

⑱ 脾肾两虚

周某,女,68 岁。

初诊:烦渴引饮,小便频数,多食善饥,日渐消瘦,腰膝酸软,身倦乏力,头晕心跳,腹胀便结,夜寐不实,多梦纷纭。空腹血糖 18.2 mmol/L,餐后血糖 23 mmol/L,糖化血红蛋白 9.6%,尿糖(+++)。舌苔薄白,脉数无力。此乃脾肾两虚,气阴两伤。拟用益气阴、健脾益肾、滋养助运法图治。

处方:黄精 12 克,薏苡仁 30 克,怀山药 18 克,乌梅肉 5 克,党参 12 克,五味子 10 克,麦冬 12 克,云茯苓 10 克,制远志 10 克,黄芪 12 克,制首乌 15 克,僵蚕 12 克,山萸肉 12 克,玄参 20 克,生地黄 12 克,熟地黄 12 克,茯神 12 克,龙骨 20 克,牡蛎 20 克,胡黄连 3 克,石斛 12 克,三七 10 克,丹参 12 克。7 剂,水煎内服,每日 1 剂。

二诊:前方服 7 剂后,烦渴解,尿次减,饮食如常。身倦乏力好转,腹胀便结症状好转,夜寐转佳,精神舒畅。空腹时血糖已降至 8.61 mmol/L,尿糖(+),效不更方,前方加减再服 14 剂。

处方:黄精 12 克,薏苡仁 30 克,怀山药 18 克,党参 12 克,五味子 10 克,麦冬 12 克,云茯苓 10 克,制远志 10 克,黄芪 12 克,牡丹皮 12 克,制首乌 15 克,僵蚕 12 克,山萸肉 12 克,玄参 20 克,生地黄 12 克,熟地黄 12 克,茯神 12 克,龙骨 20 克,牡蛎 20 克,胡黄连 3 克,石斛 12 克,三七 10 克,丹参 12 克。14 剂,水煎内服,每日 1 剂。

三诊:服药后诸症俱减,复查空腹血糖 5.6 mmol/L,餐后血糖 7.8 mmol/L,尿糖(-)。舌淡苔微黄,脉细弦。肝肾不足,气阴亏虚之体,宜前方加减继服 14 剂以固其效。

处方:黄精 12 克,薏苡仁 30 克,怀山药 18 克,党参 12 克,五味子 10 克,麦冬 12 克,云茯苓 10 克,制远志 10 克,黄芪 12 克,牡丹皮 12 克,制首乌 15 克,僵蚕 12 克,桑椹 12 克,山萸肉 12 克,玄参 10 克,生地黄 12 克,熟地黄 12 克,茯神 12 克,龙骨 20 克,牡蛎 20 克,胡黄连 3 克,石斛 12 克,三七 10 克,丹参 12 克。14 剂,水煎内服,每日 1 剂。

随后多次复查各项指标正常而停药。

⑲ 肝肾阴虚

刘某,女,44 岁。

初诊:多饮多尿口渴喜冷饮,小便频数,能食善饥,而身体逐渐消瘦,在当地医院诊断为糖尿病。口干舌燥,渴喜冷饮,小便频数,大便干结,形体消瘦,头昏神疲,四肢无力,午后烦躁,喜吹冷风,晚间手足心发热,盗汗,失眠,多梦,记忆力减退,面色不华,两颧发赤,唇红而干。舌质红,苔薄黄,苔中有人字裂纹,脉弦数。尿糖检查(＋＋＋)。此为肝肾阴虚,肾精亏损。治宜滋养肝肾,滋水涵木。

处方:麦冬 15 克,石斛 12 克,天花粉 15 克,肥知母 12 克,杭白芍 15 克,北沙参 15 克,五味子 6 克,生地黄 20 克,熟地黄 20 克,山萸肉 12 克,牡丹皮 30 克,怀山药 12 克,桑椹 12 克,胡黄连 5 克,僵蚕 12 克,赤芍 10 克,青蒿 12 克,女贞子 12 克,黄柏 10 克,龙骨 20 克,牡蛎 20 克,丹参 20 克,益智仁 10 克,龟甲胶 10 克(烊服)。14 剂,水煎内服,每日 1 剂。

二诊:服方平和,能食善饥,渴喜冷饮减轻。心烦失眠,胸胁不舒好转。仍头昏神疲,肢软无力,大便干结。脉弦数,舌红苔白。依据上述症情,气阴两伤之症明显,故于原方加味以观消息。

处方:麦冬 15 克,石斛 12 克,天花粉 15 克,肥知母 12 克,杭白芍 15 克,北沙参 15 克,五味子 6 克,生地黄 20 克,熟地黄 20 克,山萸肉 12 克,牡丹皮 30 克,怀山药 12 克,9 克,桑椹 12 克,胡黄连 5 克,僵蚕 12 克,赤芍 10 克,青蒿 12 克,女贞子 12 克,黄柏 10 克,龙骨 20 克,牡蛎 20 克,丹参 20 克,益智仁 10 克,龟甲胶 10 克(烊服),生山栀 10 克。14 剂,水煎内服,每日 1 剂。

三诊:口干舌燥,恶热喜风已平,精神、睡眠转佳,大便、食量正常,饮水大减,尿量已近正常,尚余轻度五心烦热。舌脉同前。前方减龟甲胶、龙骨,续服 14 剂。

药后病已向愈,嘱以六味地黄丸合人参养营丸各 6 克一次,每日 2 次,温开水送服。服用 3 个月后,诸症俱减而愈。

⑳ 脾阳虚损

王某,女,63 岁。

初诊:近 1 年神疲消瘦,不耐劳作,口渴不欲饮,小便多,头晕,皮肤瘙痒,畏寒四肢冷,尤以下肢为甚,脘腹痞闷,腹胀纳差,大便溏。来诊时检查空腹血糖 18.5 mmol/L,餐后 2 小时血糖 21.1 mmol/L。舌质紫红,苔白根腻,脉细滑。此乃气阴亏虚,脾阳虚损。治宜补气养阴,温脾助运。

处方:黄芪 40 克,党参 12 克,桂枝 10 克,山药 20 克,黄精 10 克,白术 12 克,茯苓 15 克,淫羊藿 12 克,制附片 6 克,薏苡仁 20 克,苦参 10 克,白鲜皮 12 克,干姜 10 克,三七 10 克,沉香曲 10 克,炒鸡内金 20 克,绞股蓝 10 克,苦丁茶 10 克,僵蚕 12 克,佩兰 12 克,白芍 10 克,莲子肉 12 克,豆蔻 10 克,甘草 3 克。14 剂,水煎内服,每日 1 剂。

二诊:服药平和,自觉症状好转,畏寒四肢冷减轻。脘腹痞闷,皮肤瘙痒消失。仍神疲乏力,夜寐欠佳。舌质紫红,苔白根腻,脉细滑。继续补气养阴,温脾益肾之法,前方加减续服。

处方:黄芪 40 克,党参 12 克,桂枝 10 克,山药 20 克,黄精 10 克,白术 12 克,茯苓 15 克,淫羊藿 12 克,制附片 6 克,薏苡仁 20 克,苦参 10 克,干姜 10 克,三七 10 克,沉香曲 10 克,炒鸡内金 20 克,绞股蓝 10 克,苦丁茶 10 克,僵蚕 12 克,佩兰 12 克,白芍 10 克,莲子肉 12 克,豆蔻 10 克,石斛 20 克,甘草 3 克。14 剂,水煎内服,每日 1 剂。

三诊:畏寒四肢冷减轻消失,神疲乏力好转,食欲渐增,夜寐转安,二便自如。复查空腹血糖 7.8 mmol/L,餐后血糖 12.1 mmol/L。舌质紫红,苔白根微腻,脉细滑。前方加减续服。

处方:黄芪 40 克,党参 12 克,山药 20 克,黄精 10 克,白术 12 克,茯苓 15 克,淫羊藿 12 克,薏苡仁 20 克,胡黄连 3 克,干姜 10 克,三七 10 克,沉香曲 10 克,炒鸡内金 20 克,绞股蓝 10 克,苦丁茶 10 克,僵蚕 12 克,佩兰 12 克,白芍 10 克,莲子肉 12 克,豆蔻 10 克,石斛 20 克,甘草 3 克。14 剂,水煎内服,每日 1 剂。

此方加减服用 3 个月,诸症减退,多次复查血糖正常后停药。随访 1 年无异常。

21 心肾不交

吴某,女,56 岁。

初诊:口渴多饮,心慌不寐 2 月余。乏力肢软,胃纳不香,小便频数,大便干结,头昏耳鸣,腰酸尿频,心悸不安,失眠多梦。有糖尿病史 10 年,长期口服西药降血糖,口服西药期间血糖仍不稳定。来诊时空腹血糖 10.5 mmol/L,餐后 2 小时血糖 12.7 mmol/L。舌红紫,苔薄少津,脉弦数。此乃心肾不交,肾经真阴不足,心火上炎而致诸症。宜滋阴降火交通心肾为治。

处方:生地 10 克,川石斛 10 克,川黄连 3 克,覆盆子 9 克,天花粉 9 克,白茯苓 9 克,京玄参 15 克,鸡内金 9 克,北沙参 9 克,炙龟甲 15 克,黄精 10 克,合欢花 10 克,山萸肉 10 克,酸枣仁 10 克,珍珠母 20 克,牡蛎 20 克,知母 12 克,黄柏 10 克,肉桂 3 克,泽泻 10 克,首乌藤 15 克。14 剂,水煎内服,每日 1 剂。

二诊:服药后,心慌心悸好转;小便频数,大便干结,头昏耳鸣,腰酸尿频,失眠多梦症状改善。舌红紫,苔薄少津,脉弦数。复查空腹血糖 7.5 mmol/L,餐后 2 小时血糖 11.7 mmol/L。原方加减继服。

处方:生地 10 克,川石斛 10 克,川黄连 3 克,覆盆子 9 克,白茯苓 9 克,玄参 15 克,鸡内金 9 克,北沙参 9 克,炙龟甲 15 克,黄精 10 克,合欢花 10 克,山萸肉 10 克,酸枣仁 10 克,珍珠母 20 克,牡蛎 20 克,知母 12 克,黄柏 10 克,肉桂 3 克,泽泻 10 克,首乌藤 15 克,丹皮 12 克,石膏 20 克。14 剂,水煎内服,每日 1 剂。

三诊:服药后,感觉良好,胃口渐开,小便正常,夜寐转安,诸症减退,此方再服 28 剂后复诊,心慌不寐症状消失,血糖及相关指标正常而停服中药。

22 五脏俱损

刘某,女,44 岁。

初诊:口渴喜冷饮,小便频数,能食善饥 5 年。身体逐渐消瘦,本地医院诊断为糖尿病,口干舌燥,渴喜冷饮,每日 1 500～3 000 mL,小便频数,大便干结,形体消瘦,头昏神疲,四肢无力,动则气喘,心烦气躁,手足心发热,盗汗,失眠多梦,记忆力减退。面色不华,两颧发红。尿糖(＋＋＋)。舌质红,苔薄黄,脉弦细。此为五脏俱损。肝肾阴虚,肺气亏损,心脾两虚所致。治宜滋养肝肾,健脾益肺,交通心肾。

处方:麦冬 15 克,党参 12 克,天花粉 15 克,肥知母 12 克,杭白芍 15 克,北沙参 15 克,桑椹 12 克,生地 30 克,熟地黄 10 克,僵蚕 10 克,拳参 10 克,怀山药 12 克,粉丹皮 20 克,胡黄连 5 克,山萸肉 12 克,茯苓 12 克,百合 20 克,青蒿 12 克,黄柏 10 克,知母 10 克,桃树胶 10 克(烊服),丹参 12 克。14 剂,水煎内服,每日 1 剂。

二诊:药后口干舌燥、能食善饥症大减,渴喜冷饮,心烦气躁,失眠等好转。胸胁不舒,头昏神疲,肢软无力,大便仍干结。脉弦细,舌红苔微黄。气阴两伤,五脏俱损。原方中加太子参 12 克,续服以观其效。

处方:麦冬 15 克,太子参 12 克,党参 12 克,天花粉 15 克,肥知母 12 克,杭白芍 15 克,北沙参 15 克,桑椹 12 克,生地 30 克,熟地黄 10 克,僵蚕 10 克,拳参 10 克,怀山药 12 克,粉丹皮 20 克,胡黄连 5 克,山萸肉 12 克,茯苓 12 克,百合 20 克,青蒿 12 克,黄柏 10 克,知母 10 克,桃树胶 10 克(烊服),丹参 12 克。14 剂,水煎内服,每日 1 剂。

三诊:药后睡眠转佳,大便通畅,饮食正常,饮水大减,尿量已近正常,查空腹血糖 5.8 mmol/L,尿糖(－)。舌质偏红,脉细软。效不更方,前方续服 14 剂。

连服前药,病已向愈,嘱以知柏地黄丸合人参养营丸各 6 克一次,每日 2 次,温开水送服,以固其效。

23 气阴两虚

王某,男,63 岁。

初诊:口干多饮 2 年伴消瘦。外院诊断为 2 型糖尿病。体重明显减轻,头昏腰酸。空腹血糖 19.8 mmol/L,乏力肢软,尿频混浊,大便溏。舌紫红,边有齿痕,苔微黄,脉弦细。此乃消渴病,气阴两虚,脾肾不足证。宜益气养阴,健脾补肾。

处方:黄芪 30 克,葛根 20 克,山药 40 克,山萸肉 15 克,生白术 15 克,五味子 15 克,麦冬 20 克,熟地黄 20 克,女贞子 20 克,丹参 20 克,淫羊藿 12 克,黄精 12 克,石斛 12 克,薏苡仁 30 克,三七 10 克,石膏 20 克,知母 20 克,黄柏 10 克,水蛭 6 克,丹皮 12 克,玉米须 12 克,泽泻 12 克,茯苓 12 克。14 剂,水煎内服,每日 1 剂。

二诊:服上方后尿频尿浊减轻,空腹血糖 11.8 mmol/L,舌脉同前。上方去麦冬,加金钱草 12 克、蒲公英 15 克、枸杞子 6 克、瞿麦 20 克,14 剂,水煎内服,每日 1 剂。

三诊:服上方后,空腹血糖 5.8 mmol/L,餐后 2 小时血糖 9.6 mmol/L。舌紫红,苔微黄,脉弦细。上方续服 14 剂,水煎内服,以观其效。

四诊:服药后仍尿频,受凉后,轻咳少痰。血糖 7.5 mmol/L。上方加桔梗 10 克、川贝母 10 克,续进 14 剂,水煎内服。

五诊:服上方后,舌质仍偏红,上方去五味子,加胡黄连 3 克,改黄精 20 克,14 剂,水煎内服。

六诊:血糖恢复正常,仍以上方 14 剂,水煎内服,以巩固疗效。

按:脾为后天之本,其主运化,为气血生化之源,《内经》曰"脾胃者,仓廪之官,五味出焉",饮食不节,脾失健运,可见消瘦;控制饮食,脾得运化,体重可复正常。本例消渴是为久病气阴两虚,脾胃气虚为主,兼有轻微阴虚内热,方用玉液汤饮化裁。玉液汤源于《医学衷中参西录》,为临床治疗消渴病之常用方,然其加减化裁却大有学问。本方以黄芪为君,其味甘色黄,入脾经而大补脾气。叶天士《本草经解》云:"人身之虚,万有不齐,不外乎气血两端。黄芪气味甘温,温之以气,所以补形不足也;补之以味,所以益精不足也。"脾气充,则升降协调,气机顺畅;脾精旺,则化源充足,肌肉得养,佐以山药补脾固肾,益气养阴又助后天生化之源,佐白术以增健脾益气之功,焦制以增止泻之力;熟地黄、山萸肉、女贞子滋补肝肾,填精益髓;葛根可解热生津,《本草经解》云"其主消渴者,葛根辛甘,升腾胃气,气上则津液生也",可助脾阳上升,便溏得缓,散精达肺,津液得生;又佐入五味子酸收而固肾生津,麦冬滋阴清热;又因消渴日久,气虚运血乏力,阴虚火旺煎熬血液,未免积攒成瘀,故加入丹参以活血凉血,去瘀生新。二诊尿浊空腹血糖仍高,故增大药力,去麦冬,加金银花、蒲公英等,滋阴润燥及清热之功益甚;枸杞子甘平滋补肝肾,《神农本草经辑注》中"味苦,寒,无毒。主五内邪气,热中,消渴",其用治消渴之功效亦早有所载;瞿麦可利水通淋,意在使糖分从小便而解。三诊血糖有所下降,予前方续服,以观其效。四诊轻咳少痰是肺气不利之故,加桔梗等,改药性趋下而为上,开宣肺气以止咳。五诊舌质仍偏红,示阴虚内热仍未减,加胡黄连增退虚热之功,佐黄精以补脾精。六诊血糖恢复正常,继服上方 2 周,后嘱其控制饮食积极锻炼,血糖得以维持在正常水平。全方针对主病机,以益气养阴为大法,又兼顾脾肾,尤重扶脾升阳,以复脾之健运,再酌加活血消导之品,使瘀血得行,补而不滞,余皆据症化裁,灵活变通,不拘泥于方。

24 肺肾阴虚

张某,男,38 岁。

初诊:口干多饮 10 年,加重 1 周伴干咳。自述糖尿病多年,间断口服二甲双胍等口服西药治疗中,当时空腹血糖 13 mmol/L,餐后 2 小时血糖 21 mmol/L。腰酸乏力,夜寐欠安。曾于 3 个月前就诊症状有好转,近血糖又见升高,口渴多饮。舌质红,苔微黄,脉滑且大。此为消渴病,肺肾阴虚。宜养阴清肺。

处方:生石膏 40 克,知母 20 克,竹叶 10 克,芦根 20 克,桔梗 10 克,山药 25 克,黄连 10 克,制半夏 15 克,麦冬 20 克,沙参 20 克,泽兰 20 克,黄精 12 克,山萸肉 12 克,生地黄 12 克,百合 20 克,甘草 6 克。7 剂,水煎内服,每日 1 剂。

二诊:服上方后,尿糖(＋＋＋),血糖 10.6 mmol/L,症状好转,脉略数。上方加莲子肉 15 克、葛根 15 克,14 剂,水煎内服,每日 1 剂。

三诊:服上方,口干、咳嗽减轻,空腹血糖 5.6 mmol/L,餐后 2 小时血糖 7.8 mmol/L,诸症好转。舌质红,苔微黄,脉滑小。续上方 14 剂,水煎内服,每日 1 剂。

药后诸症俱消,血糖正常稳定。追访 1 年无异常,多次复查血糖正常。

按:该患属阴精亏乏,胃不得滋,化热生火之证,乃一派阳明热象。方用竹叶石膏汤加减治之。方以大量辛甘大寒之石膏为君,黄元御《长沙药解》云其"味辛,气寒。入手太阴肺、足阳明胃经。清金而止燥渴,泻热而除烦躁"。知母同石膏走阳明而清热生津,同竹叶清热除烦;因阳明热势较盛,热扰气机,胃失和降,则气逆欲吐,入半夏、黄连,清胃火而降逆和胃,又有泻心汤"辛开苦降"之意,助中焦气机调和;芦根助石膏清热除烦,化热生津,助半夏止呕;山药益气养阴,沙参益胃生津,两者有固护胃阴之功;该患者阴虚火旺日久,有煎灼阴液成瘀之嫌,故加入泽兰活血祛瘀,《雷公炮制药性解》云其"行血而无推荡之患,养血而无腻滞之虞"。二诊血糖有所降低,症状亦有减轻,脉仍数,乃阳明胃热尚未尽除,加葛根解热生津,入莲子肉补脾固精,攻补兼施。三诊因患者未定期监测血糖,血糖变化尚未可知,然症皆不著,仍以原方 2 周予以巩固疗效,嘱咐其定期监测,养成良好生活习惯。该患者虽一派阳明热盛之象,本应大清气分之热,然虑热盛必定伤阴,久病必致正气亏虚,此必本虚标实,若一味予辛凉峻剂,必犯虚虚实实之过,故入麦冬、山药、沙参、莲子肉等扶正之品,以复阴津,以养脾肺,仍毋忘入一味辛散之药以去久病之瘀血。

㉕ 肺胃火炽

朱某,男。

初诊:口干多饮多尿伴消瘦 1 年。近几年来,善饥能食,1 年前发现糖尿病。1 年来体重下降,疲乏无力,口渴思饮,多饮多尿,时感饥饿,后背瘙痒,易生疖疮。空腹血糖 9 mmol/L,尿糖(＋＋),血压 140/90 mmHg。舌质偏红,脉沉细数。证属消渴病,肺胃火炽,气阴两伤。拟益气养阴,清肺胃热为治。

处方:生黄芪 15 克,山药 15 克,黄连 3 克,玄参 15 克,石斛 15 克,太子参 30 克,天花粉 30 克,生地黄 15 克,熟地黄 15 克,芡实 9 克,知母 12 克,黄柏 9 克,乌梅 9 克,天冬 9 克,麦冬 9 克,石膏 40 克,连翘 12 克,甘草 3 克。7 剂,水煎内服,每日 1 剂。

二诊:服药后,诸症均减。口不太干,饮水减少,只觉腿软无力,舌质偏红,脉沉细数。前方加五味子 9 克、女贞子 12 克,7 剂,水煎内服,每日 1 剂。

三诊:服药后,疲乏好转,"三消"症状全减,空腹血糖波动于 7～8 mmol/L。仍嘱控制饮食,原方继服 14 剂。

四诊:又服用 14 剂,诸症见好,空腹尿糖阴性。但中秋节进食月饼较多,复测空腹血糖 8.9 mmol/L,口干思饮,大便溏,脉滑。

处方:生黄芪 15 克,苍术 15 克,玄参 15 克,太子参 15 克,山药 12 克,五味子 9 克,金樱子 6 克,天冬 9 克,麦冬 9 克,生地黄 15 克,熟地黄 15 克,肉桂 3 克。7 剂,水煎内服,每日 1 剂。

五诊:服药后空腹血糖复测 6.0 mmol/L。嘱控制饮食,续服 14 剂,以固其效。

药后诸症俱减,多次复查血糖正常而停药。

按:本案为肺胃火炽、气阴两伤消渴病。肺主气为水之上源,敷布津液,肺受燥热所伤,则不能敷布津液而直趋下行,随小便排出体外,故多尿;肺不布津则口渴思饮;胃为水谷之海,主腐熟水谷,胃火炽盛,腐熟水谷加强,则时感饥饿;燥热内盛,兼清标热。以增液汤为主,辅以石斛、天花粉、太子参、天冬、熟地黄滋养阴液,清热生津,乌梅酸甘敛阴,知柏清热降火,同时配合玄参、生黄芪、山药以达到清热养阴、降血糖之目的。服药后阴液得充,元气仍伤,腿软无力,唇暗舌胖,苔白脉缓,减少养阴清热之品,以前方之太子参、麦冬,加用五味子,取生脉散之意益气养阴,以巩固疗效。但病家不注意调摄,多食月饼,致上热下寒,见血糖上升,口干思饮,大便溏,用肉桂、金樱子引火归原固摄,药后血糖下降,诸症皆消。

26 肺肾阴亏

余某,男,58 岁。

初诊:发现血糖升高 4 个月。患者近 4 个月来发现血糖增高伴眩晕,并有多饮、多尿、烦躁失眠等症。服用格列美脲疗效不够理想,要求中药治疗。来诊时患者面颊现红色,体瘦乏力。脉象弦细数,舌质干红,苔微黄腻。西医诊断为 2 型糖尿病。属中医消渴病,肺肾阴亏证。宜补肾滋阴,润肺生津,方用左归饮合一贯煎加减。

处方:南沙参 15 克,北沙参 15 克,天冬 15 克,麦冬 15 克,生地黄 24 克,山萸肉 9 克,山药 24 克,玉竹 18 克,石斛 12 克,枸杞子 12 克,天花粉 12 克,覆盆子 12 克,五味子 6 克。20 剂,水煎内服,每日 1 剂。

嘱其将西药用量逐渐减少而至停用。

二诊:患者服上方药 20 余剂后,多饮、多尿、烦躁、眩晕等症均改善。脉弦细数,舌质干红,苔微黄。再服药 20 余剂。

服药后空腹血糖降为正常,其后多次检验,血糖未见异常。

按:《石室秘录》说:"消渴一证,虽分上中下,而以肾虚致渴,则无不同也。"说明肾与消渴关系密切。肾为先天之本,主藏精而寓元阴元阳。肾阴亏损则虚火内生,上燔心肺则烦渴多饮,肾之开阖失司,固摄失权,则尿多。肾水不涵肝木,阴虚阳亢,故有眩晕。肾水不能上济,心火不能下潜,心肾不交,因而烦躁失眠。采用补肾养阴之法治疗,方用左归饮合一贯煎加减。南沙参、北沙参、天冬、麦冬、生地黄、山萸肉、玉竹、石斛、枸杞子、天花粉等滋养肺肾、清热生津之品,覆盆子、五味子补肾固摄,上药同用以达肺肾双补、上下并治之目的,而使消渴止,眩晕除。

27 肝肾阴虚

陈某,男,65 岁。

初诊:口干多饮 10 余年,口干目糊加重 2 个月来诊。患者 10 余年前即有口干、多饮、尿频、善饥诸症,10 年来,各地求治,均诊断为糖尿病,一直在西药降糖治疗中,血糖不稳定,时高时低,手脚时有麻木。近年来,血压增高,又患白内障,视物不清,大便秘结,来诊时空腹血糖 18.9 mmol/L,尿常规提示尿糖(＋＋＋),视物不清,头昏乏力。脉象弦沉,舌质暗,苔微黄。西医诊断为 2 型糖尿病合并视网膜病变。中医诊为消渴病,肝肾阴虚,脉络瘀阻证。宜养阴清热,活血通络。

处方:黄柏 20 克,知母 20 克,黄精 12 克,肉苁蓉 20 克,制首乌 15 克,生地黄 12 克,火麻仁 10 克,石斛 15 克,麦冬 10 克,蚕沙 10 克(包),白蒺藜 10 克,川牛膝 10 克,僵蚕 10 克,杭菊花 10 克,谷精草 10 克,牡蛎 20 克,三七 10 克,鸡血藤 15 克,木瓜 12 克,山萸肉 12 克,地龙 12 克,枳壳 10 克。7 剂,水煎内服,每日 1 剂。

二诊:2016 年 3 月 5 日前药连服 1 个月,屡检尿糖均为阴性,血糖降至 6 mmol/L 左右,患者自主停用西药。血压已趋正常,二便自如,视物模糊症状减轻。脉象弦细,舌质偏暗,苔微黄。

处方:石斛 20 克,三七 10 克,生地黄 10 克,决明子 10 克,杭菊花 10 克,肉苁蓉 10 克,石决明 20 克,僵蚕 12 克,黄柏 12 克,女贞子 10 克,知母 12 克,黄芪 20 克,麦冬 10 克,玉竹 10 克,当归 10 克,制首乌 12 克,黄芪 20 克,地龙 10 克,谷精草 10 克,木瓜 12 克,山萸肉 12 克,黄精 10 克,佩兰 12 克。14 剂,水煎内服,每日 1 剂。

三诊:2016 年 3 月 20 日,患者连服上药,口干多饮、视物模糊等均明显好转。多次复查餐前餐后血糖正常,血压正常,嘱其清淡饮食,每日定时自主运动。续前方减肉苁蓉,加桑叶 12 克,继服 14 剂以固其效。

按:本例糖尿病史已达 10 余年,下元虚损至极,肾脏阴虚亏损于下,肝木风阳则偏亢于上,故血压偏高,脉象沉弦。消渴日久,伤津耗血,以致大便秘结。精血不能上承于头以濡养两目,故患白内障,视物不清。以滋肾养肝以潜浮阳为原则。肉苁蓉、何首乌能补血敛精。火麻仁、郁李仁滋阴润肠通便。石斛健脾养阴,生地黄、天冬、麦冬、菊花、白蒺藜平肝息风,养阴明目。牛膝引血下行,以潜上炎虚火。枳壳行气,使上下气血调畅。药后诸症平稳,唯觉视物模糊,仍以上法为治,菊花、谷精草配合女贞子养精血、荣头目,决明子清肝明目,诸药合用,随症加减继服 1 个月,不但尿糖消失,大便亦通畅,血压渐平。

28 肝脾肾俱虚

李某,女,66 岁。

初诊:口干多饮消瘦 18 年。本地医院诊为 2 型糖尿病。长期服西药降糖,血糖经常不稳定。近 2 年体重从 60 千克下降至 44 千克,经常头晕,动则心慌,口干喜饮,夜寐不佳,夜尿频,尿量多,有异味,空腹血糖 12.6 mmol/L,尿糖(＋＋＋),易饥多食,食后腹胀,大便溏稀。脉弦细滑,舌紫红,苔微黄腻。头颅 CT 提示为腔隙性脑梗死,心电图提示心肌供血不足。此为消渴病,痰瘀互结证,肝脾肾三脏俱虚,痰瘀互结而致。宜健脾益肾,祛瘀化浊为治。

处方:黄精 15 克,白芍 9 克,山药 20 克,山萸肉 12 克,制首乌 12 克,熟地黄 12 克,女贞子 12 克,三七 10 克,炒黄柏 10 克,知母 12 克,葛根 10 克,佩兰 10 克,红景天 10 克,莲子 10 克,茯苓 15 克,陈皮 10 克,制半夏 10 克,丹皮 10 克,泽泻 10 克,甘草 6 克。7 剂,水煎内服,每日 1 剂。

二诊:药后诸症减轻。大便日行 2～3 次,偏稀,口渴已减,尿糖(＋＋)。脉弦细濡,舌质紫红,苔微黄根腻。脾肾不足,痰瘀阻滞,前方加减继服。

处方:黄精 15 克,白芍 9 克,山药 20 克,山萸肉 12 克,茯苓 12 克,女贞子 12 克,三七 10 克,炒黄柏 10 克,知母 12 克,葛根 10 克,佩兰 10 克,红景天 10 克,陈皮 10 克,制半夏 10 克,丹皮 20 克,水蛭 6 克,泽泻 10 克,甘草 6 克,薏苡仁 20 克,淫羊藿 12 克。7 剂,水煎内服,每日 1 剂。

三诊:服药后头晕较好,大便次数亦较少,转为每日 1 次,少腹作胀,面色萎黄,口渴已减,怕冷,小便偏多。复查血糖 5.8 mmol/L,尿糖(－)。脉沉细。脾肾两伤,命火不足,原方再进。

处方:党参 15 克,生黄芪 15 克,五味子 5 克,黄精 9 克,淡附片 3 克,杭白芍 9 克,黄精 15 克,山药 20 克,山萸肉 12 克,茯苓 12 克,女贞子 12 克,三七 10 克,葛根 10 克,水蛭 6 克,佩兰 10 克,红景天 10 克,丹皮 10 克,泽泻 10 克,甘草 6 克,淫羊藿 12 克,薏苡仁 20 克。14 剂,水煎内服,每日 1 剂。

四诊:服中药以来,口渴已好转,每晚临卧则腹胀、嗳气、矢气多,形寒怕冷,脉沉细,血压偏低。复查血糖正常,尿糖(－)。脾肾两伤,阴损及阳,仍由原方出入,阴阳两调之。

处方:党参 15 克,生黄芪 15 克,黄精 9 克,淡附片 3 克,黄精 15 克,山药 20 克,山萸肉 12 克,茯苓 12 克,女贞子 12 克,三七 10 克,葛根 10 克,佩兰 10 克,红景天 10 克,丹皮 10 克,泽泻 10 克,甘草 6 克,淫羊藿 12 克,薏苡仁 20 克,草果 10 克。14 剂,水煎内服,每日 1 剂。

五诊:糖尿病经治以来,口干已减,嘴唇上觉干燥,每晚上床时腹胀,矢气多等症显见减轻。仍觉乏力,大便已成形。脉渐有力,舌质转红,苔薄白。多次复查血糖正常。原方改制黄精 15 克,再进 14 剂。嘱严冬外寒较甚时加服红参补虚。

按:糖尿病必须综合治疗。除食薄滋味的饮食疗法,戒嗜欲、节喜怒的身心疗法外,辨证论治准确是非常重要的。本例患者已患病 18 年,肝脾肾三脏俱虚,脾虚气血生化无源,故体重下降;肝肾阴虚,虚火上炎,而见头晕,夜寐不佳,口干;肾虚无以约束小便,故小便量多。治疗以滋阴补虚为主,知柏地黄汤加味养阴生津清热。黄精等升提清气。二诊患者舌质紫,舌根腻,为痰瘀阻滞所致,故减熟地黄、制首乌,加水蛭配二陈汤化痰祛瘀疏通血管,痰瘀得化,清源通达糖毒清而化生正常。针对脾虚腹胀便溏,加用薏苡仁配合山药、茯苓等健脾助运。三诊脾虚症状已明显改善,血糖已然恢复正常。患者患病已久,阴损及阳而形寒怕冷,加用温肾固摄之淡附片宗《金匮》肾气丸之意。四诊、五诊据上述原则略作加减,诸症皆有改善。综上所述,阴阳平衡而疾病得以稳定。

㉙ 脾肾亏虚

石某,女,46 岁。

初诊:多食善饥多汗 2 年,倦怠乏力,腰膝酸软,目糊多汗,汗出色黄,大便每日 2～3 次,不成形。有糖尿病史,空腹血糖 10.8 mmol/L。苔薄根黄腻,舌质偏红,脉细弦滑。证属脾肾亏虚,湿热内蕴。治拟健脾益肾,清热化湿治汗。

处方:太子参 30 克,黄芪 30 克,山药 30 克,扁豆衣 12 克,玄参 15 克,石膏 20 克,胡黄连 5 克,枸杞子 15 克,山萸肉 15 克,白术 10 克,白芍 10 克,川石斛 15 克,桑叶 15 克,蒺藜 15 克,绞股蓝 10 克,麻黄根 10 克,五味子 6 克,黄柏 10 克,知母 12 克,薏苡仁 30 克。14 剂,水煎内服,每日 1 剂。

二诊:经上方服治后,诸症悉减,黄汗症减,大便每日 1 次,成形。舌红苔薄黄,脉细弦。前方减麻黄根、扁豆衣,加莲子肉 12 克,续服 14 剂。

三诊:药后诸症俱减,空腹血糖降至 5.5 mmol/L 左右。续服 20 剂后,诸症消失而痊愈。随访 6 个月,多次复查血糖正常。

㉚ 湿热血瘀

陈某,女,69 岁。

初诊:患糖尿病 10 年,胰岛素治疗中。目前血糖仍不稳定,来诊时空腹血糖 13.2 mmol/L,餐后 2 小时血糖 19.7 mmol/L。形体肥胖,口渴欲饮,消谷善饥,头晕乏力,心烦多汗,失眠多梦,大便干结难行,视物不清。舌红紫,苔微黄中腻少津,脉象细滑数。此乃湿热血瘀,气阴亏损,湿热内蕴,耗气伤阴,阴伤血稠,损伤脉络而现瘀阻诸症。治宜清养化浊,益气养阴,活血通络。

处方:丹皮 20 克,石斛 10 克,丹参 10 克,石膏 10 克,知母 20 克,胡黄连 10 克,三七 10 克,葛根 15 克,泽泻 10 克,茯苓 12 克,山萸肉 12 克,水蛭 10 克,僵蚕 12 克,黄柏 10 克,怀山药 15 克,薏苡仁 20 克,地黄 10 克,佩兰

12 克。14 剂,水煎内服,每日 1 剂。

二诊:口渴欲饮、消谷善饥、头晕乏力、心烦多汗、失眠多梦症状好转,大便已通畅。服药第 2 日排出大量黑粪块 3 次后恢复正常,每日 1 次,成形。舌红紫,苔微黄腻,脉细滑数。药已奏效,按原方出入续服之。

处方:丹皮 10 克,丹参 10 克,石膏 10 克,知母 20 克,荷叶 12 克,胡黄连 10 克,三七 10 克,葛根 15 克,泽泻 10 克,茯苓 12 克,山萸肉 12 克,水蛭 10 克,僵蚕 12 克,黄柏 10 克,怀山药 15 克,薏苡仁 20 克,地黄 10 克,佩兰 12 克,黄精 12 克。14 剂,水煎内服,每日 1 剂。

三诊:服方平适,复查空腹血糖 5.2 mmol/L,餐后 2 小时血糖 6.7 mmol/L,口渴欲饮、消谷善饥、头晕乏力、心烦多汗等症状消失,夜寐转安。舌质红紫,苔薄黄,脉细弦。气阴不足,阴虚血稠,宜益气养阴、活血通络、清养化浊以固其效。

处方:丹皮 10 克,丹参 10 克,石斛 12 克,荷叶 12 克,南沙参 12 克,胡黄连 10 克,三七 10 克,泽泻 10 克,茯苓 12 克,百合 20 克,山萸肉 12 克,水蛭 10 克,僵蚕 12 克,黄柏 10 克,怀山药 15 克,薏苡仁 20 克,地黄 10 克,佩兰 12 克,黄精 12 克,莪术 10 克。14 剂,水煎内服,每日 1 剂。

服药后多次复查血糖正常,相关指标正常,临床症状消失而痊愈。

③1 湿热瘀阻

吴某,女,61 岁。

初诊:口干多饮 3 年,加重 2 周。患者于 3 年前出现口干多饮,每日饮水需 3 000 mL 左右,曾在当地医院多次查空腹血糖大于 7.0 mmol/L,诊断为 2 型糖尿病。长期口服瑞格列奈 0.5 毫克,每日早晚各 1 片,联合阿卡波糖 50 毫克,每日 3 次,随三餐时第一口饭服用。空腹血糖波动于 6~8 mmol/L,餐后 2 小时血糖波动于 8 mmol/L 左右。近 2 周来,患者自觉口干多饮加重,测空腹血糖波动于 10~12 mmol/L,餐后 2 小时血糖波动于 12~14 mmol/L。就诊时口干多饮,头晕,视物模糊,二便调,胃纳一般,夜寐欠安。舌紫暗,苔白腻,脉细数。此乃消渴病,湿热瘀阻,痰瘀互结损伤脉络。治宜清养化浊,活血祛瘀通络。

处方:黄柏 10 克,山栀 12 克,石斛 20 克,佩兰 10 克,灵芝 6 克,僵蚕 10 克,山萸肉 10 克,制半夏 10 克,三七 10 克,鬼箭羽 10 克,水蛭 10 克,莪术 12 克,茯苓 20 克,知母 20 克,石膏 40 克,薏苡仁 30 克,冬瓜子 12 克,泽泻 12 克,丹皮 20 克。14 剂,水煎内服,每日 1 剂。

原服的西药续服:瑞格列奈 1 毫克,每日早晚各 1 片,联合阿卡波糖 50 毫克,每日 3 次,随三餐时第一口饭服用。

服中药之初,实验室检查提示患者空腹胰岛素 1.6 U/mL,C 肽(空腹) 0.30 pmol/mL。加用以上中药服用 3 个月后,患者口干多饮症状消失,查空腹血糖稳定波动于 6～7 mmol/L,餐后 2 小时血糖波动于 7～10 mmol/L,血糖水平大大低于加服中药前。复查空腹胰岛素 4.8 U/mL,C 肽(空腹)0.45 pmol/mL。逐渐停用西药,上方随症加减又续服 3 个月,患者血糖正常稳定,临床症状消失。

按:糖尿病治疗的方药总则为清解热毒,益气养阴,芳香化湿,祛瘀化浊,但糖尿病的不同阶段、不同类型治疗的重点不同,清养化浊法的方药主要干预由于肝郁、脾虚、肾气不足等导致水湿代谢异常,湿、痰、瘀、毒等病理产物的发生,而致 2 型糖尿胰岛素抵抗的一系列临床病理现象。通过清养化浊法的方药治疗干预和调节 2 型糖尿病胰岛素抵抗患者相关激素的分泌,达到治疗 2 型糖尿病胰岛素抵抗的目的,从而有效地控制高血糖,防治并发症。

32 经脉失养

朱某,女,72 岁。

初诊:手足、下肢麻木月余。患者近 1 月来出现手足,下肢麻木,行走不稳,脚底有踏棉垫样感觉,腰膝酸软,恶寒怕风,同时有小便频数。患者有糖尿病史 10 多年,一直间断服用西药降糖治疗。来诊时空腹血糖 9.8 mmol/L。手足轻度发绀,感觉障碍,双足背动脉,胫后动脉搏动减弱。舌质紫暗,苔薄白,脉细涩。此乃经脉失养,脾肾两虚,瘀血阻滞。治拟滋养筋脉,温补脾肾,理气活血。

处方:附片 12 克,木瓜 12 克,鹿角霜 10 克,五加皮 12 克,淫羊藿 12 克,肉桂 3 克,僵蚕 12 克,熟地黄 15 克,党参 15 克,黄芪 15 克,山萸肉 15 克,当归 15 克,芍药 10 克,鸡血藤 15 克,三七 10 克,红花 6 克,水蛭 10 克,黄芪 30 克,大血藤 12 克,川芎 10 克,川牛膝 10 克,甘草 6 克。14 剂,水煎内服,每日 1 剂。

二诊:药后手足麻木减轻,脚底有踏棉垫样感觉消失,仍行走不稳。小便频改善,但仍怕风、腰酸。舌质紫暗,苔薄白,脉细涩。治守原法出入,原方改熟地黄 20 克,加黄精 10 克、首乌 10 克、僵蚕 20 克、续断 10 克,14 剂,水煎内服,每日 1 剂。

三诊:药后诸症俱减,已能行走。复查血糖 6.2 mmol/L,尿检(-),无异常。舌质偏紫暗,苔薄白,脉细弦。治拟益气补肝肾,理气活血法善后。

处方:木瓜 12 克,鹿角霜 10 克,五加皮 12 克,淫羊藿 12 克,僵蚕 12 克,熟地 15 克,党参 15 克,黄芪 15 克,山萸肉 15 克,当归 15 克,芍药 10 克,鸡血藤 15 克,三七 10 克,红花 6 克,水蛭 6 克,黄芪 30 克,大血藤 12 克,川芎 10 克,川牛膝 10 克,僵蚕 12 克,黄精 12 克,甘草 6 克。14 剂,水煎内服,每日 1 剂。

药后诸症消失,多次复查血糖正常。随访 6 个月无异常。

33 下肢凉麻

邓某,女,58 岁。

初诊:双下肢冷麻渐行性加重 3 年,糖尿病史 15 年。注射胰岛素和口服西药降糖治疗中,血糖仍不稳定,来诊时空腹血糖 12.9 mmol/L,餐后 2 小时血糖 16.7 mmol/L,形体偏胖,行走不稳,双下肢浮肿,触之感觉迟钝而凉,口渴多饮,大便干燥,乏力肢软。舌紫红,苔白腻,脉弦滑。证乃脉络瘀阻,瘀而耗伤气阴,导致肺脾气虚,肝肾阴虚;气阴不足,运化失调,痰、浊、瘀互结,更加重病情发展。以清养化浊、活血通络为法。

处方:黄柏 10 克,知母 12 克,黄连 6 克,茯苓 20 克,生山楂 12 克,僵蚕 12 克,丹皮 20 克,水蛭 10 克,茵陈 10 克,山萸肉 10 克,三七 10 克,丹参 20 克,山药 10 克,泽泻 10 克,制大黄 10 克,山栀 10 克,土鳖虫 10 克,川牛膝 10 克,忍冬藤 30 克,桂枝 6 克。14 剂,水煎内服,每日 1 剂。

另:水煎 2 次内服后的药渣加水 2 000 mL 以上,煮沸后文火 30 分钟,倒入脚盆中,双脚放在脚盆上先熏,水温 45 ℃左右,双脚放药渣中浸泡,直至水凉后再用温水洗净双脚,每晚睡前 1 次。

二诊:中药内服加外用熏洗后,自查血糖空腹 8 mmol/L,餐后 2 小时血糖 12.7 mmol/L,双下肢浮肿消失,口渴多饮、大便干燥症状缓解,双脚麻木感减轻,仍触之感觉迟钝而凉。舌紫红,苔白腻,脉弦滑。久病伤络,气阴不足,前法续用,前方加减续服。

处方:黄柏 10 克,知母 12 克,黄连 6 克,茯苓 20 克,僵蚕 12 克,丹皮 20 克,水蛭 10 克,茵陈 10 克,山萸肉 10 克,三七 10 克,丹参 20 克,山药 10 克,泽泻 10 克,制大黄 10 克,山栀 10 克,土鳖虫 10 克,川牛膝 10 克,忍冬藤 30 克,桂枝 10 克,黄芪 40 克,生地黄 12 克。14 剂,水煎内服,每日 1 剂。

另:药渣泡脚,同前。

三诊:复查空腹血糖 5.2 mmol/L,餐后 2 小时血糖 8.7 mmol/L,已能正步行走,双下肢触之感觉良好,温度恢复正常。效不更方,前方续服 14 剂以固其效而痊愈。

按:糖尿病合并末梢神经炎,临床表现为四肢末端感觉障碍,或感觉麻木,疼痛,热感,冷感,或皮肤感觉过敏,脚底有踏棉垫样感觉。糖尿病神经炎的病机是糖尿病久消,气阴两虚,气滞血瘀,筋经失养,久病阴损及阳,导致阳虚。本案为消渴病日久气阴两伤,痰、浊、瘀互结,脉络瘀阻而损伤,应重在清养化浊以修复,活血和络以通达,扶正祛邪为法立治而取效。

㉞ 湿热内侵

王某,女,72 岁。

初诊:右大趾红肿 1 个月。有糖尿病史 10 余年,高血压 5 余年。1 个月前右大趾出现红肿发热,继则出现溃烂,伴肢麻,行走困难,右足前半趾肿胀,趾端干黑,内侧疮面至根部外侧有小溃疡,测空腹血糖 12.8 mmol/L。舌质暗红,苔黄腻,脉弦滑。证属湿热内侵经筋,热胜肉腐而发筋疽。治拟清热解毒,利湿内托法。

处方:茵陈 15 克,黄连 10 克,苦参 10 克,薏苡仁 30 克,生山栀 10 克,连翘 30 克,薏苡仁 30 克,金银花 20 克,玄参 10 克,当归 10 克,生甘草 6 克,知母 12 克,白芷 10 克,象贝母 12 克,赤芍 10 克,皂角刺 12 克,乳香 6 克,没药 6 克,地丁草 12 克,蒲公英 15 克,黄芪 20 克。7 剂,水煎内服,每日 1 剂。

二诊:治疗 1 周,足大趾残端肉芽鲜红,腐腱分泌物较多,复以此方增减,每日换药再进行蚕食清创,同用 0.5% 甲硝唑液冲洗后湿敷,加清热解毒、收湿敛疮中药外用包扎。创面脓腐清,分泌物少,边缘上皮生长,能自立行走,自觉足趾麻木,血压和血糖皆稳定。此为筋损渐复,气阴不足,经脉不畅。治拟益气养阴,搜风通络。

处方:黄芪 30 克,白术 30 克,黄精 30 克,茵陈 15 克,黄连 10 克,苦参 10 克,薏苡仁 20 克,生山栀 10 克,地骨皮 10 克,制大黄 6 克,金银花 20 克,玄参 10 克,当归 10 克,生甘草 6 克,知母 8 克,白芷 8 克,象贝母 8 克,赤芍 10 克,皂角刺 8 克,乳香 6 克,没药 6 克,黄芪 20 克,玉米须 15 克,制首乌 30 克,川牛膝 15 克,全蝎 5 克,炙蜈蚣 2 条。14 剂,水煎内服,每日 1 剂。

外治同前。前方加减服治 2 个月后创面愈合痊愈。

㉟ 湿热壅滞

张某,女,65 岁。

初诊:右足红肿疼痛 1 个月,伴发热。患者有糖尿病史 8 年,平时有双足麻木,感觉迟钝,近 1 个月来无明显诱因出现右足红肿、疼痛,呈进行性加剧,近 1 周来出现高热 39.7 ℃左右,空腹血糖 14.2 mmol/L,患足秽臭,右足足趾、足背漫肿呈馒头状,皮肤潮红、灼热、变薄,局部溃破,伴脓性分泌物,口干欲饮,大便干燥。舌红,苔黄腻,脉细数。此为筋疽湿热壅滞证,西医诊断为糖尿病足伴感染。治拟清热利湿解毒,托腐生肌。

处方:黄连10克,黄芪20克,生晒参10克,黄柏10克,苦参15克,茵陈15克,大黄6克(先煎),半边莲10克,栀子10克,薏苡仁30克,金银花20克,玄参10克,当归10克,生甘草6克,知母18克,白芷12克,象贝母18克,赤芍10克,皂角刺18克,乳香6克,没药6克,连翘20克,丹皮12克,蜈蚣2条。14剂,水煎内服,每日1剂。

另:清创,分次清除腐肉,黄柏洗剂(外敷)包扎。

二诊:患足经清创处理后,右足红肿减退,基本无疼痛,发热退,血糖下降。患足基本无臭秽,右足趾、足背漫肿减,呈皱皮样,疮面肉芽鲜红,伴少量脓性分泌物,苔黄腻,脉细数。此属湿毒未清,兼气阴不足。治拟清热利湿,佐益气养阴。

处方:黄连10克,黄芪30克,生晒参10克,黄柏10克,苦参15克,蒲公英15克,大黄6克,半边莲10克,栀子10克,薏苡仁30克,金银花20克,玄参10克,当归10克,生甘草6克,知母18克,象贝母18克,赤芍10克,皂角刺18克,乳香6克,没药6克,连翘20克,丹皮12克,紫花地丁12克,蜈蚣2条,肉桂3克。14剂,水煎内服,每日1剂。

另:0.5%甲硝唑液100 mL湿敷疮面,黄柏洗剂外洗。

三诊:患足红肿均退净,疮面上皮生长良好,近愈合,血糖稳定。苔薄黄,脉细。证属筋损渐复,气阴不足。治拟益气滋阴,除消养筋法。

处方:黄连10克,黄芪30克,生晒参10克,黄柏10克,苦参15克,蒲公英15克,大黄6克,半边莲10克,栀子10克,薏苡仁30克,金银花20克,玄参10克,当归10克,生甘草6克,知母18克,象贝母18克,赤芍10克,皂角刺18克,乳香6克,没药6克,连翘20克,丹皮12克,紫花地丁12克,蜈蚣2条,肉桂3克,天花粉12克。14剂,水煎内服,每日1剂。

另:0.5%甲硝唑液100 mL湿敷疮面,黄柏洗剂外洗。

四诊:患足红肿均消退,疮面上皮生长良好,基本愈合,血糖稳定,手脚发凉,手脚发麻,尿频。舌紫红,苔薄黄,脉弦细涩。证属筋损渐复,脉络受损,气阴不足。治拟益气养阴,养筋祛瘀法。

处方:黄连10克,黄芪30克,生晒参10克,黄柏10克,苦参15克,蒲公英15克,桑椹12克,枸杞子10克,薏苡仁30克,金银花20克,玄参10克,当归10克,天葵子12克,山萸肉12克,象贝母18克,赤芍10克,皂角刺18克,乳香6克,没药6克,连翘20克,牡丹皮12克,紫花地丁12克,制大黄10克,蜈蚣2条,生甘草6克,肉桂3克,天花粉12克。14剂,水煎内服,每日 1 剂。

五诊:药后手足麻木、小便频改善,怕风,腰酸。舌紫,苔薄,脉细。效不更方,治守原法。原方加熟地黄 20 克、黄精 10 克、首乌 10 克、狗脊 10 克、续断 10 克,14 剂,水煎内服,每日 1 剂。

六诊:药后诸症均愈,二便正常。舌微紫红,苔薄白,脉细涩。治拟益气养阴,培补肝肾,理气活血法。

处方:黄连 10 克,黄芪 30 克,生晒参 10 克,黄柏 10 克,苦参 15 克,蒲公英 15 克,桑椹 12 克,枸杞子 10 克,薏苡仁 30 克,金银花 20 克,玄参 10 克,当归 10 克,天葵子 12 克,山萸肉 12 克,象贝母 18 克,赤芍 10 克,皂角刺 18 克,三七 10 克,连翘 20 克,丹皮 12 克,紫花地丁 12 克,制大黄 10 克,生甘草 6 克,桂枝 5 克,天花粉 12 克。

服药后,诸症减退,疮面愈合,血糖正常稳定,遂停药而痊愈。

(二)瘿病案

❶ 肝郁痰瘀

刘某,女,37 岁。

初诊:发现颈部肿大 3 月余,心情不舒时胀痛,经常胁痛,肢软乏力,口干喜饮,夜寐不安。B 超检查,甲状腺右侧叶中上部可见一大小约 16 mm × 13 mm 低回声,界清,内部回声欠均匀,彩超检查未见明显血流信号。右侧叶中下部可见一大小约 7.2 mm × 6.7 mm 低回声,界欠清,形态不规则,边缘毛糙,内部回声不匀,彩超检查可见少许血流信号。余实质回声增粗,分布不均,可见散在的小片状低回声区,彩超检查内部血流信号丰富。双侧颈部未见明显淋巴结。拟诊:右侧甲状腺中下部实性结节(拟 C‐TIRADS 4A 类);右侧甲状腺中上部实性结节(拟 C‐TIRADS 3 类);双侧甲状腺实质回声增粗,减低,桥本甲状腺炎可能。患者畏惧手术而来诊。舌偏红,中苔微黄腻,脉弦小滑。此乃肝郁痰瘀证,脾虚肝郁,痰浊瘀阻使然。拟健脾化痰、疏肝软坚散积为治。

处方:党参 9 克,白术 12 克,茯苓 12 克,郁金 15 克,陈皮 9 克,石上柏 12 克,牡蛎 30 克,山慈菇 12 克,半枝莲 15 克,柴胡 8 克,制半夏 9 克,象贝母 9 克,玄参 9 克,山药 20 克,石斛 12 克,白芥子 6 克,猫爪草 12 克,夏枯草 15 克,桔梗 10 克,甘草 5 克。14 剂,水煎内服,每日 1 剂。

二诊:服药 14 剂,右甲状腺肿块隐隐作痛,苔薄腻,脉弦。药已中病,毋庸更张,乃予原方加三棱、莪术各 6 克,14 剂。

三诊:服药后颈部肿痛好转,胁痛消失,夜已能寐,乏力肢软。舌淡苔白,脉细弦。气阴受损宜调补之。

处方:石斛 20 克,白术 12 克,茯苓 12 克,郁金 15 克,石上柏 12 克,牡蛎 30 克,山慈菇 12 克,半枝莲 15 克,柴胡 8 克,黄芪 20 克,黄精 10 克,象贝母 9 克,玄参 9 克,山药 20 克,白芥子 6 克,猫爪草 12 克,夏枯草 15 克,桔梗 10 克,甘草 5 克。14 剂,水煎内服,每日 1 剂。

上方加减服用 3 个月后复查 B 超示双侧甲状腺右侧中上部见一大小 8 mm×6 mm 低回声(C–TIRADS 2~3 类),余未见明显异常,实验室检查甲状腺功能指标正常而停药。

按:本例甲状腺良性肿瘤属中医"瘿病"的范畴。方中石斛、白术、茯苓、山药健脾助运,制半夏、陈皮、玄参、象贝母、山慈菇、牡蛎化痰软坚,柴胡、郁金疏肝利胆,切合病机,故疗效肯切。

2 肝郁瘀结

顾某,女,46 岁。

初诊:患者体检甲状腺右侧发现一个 1.3 cm×2.6 cm 肿块,质偏硬,表面光滑,边缘清楚,针刺病理诊断为甲状腺腺瘤,需手术治疗,由于患者不愿做手术,希望中医治疗。刻诊:心情急躁,烦躁易怒,胃纳不佳,胸胁不舒,月经不调,经来腹痛。苔薄腻,脉细弦。辨证为肝郁瘀结,痰瘀日久化火,灼伤津液,痰火胶结,凝结成核。治拟疏肝解郁,理气散结,用逍遥散加减。

处方:柴胡 9 克,黄精 12 克,石斛 12 克,当归 9 克,白术 12 克,茯苓 12 克,白芍 12 克,生甘草 6 克,夏枯草 20 克,橘核 12 克,象贝母 12 克,黄芩 10 克,山药 30 克,玄参 15 克,郁金 10 克,三棱 6 克,莪术 6 克,山慈菇 10 克。7 剂,水煎内服,每日 1 剂。

二诊:服上药后自觉胃纳稍佳,肿块略见柔软,然未见缩小,动则烦躁易怒。苔薄脉弦,治法仍照上意加减。

处方:柴胡 9 克,当归 9 克,白术 12 克,茯苓 12 克,白芍 12 克,生甘草 6 克,夏枯草 20 克,橘核 12 克,象贝母 12 克,黄芩 10 克,山药 30 克,玄参 15 克,郁金 10 克,三棱 6 克,莪术 6 克,山慈菇 10 克,丹皮 10 克,栀子 6 克,地龙 6 克。14 剂,水煎内服,每日 1 剂。

三诊:药后肿块缩小,胃纳尚可。苔薄,脉弦。原方去玄参,加生牡蛎 30 克、海浮石 10 克,14 剂,水煎内服,每日 1 剂。

四诊:服药后,甲状腺右侧肿块显著缩小,唯烦躁易怒,睡眠不安。苔薄,脉弦。再按原方加减治之。原方去橘核,加地骨皮 15 克、炒酸枣仁 12 克、合欢皮 12 克,14 剂,水煎内服,每日 1 剂。

药后诸症俱减,以前方续服 28 剂以固其效。再复诊时肿块消失。随访 6 个月无异常。

按:本病例系肝气郁结,日久化火,致成肿核。故在治疗时以逍遥散加减。柴胡疏肝解郁;白术、山药、石斛、黄精、茯苓、当归、芍药等药健脾柔肝,益气养血,促进血行,提高机体功能活力;同时以夏枯草清泄肝火;山慈菇、象贝母等药消肿软坚,以助消散痰涎肿核之功。消补结合,使补不碍滞,消不伤正,相辅相成,共奏消散之功。

❸ 阴虚痰凝

张某,女,48 岁。

初诊:颈部肿痛 3 个月。B 超检查提示左右两侧甲状腺弥漫性病变,右叶多发性小结节,最大 2.3 cm×1.8 cm。CT 提示病变甲状腺左叶增大,右叶多个低密度影。结合临床诊断为:1. 桥本氏甲状腺炎;2. 甲状腺结节 3 类。刻诊:颈部疼痛、胁闷不舒、口干、大便干结。苔薄,舌色略暗,脉细玄数。此为阴虚痰凝,肝胆火郁,阴津虚损,炼津为痰,痰凝瘀阻而致。治宜疏肝利胆,滋阴泻火,软坚化痰散结。

处方:生黄芪 10 克,生地 20 克,知母 10 克,黄精 15 克,夏枯草 30 克,蒲公英 15 克,白花蛇舌草 10 克,丹参 15 克,山慈菇 12 克,青皮、陈皮各 6 克,玄参 20 克,象贝母 10 克,黄芩 10 克,金荞麦 15 克,柴胡 10 克,郁金 6 克,三棱 6 克,莪术 6 克,牡蛎 10 克,土茯苓 12 克。7 剂,水煎内服,每日 1 剂。

二诊:药后患者诸症见好,颈痛缓解,阴虚火旺症状明显改善。苔薄舌色略暗,脉细。前法见效,按原方守之。原方加炮山甲 3 克,7 剂,水煎内服,每日 1 剂。

三诊:服方平和,近感乏力,夜寐安,纳可,大便转畅。舌苔薄,质淡红,脉沉细。气阴二虚,当拟益气养阴,佐以软坚化痰。

处方:生黄芪 10 克,石斛 12 克,生地 20 克,知母 10 克,黄精 15 克,夏枯草 15 克,蒲公英 15 克,白花蛇舌草 10 克,丹参 15 克,山慈菇 12 克,猫爪草 12 克,玄参 20 克,象贝母 10 克,黄芩 10 克,金荞麦 15 克,柴胡 10 克,桔梗 10 克,炮山甲 3 克,莪术 10 克,牡蛎 10 克,土茯苓 12 克。14 剂,水煎内服,每日 1 剂。

四诊:颈痛消失,但仍感乏力,且怕冷,甲状腺功能低下。舌质淡,苔薄白,脉沉细。上方加附子 6 克、桂枝 10 克,14 剂,水煎内服,每日 1 剂。

连服前方诸症减轻,复查 B 超示左右两侧轻度甲状腺弥漫性病变,右叶多发性小结节,最大 0.6 cm×0.8 cm(2 类)。病情好转。此方加减继续服用 3 个月,患者诸症减退,复查甲状腺各项功能实验室指标正常停服中药。

❹ 肝热痰凝

宋某,女,67 岁。

初诊:咽梗不舒伴颈部粗大半年,经外科检查,两侧甲状腺均有肿块,质硬,边缘清楚。B 超示双侧甲状腺多发性结节,左侧最大 0.6 cm×0.8 cm(3 类),右侧最大 1.8 cm×2.2 cm(4A 类),甲状腺功能检查基本正常。因拒绝手术治疗,故求诊于中医治疗。刻诊:两侧甲状腺处扪及如鸽蛋大小结块,质偏硬边界清,活动,无触痛。颈项结块,咽中梗塞,口中黏痰,口苦咽干,大便干结。乏力神疲,胸胁不舒。舌质暗苔薄,脉细沉弦滑。证属肝热痰凝,肝脾不调,痰瘀内结而致。治宜化痰理气,活血消症,软坚散结。

处方:柴胡 9 克,黄芩 12 克,夏枯草 15 克,象贝母 15 克,桔梗 6 克,牛蒡子 9 克,莪术 15 克,牡蛎 30 克,莪术 12 克,路路通 12 克,茯苓 20 克,山慈菇 10 克,黄芪 12 克,蒲公英 15 克,连翘 20 克,金荞麦 15 克,地丁草 12 克,石斛 12 克,黄精 12 克,龙胆草 3 克,白芥子 10 克,薏苡仁 20 克,海浮石 12 克,蛇六谷 10 克,猫爪草 12 克,重楼 6 克,大枣 10 克,甘草 6 克。14 剂,水煎内服,每日 1 剂。

二诊:药后颇适,咽梗减轻,乏力亦减,大便通利。舌暗,苔薄腻,脉细滑。再续前法。原方改莪术 15 克,14 剂,水煎内服,每日 1 剂。

上方加减化裁服药 3 月余,复查 B 超示两侧甲状腺均正常大小,右侧见 0.4 cm×0.6 cm 大小结节(3 类),余未见异常。患者无不适感觉,甲状腺功能检查正常。

按:本案初诊以痰、气、瘀、热等实邪为病理特征,故以夏枯草、贝母、山慈菇等化痰散结,当归、莪术等活血祛瘀消结,柴胡、黄芩、连翘、蒲公英等清热理气,然体虚之人,终应标本兼顾,故以益气养阴、健脾化痰、理气活血为久治之法而取效。

❺ 阴虚痰凝

蔡某,女,50 岁。

初诊:患者 2 个多月来颈部、腋下、腹股沟等处淋巴结肿大,背部亦有数个皮下结节。伴有每周 2~3 次发热 40℃左右,胸胁不舒,全身无力。人体消瘦,面色㿠白,精神委顿,颈部两侧、颏下、腋窝、腹股沟都有散在的蚕豆及杏仁大小的淋巴结,质地略硬,可推动,无压痛。胸部摄片,提示纵隔变狭。苔薄,舌淡,脉濡细。证属阴虚痰凝证,体虚之体,肝气郁结,痰湿夹火凝滞而成。拟益气养血、解郁化痰散结、解毒软坚散结。

处方:党参 12 克,白术 9 克,黄精 12 克,柴胡 9 克,石菖蒲 9 克,炒白芍 9 克,制半夏 9 克,陈皮 6 克,茯苓 30 克,牡蛎 30 克(先煎),浙贝母 15 克,夏枯草 15 克,海藻 12 克,青蒿 12 克,山慈菇 12 克,莪术 9 克,大枣 6 克,山栀 10 克,蒲公英 15 克,龟甲 12 克,甘草 6 克。15 剂,水煎内服,每日 1 剂。

二诊:药后每周 2～3 次发热症状消失,体温正常,乏力肢软,胸胁不适。舌淡,苔薄,脉濡细。药已奏效,宜前方加减续服之。

处方:党参 12 克,白术 9 克,黄精 12 克,柴胡 9 克,石菖蒲 9 克,炒白芍 9 克,制半夏 9 克,陈皮 6 克,茯苓 30 克,牡蛎 30 克(先煎),浙贝母 15 克,夏枯草 15 克,海藻 12 克,青蒿 12 克,山慈菇 12 克,莪术 9 克,大枣 6 克,山栀 10 克,蒲公英 15 克,龟甲 12 克,桃树胶 10 克,甘草 6 克。15 剂,水煎内服,每日 1 剂。

三诊:连服上方 1 个月,颈部及全身淋巴结已日渐缩小,精神好转,体力渐复,胃纳转香,略有口干。苔薄,舌淡红。前方显效,上方加玄参 12 克、麦冬 12 克、生地黄 12 克,续服 14 剂。

四诊:前方加减服药 1 个多月,淋巴结肿块消失,其他正常,体重增加。拟下方巩固疗效。

处方:党参 9 克,玄参 9 克,麦冬 12 克,夏枯草 12 克,白花蛇舌草 30 克,牡蛎 30 克(先煎),土茯苓 30 克,白术 12 克,蒲公英 15 克,全当归 9 克,柴胡 9 克,郁金 9 克,炒白芍 9 克,制半夏 9 克,陈皮 6 克,牡蛎 30 克(先煎),山慈菇 12 克,浙贝母 15 克,桃仁 9 克,红花 9 克,三棱 9 克,莪术 9 克,大枣 5 枚。

上方药服 3 个月后,检查淋巴结肿大消失,他症均愈。半年后随访,情况好,无复发。

6 气阴两亏

俞某,女,43 岁。

初诊:颈部甲状腺肿大、疼痛 1 年。某三甲医院诊为桥本甲状腺炎,甲状腺功能亢进。患者甲状腺肿大疼痛,神疲乏力,咽痛,口干欲饮,胸胁不舒,心悸汗出,两眼突出,两手震颤,夜寐欠安,大便干燥,月经延期量少。脉细数,舌苔薄黄,舌质红。证属气阴两亏,阴虚内热灼痰凝滞,热毒内盛而致诸症。治以益气养阴,清热解毒,软坚化痰散结。

处方:黄精 30 克,生地 12 克,玄参 20 克,麦冬 12 克,石斛 15 克,金银花 15 克,夏枯草 20 克,制半夏 10 克,鳖甲 15 克(先煎),桃树胶 12 克,莪术 10 克,金荞麦 15 克,当归 12 克,连翘 12 克,蒲公英 10 克,地丁草 12 克,茯苓

12克,山慈菇10克,山栀10克,牡蛎30克,白芥子6克,象贝母12克,陈皮10克,桔梗10克,猫爪草12克,甘草6克。7剂,水煎内服,每日1剂,每日2次。

二诊:服方平和,药后颈部甲状腺肿痛减轻,大便通畅,余症同前。舌苔薄黄,舌质红,脉细数。前方加半枝莲12克,续服14剂。

三诊:服药后咽痛、口干欲饮、胸胁不舒、心悸汗出、目突、手抖等症减轻,颈部甲状腺肿痛缓解。舌质红,舌苔薄黄,脉细数。气阴亏损,阴虚内热,热毒未尽,仍需清解。宜守前方出入续服。

处方:黄精30克,生地12克,玄参20克,麦冬12克,石斛15克,金银花15克,夏枯草20克,龙胆草3克,鳖甲15克(先煎),桃树胶12克,莪术10克,金荞麦15克,当归12克,连翘12克,蒲公英10克,地丁草12克,茯苓12克,山慈菇10克,山栀10克,牡蛎30克,谷精草10克,象贝母12克,黄芩10克,桔梗10克,猫爪草12克,甘草6克,半枝莲12克。14剂,水煎内服,每日1剂。

四诊:药后诸症俱减,目突减轻。舌质红,舌苔薄黄,脉细数。气阴亏损,宜益气养阴,清热解毒,软坚散结。前方减龙胆草,加橘核12克,续服14剂。

以后随证加减,服药半年余,诸症均消。

七、风湿病

现代医学所说的风湿病属于中医学痹证范畴,以肢体筋骨、关节、肌肉等部位疼痛、麻木、重着或关节屈伸不利、僵硬、肿大、变形为特点。《素问·痹论》指出:"风、寒、湿三气杂至,合而为痹。其风气胜者为行痹,寒气胜者为痛痹,湿气胜者为着痹也。"《素问·四时刺逆从论》云:"厥阴有余病阴痹,不足病热痹。"由此可知,风湿病的病机为风、寒、湿、热等邪气留滞肢体经脉、关节,经络闭阻,不通则痛。患者平素体虚,阳气不足,卫外不固,腠理空虚,则风、寒、湿、热之邪易侵袭机体,阻滞经脉,经络不通,而发生疼痛、肿胀、酸楚、麻木,或肢体活动不利。外邪侵袭机体,因人体禀赋资质不同而有寒热转化。素体阳胜阴虚者,感邪则易从阳化热;而体质偏寒者,易从阴化寒。行痹以疼痛游走不定为特点,治疗应以祛风药为主;着痹以肢体重着为主,治疗应以祛湿药为主;痛痹以关节疼痛不移为特点,治疗应以温阳祛寒药为主。痹病日久,经络不畅,津血停滞,则易形成痰瘀,则宜相应地加入活血化瘀药和祛痰药。又痹病日久,损伤正气,正气日衰,邪气尤胜则会出现邪实证虚,则易日久不愈,此时治疗应扶正祛邪兼顾,分清主次,才能收到较好的效果。

(一) 着痹案

1 风湿侵肢

田某,女,70 岁。

初诊:左下肢疼痛,以小腿与膝关节为重,步履艰难,一年有余。左腿痛甚,难以着地,并有畏风及沉重感,入夜常剧痛难寐,关节不红肿。舌质淡红,苔白滑。此为风湿着痹,风湿侵袭肢体,脉络为风湿所伤而致。治宜祛风胜湿,解肌通络。

处方:桂枝 9 克,白芍 12 克,生姜 5 片,大枣 15 克,川牛膝 10 克,威灵仙 12 克,独活 12 克,秦艽 12 克,木瓜 15 克,乳香 6 克,没药 6 克,蜂房 10 克,忍冬藤 15 克,薏苡仁 20 克,伸筋草 10 克,徐长卿 12 克,五加皮 10 克,甘草 6 克。7 剂,水煎内服,每日 1 剂。

二诊:上方服 7 剂,腿痛消失,可下地自由走动。为巩固疗效,清除余邪,以原方续服,14 剂,水煎内服,每日 1 剂。

连服上方,诸症俱减。再服 7 剂病愈,遂用成药小活络丹加以巩固。

按:本例之关节疼痛,其病变为风湿之邪,由表及里,留注腠理,滞于下肢,使局部气血运行不畅,邪阻益甚,故痛剧难忍。用桂枝汤者,取其通阳解肌,祛风邪,调营卫之效。用白芍、甘草,酸甘化阴,调血养筋,缓急止痛;加牛膝,性善下行,活血通经;再加木瓜、威灵仙,舒筋活络,祛风除湿,共奏祛风湿通络之功。

2 寒湿侵体

陈某,女,48 岁。

初诊:四肢关节酸痛已 2 年,以末端为主。两手麻木疼痛,尤以手指肿胀、肥大较为明显,难以握拳持物。食欲不振,乏力,夜不安寐,下肢不耐久立,兼有胃痛,大便偏稀。舌质瘀紫,脉细弦。证属风寒湿着痹,此乃寒湿侵体,经络气血痹阻,正气渐衰,邪恋不去而致。治拟祛风散寒化湿,活血化瘀通络。

处方:桂枝 12 克,黄芪 40 克,炒白术 12 克,白芍 15 克,桑寄生 9 克,炙甘草 9 克,生地 15 克,当归 9 克,桃仁 9 克,红花 6 克,制川乌 9 克(先煎),忍冬藤 20 克,羌活 10 克,川牛膝 10 克,独活 10 克,山药 20 克,夜交藤 10 克,秦艽 12 克,威灵仙 12 克。10 剂,水煎内服,每日 1 剂。

二诊:今四肢关节酸痛略减,两手依然麻木疼痛,手指肿胀、肥大、发硬,胃脘痛除,近日唇燥舌痛。舌质瘀紫,脉细弦。再拟前法加减,原方加鸡血藤 12 克,10 剂,水煎内服,每日 1 剂。

三诊:两手麻木疼痛渐渐减轻,肿胀、肥大亦逐步消退,傍晚下肢作胀,大便不畅。舌质偏红边瘀紫,苔薄,脉细弦。仍守原意。

处方:桂枝 12 克,黄芪 40 克,炒白术 12 克,白芍 15 克,桑寄生 9 克,炙甘草 9 克,生地 15 克,当归 9 克,乳香 6 克,没药 6 克,制川乌 9 克(先煎),忍冬藤 20 克,羌活 10 克,川牛膝 10 克,独活 10 克,山药 20 克,夜交藤 10 克,秦艽 12 克,威灵仙 12 克,鸡血藤 12 克。10 剂,水煎内服,每日 1 剂。

服药后诸症悉减而愈。访半年无异常。

❸ 湿热阻络

柴某,女,43 岁。

初诊:全身关节疼痛 3 年。双膝关节逐渐肿大,骨节变形,膝关节周围出现硬结。下肢屈伸不利,行动困难。经某院诊断为风湿性关节炎。全身关节疼痛,尤以四肢为甚。双膝关节肿大,膝面有多处硬结,双手掌脱皮,双脚边缘红肿麻木。晚间自汗出,食欲不振。舌质较红,苔白微腻,脉浮紧数。此为风湿历节病,湿热阻络,痰湿瘀阻。治宜解热通络,化湿散结,以桂枝芍药知母汤加减主之。

处方:黄柏 10 克,秦艽 10 克,忍冬藤 15 克,白芍 10 克,络石藤 10 克,桂枝 12 克,赤芍 12 克,知母 12 克,五加皮 10 克,蚕沙 10 克,白术 15 克,甘草 6 克,防风 12 克,薏苡仁 20 克,独活 10 克,川牛膝 9 克,威灵仙 12 克,木瓜 12 克,山慈菇 6 克,路路通 10 克。7 剂,水煎内服,每日 1 剂。

二诊:上方服 7 剂,下肢渐能屈伸,诸证皆有好转。守原法,加伸筋草 12 克,再服 7 剂。

三诊:膝关节及脚肿消,膝面硬结缩小、变软。全身关节仍有轻微疼痛,前方加减续服。前方去伸筋草,加象贝母 12 克,7 剂,水煎内服,每日 1 剂。

服药后诸症俱减而停药。随访 6 个月无异常。

❹ 气虚受风

季某,女,48 岁。

初诊:产后受凉引起关节酸痛,腰腿疼痛,双下肢痛甚,肢端麻木,雨天痛更剧,神疲乏力,口干。舌苔剥,脉沉细无力。证属气虚受风,产后气阴两虚又兼风湿着痹。治宜益气阴养肝肾,祛风除湿通络。

处方:生地黄 10 克,玉竹 15 克,杜仲 10 克,续断 10 克,枸杞子 10 克,熟地 10 克,当归 9 克,白芍 9 克,蜂房 9 克,黄芪 20 克,威灵仙 9 克,桂枝 9 克,羌活、独活各 9 克,草果 3 克,山药 20 克,白术 12 克,乌药 10 克,甘草 6 克。

7剂,水煎内服,每日1剂。

二诊:关节痛大减,仍腰酸膝软,舌脉同前。续方加入川牛膝9克、巴戟天12克、狗脊12克。服14剂后,诸症消失痊愈。

按:本案西医诊断为产后风湿痛,中医谓之产后着痹。病由于产后气血已虚,肝肾不足,风寒湿三气乘虚而入,留着不去,以致周身关节疼痛,腰酸膝软,肢端麻木。证属本虚标实,治宜补益肝肾,养阴除痹,以扶正为主,佐以祛邪。方中大剂量生地黄为主药,补肝肾,养阴血,佐以当归、白芍、玉竹养阴和营,即使用桂枝、羌活、独活等热药及祛风湿药也不虑伤阴。二诊根据脉证,有肾虚之象,故方中加入巴戟天、狗脊、牛膝等补肝肾、强筋骨之品,意在增强补肾扶正之功。

5 寒湿阻络

李某,女,56岁。

初诊:腰臀部及下肢麻痛沉重,左下肢尤甚,活动患肢则疼痛加重。恶风寒,头痛,小腹胀满,小便不利,双下肢凹陷性水肿,面黄无泽。舌质淡红,苔白滑厚腻,根部微黄。此证属风寒湿阻络,湿邪为胜。急当温阳化气行水,祛风除湿。

处方:附片10克,牛膝10克,独活10克,桑寄生10克,黄芪20克,防己10克,川芎10克,猪苓10克,茯苓20克,泽泻10克,砂仁10克,白术15克,桂枝10克,肉桂3克,五加皮12克,蜂房12克。7剂,水煎内服,每日1剂。

二诊:服上方后,小便量增多,腹部及下肢肿胀减,但疼痛无明显改变。原方再加助阳除湿药物。原方白术改20克,加干姜10克、山药15克,7剂,水煎内服,每日1剂。

三诊:服上方后,全身关节疼痛减轻。宜原法再少佐麻黄、细辛,以增强开闭、散寒、行水之力。

处方:附片10克,牛膝10克,独活10克,桑寄生10克,黄芪20克,防己10克,白术20克,川芎10克,猪苓10克,茯苓20克,泽泻10克,砂仁10克,木瓜15克,桂枝10克,肉桂3克,蜂房12克,五加皮12克,干姜10克,山药15克,蜜麻黄10克,细辛3克。7剂,水煎内服,每日1剂。

四诊:头痛,腰臀部及下肢疼痛大减。肢肿基本消失,尚有寒湿凝聚、经络受阻之象,继以活血通络、舒筋散瘀之品调理之。

处方:附片10克,川牛膝10克,独活10克,桑寄生10克,黄芪20克,防己10克,白术20克,川芎10克,猪苓10克,茯苓20克,泽泻10克,砂仁10克,桂枝 10 克,蜂房 12 克,五加皮 12 克,干姜 10 克,山药 15 克,蜜麻黄 10 克,细辛 3 克,松节 6 克,川牛膝 10 克,木瓜 10 克,乳香 6 克,没药 6 克。7 剂,水煎内服,每日 1 剂。

服药 20 余剂后,疾病遂愈。随访 6 个月无异常。

⑥ 寒湿瘀阻

车某,女,48 岁。

初诊:双膝疼痛,两足步履艰难重着,麻木不知痛痒,已延多日,遇寒尤甚,形色萎疲。舌质紫暗,苔微白,脉细涩。证属寒湿着痹,为寒湿瘀阻,久居肌肤,脉络受损而致。治拟疏利气血,祛寒化湿,活血通络。

处方:当归 12 克,川续断 9 克,川牛膝 9 克,片姜黄 10 克,羌活 6 克,秦艽 15 克,木瓜 12 克,忍冬藤 15 克,茯苓 12 克,黄芪 20 克,当归 10 克,白术 10 克,独活 6 克,蜂房 10 克,附片 10 克,桂枝 10 克,伸筋草 15 克,五加皮 20 克,路路通 6 克,全蝎 3 克,甘草 6 克。7 剂,水煎内服,每日 1 剂。

二诊:双膝疼痛减轻,两足稍知痛痒,但有时仍麻木不仁。再循原意出入为治。原方加丹参 12 克、僵蚕 12 克,7 剂,水煎内服,每日 1 剂。

三诊:麻木已大减,痛痒略知,唯步履尚艰。药已适合症情,宜再踵前法治之。

处方:当归 12 克,川续断 9 克,川牛膝 9 克,片姜黄 10 克,羌活 6 克,秦艽 15 克,木瓜 12 克,忍冬藤 15 克,茯苓 12 克,黄芪 20 克,当归 10 克,白术 10 克,独活 6 克,蜂房 10 克,丹参 10 克,桂枝 10 克,伸筋草 15 克,五加皮 20 克,路路通 6 克,全蝎 3 克,僵蚕 12 克,甘草 6 克。7 剂,水煎内服,每日 1 剂。

四诊:疼痛消失,两足步履逐渐恢复,麻木已除,且有痛痒感。伏邪渐去,上方再服 10 剂,遂停药,用丸剂活络丹加以巩固。

按:此症服丸药半月后,已步履常。揆其症因,乃《内经》所谓"病久入深,营卫之行涩,经络时疏故不痛,皮肤不营故不仁"。法取"疏其气血,令其条达,而致和平"。经治 40 余日,顽疾得瘳。

⑦ 痰湿瘀结

张某,女,48 岁。

初诊:腰痛、下肢肿痛 4 个月。首次发生腰痛自 34 岁开始,逐渐加重,并发展到肩、膝、髋关节,且活动不利,渐成驼背畸形。本次发病由于劳累过度,加上天气寒冷,引起全身关节酸痛。检查:脊柱强直,腰椎前弯、侧弯、后仰三个方向皆受限,骶关节摄片示关节隙狭窄。舌质淡,苔薄白,脉沉细。此为风湿着痹,痰湿瘀结阻络,风湿流注于筋脉关节,气血运行不畅,聚湿成痰,以致肢节疼痛肿大。治拟祛风除湿,温经通络,桂枝芍药知母汤加减。

处方:桂枝 12 克,赤芍、白芍各 12 克,忍冬藤 15 克,知母 15 克,僵蚕 15 克,虎杖 15 克,独活 12 克,桑寄生 12 克,续断 10 克,威灵仙 12 克,丹皮 9 克,姜黄 9 克,丹参 9 克,防己 9 克,秦艽 9 克,毛狗脊 10 克,鸡血藤 30 克,木瓜 9 克,路路通 9 克,五加皮 15 克,川牛膝 10 克,蜂房 12 克,制乳香 6 克,大枣 10 克,甘草 6 克。14 剂,水煎内服,每日 1 剂。

二诊:上方服用 14 剂后,全身关节疼痛缓解。舌质淡,苔薄白,脉沉细。药已奏效,宜上方减乳香、鸡血藤、路路通,加三七片 10 克,续服 14 剂,以固其效。

按:此为久痹痰湿瘀结之着痹效方。方中桂枝、赤芍、白芍调和营卫,知母、丹皮凉血清热消肿,蜂房、僵蚕解毒镇痛;路路通、鸡血藤、制乳香等活血通络,诸药合用祛风除湿,温经通络,痰、浊、瘀等病理产物祛除,脉络通畅,补肾强身,故而取效。

⑧ 寒湿瘀阻

李某,女,58 岁。

初诊:双下肢疼痛 3 年。患者 3 年前开始两下肢疼痛,酸困无力,得热痛减,遇冷痛增,小腿发冷,局部皮色不便,触之热,无间歇性跛行。手心凉,食纳如常,二便一般。舌质淡,脉沉紧。此乃风寒湿着痹,寒湿瘀阻经脉,脉络损伤而致。以温经散寒、祛风除湿为治。

处方:黄芪 25 克,桂枝 15 克,制附片 10 克,白术 12 克,白芍 10 克,当归 10 克,川芎 6 克,秦艽 10 克,独活 10 克,木瓜 10 克,虎杖 10 克,川牛膝 10 克,莪术 10 克,薏苡仁 15 克,生地黄 12 克,五加皮 12 克,忍冬藤 15 克,络石藤 12 克,干姜 10 克,大枣 10 克。7 剂,水煎内服,每日 1 剂。

二诊:服上方后,两下肢疼痛及酸困均减轻,较前有力,小腹仍觉发冷。脉沉弱。再以原方加减。原方加乌药 12 克,7 剂,水煎内服,每日 1 剂。

三诊:连服上方,患肢冷痛基本消失。舌质淡,苔白薄,脉沉细无力。上方黄芪改 30 克,继服 20 剂。

服药之后诸症俱消,痹证基本治愈。嘱其仍当避寒保暖,以防复发。

按:本案是寒邪偏盛之痛痹,患者年近六十,正值冷热交错之季,出现双下肢冷痛,遇冷痛增,得热痛减。此乃素体阳气不足,风寒湿邪乘虚侵袭人体,注入经络,使气血瘀阻而为痹证。因寒邪偏盛,寒为阴邪,其性凝滞,故下肢冷痛,皮色不变,触之不热。湿邪重浊,则下肢酸困无力,舌质淡,苔白,脉沉细,为寒邪偏盛之象。治宜温经散,寒调和营卫,拟黄芪桂枝五物汤合桂枝附子汤加味,方中淡附片大辛大热,走而不舍,为退阴寒,益阳火,除寒湿之要药,与桂枝配伍,更善散寒温经,为方中之君药。秦艽、独活、木瓜祛风湿,兼可散寒;薏苡仁健脾利湿;病久多虚,故用黄芪、当归、川芎、芍药、牛膝,益气养血,引药下行。药证合拍,诸证悉减。二诊脉沉弱,此为"邪之所凑,其气必虚",故更方重用黄芪、附子,加用白术,重在补气温阳,以扶正祛邪。正气充足,邪不可干,气血运行正常,瘀阻自通,通则不通,故痹证得愈。

⑨ 体虚受寒

叶某,女,33岁。

初诊:产后受凉关节肿痛8个月,曾于外院查血正常。来诊时双手腕及双手近端指间关节肿胀,压痛,左腕红肿,乏力,晨僵1小时,颞颌关节压痛。舌淡苔白,脉细涩。证属风湿着痹,为产后体虚受寒,风寒湿入侵阻络而痛。治拟祛风散寒,化瘀通络。

处方:羌活12克,独活12克,白术10克,桂枝12克,山药12克,防风12克,细辛3克,白芍10克,忍冬藤20克,熟地20克,当归10克,黄芪10克,蜂房15克,炮姜10克,木瓜12克,乌梢蛇10克,鹿角霜12克,川芎6克,大枣6克,甘草6克,路路通10克。7剂,水煎内服,每日1剂。

用上药7剂,关节肿痛缓解,肿胀晨僵消失,舌淡苔白,脉细。再以原方加薏苡仁15克,续服7剂后诸症俱消而愈。

按:患者以上方出入治疗,产后痹痛缓解,晨僵消失。《类证论裁·痹证》:"诸痹……良由营卫失虚,腠理不密,风寒乘虚内袭。"本案产后气血亏虚,腠理不密,故风寒邪入侵。本方祛风散寒化湿同用,配四物汤等活血养血,取"治风先治血,血行风自灭"之意而获效。

⑩ 血虚受寒

苏某,女,39岁。

初诊:产后3个月,腰腿疼痛加重2周余。腰部以下如瘫痪状,两腿疼痛不能移动,只能仰卧,不能翻身。经检查,腰骶关节处外部不红不肿,亦无压痛,恶露1月前已净,哺乳期,奶水不足。食欲可,大便干燥。舌质偏红,苔微白,脉弦虚无力。证乃血虚受寒,产后气血亏虚,感受风寒,与内湿搏结合而为痹。治拟温经散寒,调和营卫,以黄芪桂枝汤和术附汤加减。

处方:黄芪10克,桑寄生15克,桂枝9克,当归12克,白芍12克,熟地黄

15 克,白术 9 克,生姜 10 克,党参 12 克,川芎 6 克,独活 12 克,制附片 10 克,甘草 6 克,薏苡仁 30 克,蜂房 10 克,威灵仙 12 克,红枣 4 枚,防风 10 克。7 剂,水煎内服,每日 1 剂。

二诊:服药后疼痛减轻,大便已畅。2 日后月经来潮,小腹有轻微痛。舌质偏红,苔微白,脉弦虚无力。调和气血,并祛风湿。

处方:川芎 6 克,秦艽 6 克,川牛膝 9 克,杜仲 12 克,蜂房 10 克,香附 6 克,黄芪 10 克,桑寄生 15 克,桂枝 9 克,当归 6 克,白芍 10 克,熟地黄 15 克,白术 9 克,生姜 5 片,党参 12 克,茯苓 12 克,独活 12 克,川附片 6 克,甘草 6 克,薏苡仁 20 克,威灵仙 10 克,红枣 4 枚。7 剂,水煎内服,每日 1 剂。

三诊:腰部以下如瘫痪状,两腿疼痛不能移动,只能仰卧,不能翻身等症渐趋缓解,基本上已告痊愈。原方减香附、附片,加忍冬藤 12 克,续服 7 剂以固疗效而愈。

按:本例产后未满百日,血脉空虚,感受风寒湿而致痹痛,主以温经散寒、祛风除湿、调和营卫之法,故见明显效果。

⑪ 寒湿凝聚

胡某,女,42 岁。

初诊:右足背肿胀疼痛 1 年余。曾在某医院皮肤科诊断为"变态反应性脉管炎"。四肢关节酸痛,小腿有紫红色结节,乏力肢软,经常腹痛便溏。门诊检查:红细胞沉降率(简称血沉)48 mm/h。舌淡,苔薄白,脉濡细。证属着痹,寒湿凝聚,脾胃虚弱,气虚血运无力,风寒湿乘虚入络凝聚,脉络受阻而致诸症。治拟健脾益气,和营祛寒通络。

处方:独活 9 克,桑寄生 9 克,秦艽 9 克,党参 12 克,焦大枣 10 克,白术 9 克,山药 9 克,川桂枝 9 克,赤芍 15 克,鸡血藤 15 克,制川乌 9 克,防风 6 克,丝瓜络 6 克,杜仲 10 克,续断 10 克,当归 10 克,丹参 10 克,路路通 10 克,炮姜 6 克,大枣 10 克,甘草 6 克。7 剂,水煎内服,每日 1 剂。

二诊:服药平舒,足趾发冷,有时青紫,走路有间歇性跛行。超声检查示左下肢足背动脉减弱,右下肢足背动脉搏动消失。疑似血栓闭塞性脉管炎。寒湿凝聚,脉络受阻,拟温经通络,和营活血。

处方:当归 9 克,赤芍 15 克,白芍 10 克,泽兰 9 克,红花 9 克,川桂枝 9 克,蜂房 12 克,水蛭 9 克,虎杖 15 克,桑寄生 9 克,党参 10 克,焦白术 9 克,山药 20 克,黄芪 20 克,细辛 3 克,丹参 10 克,路路通 10 克,炮姜 6 克,川牛膝 10 克,大枣 10 克,甘草 6 克。14 剂,水煎内服,每日 1 剂。

三诊:服前方腹痛便溏症减。间歇性跛行大为好转,但足趾仍时有麻木刺痛。超声检查示右下肢足背动脉已有搏动。舌质淡,苔薄白,脉濡细。再拟前法出入续服。

处方:当归9克,赤芍15克,白芍10克,泽兰9克,红花9克,川桂枝9克,蜂房12克,水蛭9克,虎杖15克,桑寄生9克,党参10克,莪术9克,黄芪20克,细辛3克,丹参10克,路路通10克,炮姜6克,川牛膝10克,丹皮12克,大枣10克,五加皮12克,甘草6克。14剂,水煎内服,每日1剂。

四诊:连服前方诸症俱减,复查血沉12 mm/h,超声复查示已正常。前方续服14剂以固其效。

(二)行痹案

❶ 寒湿痹痛

汤某,女,57岁。

初诊:周身关节游窜不定疼痛6月余,肢体沉重,全身关节剧痛似鸡啄,游走不定。头晕乏力,四肢不温,畏寒恶风,口干少津,不欲饮。舌质偏淡,舌体胖大,边有齿痕,苔薄白,脉沉细浮。此为风寒湿行痹,外邪入侵成痹,法宜祛风通络,散寒除湿。

处方:防风10克,桂枝15克,生姜5片,甘草6克,红枣10克,苍术10克,黄芪30克,羌活10克,独活6克,炮姜10克,威灵仙12克,忍冬藤15克,白芍10克,蜂房12克,川芎10克,木瓜12克,秦艽10克。7剂,水煎内服,每日1剂。

二诊:药后诸症减轻。舌质偏淡,边有齿痕,苔薄白,脉沉细浮。方已奏效,加当归10克、熟地12克,配合黄芪活血养血,血行风自灭。

服方舒适。此方续服用月余,关节不再疼痛,诸症减退而愈。

❷ 风湿束表

杨某,女,60岁。

初诊:既往有风湿痛史。近2月周身不适,畏寒,头昏,全身关节游走疼痛,全身阵阵畏寒发热,手脚麻木,面色青暗,唇乌,手脚发凉。舌质淡红,苔白微腻,脉浮细。此为风湿行痹,风湿束表,卫阳受损,营卫失和,邪滞经脉。治宜温经散寒,祛风除痹。

处方:桂枝15克,附片10克,白芍10克,生姜5片,炙甘草6克,红枣6克,茯苓20克,黄芪30克,羌活10克,独活10克,威灵仙12克,伸筋草15克,秦艽10克,葛根15克,片姜黄10克,路路通10克。7剂,水煎内服,每日1剂。

二诊:上方服7剂后,诸证减轻,畏寒发热症减。舌质淡红,苔白微腻,脉浮细。宜上方加徐长卿 12 克,续服 7 剂。

连服前方诸症俱减,上方续服 7 剂,以固其效。服药后痊愈,行走、劳动如常。随访半年无异常。

按:此例为风寒湿行痹,法宜温经散寒,祛风除湿。本方重用桂枝,发散在表之风寒,通阳化气;配以生姜,使风邪从皮毛而出;加附子,温经逐寒止痛,助肾阳,而立卫阳之基;佐以草、枣,益中州,和营卫,则三气除而搏自解。其余诸药合用,共奏祛风湿之功。

❸ 心脾两虚

徐某,女,45 岁。

初诊:诉全身关节游走性疼痛 3 年。本地医院诊断为类风湿关节炎。经西药治疗症状可缓解,然停药即复,转求中医来诊。症见手指关节变形,膝、踝关节游走性疼痛,面目虚浮,纳可,寐差。舌质淡,苔微白根腻,脉沉细缓。此乃风湿行痹,心脾两虚,风寒阻络,脉络损伤而致。治拟健脾养心,祛风胜湿,以养心安神为方。

处方:桂枝 12 克,秦艽 10 克,忍冬藤 24 克,制川乌 9 克,生甘草 6 克,独活 12 克,熟地 10 克,木瓜 10 克,淮小麦 25 克,夜交藤 15 克,太子参 15 克,炒白术 9 克,桑枝 9 克,川牛膝 9 克,威灵仙 9 克,当归 12 克,白芍 12 克,远志 10 克,茯神 12 克,薏苡仁 20 克,泽泻 10 克,大枣 10 克。14 剂,水煎内服,每日 1 剂。

二诊:关节疼痛大减,面浮减,寐亦转佳。舌质淡,苔微白,脉沉细。前方减制川乌,加蜂房 12 克,续服 14 剂以固其效。

前后服药 2 月有余,关节疼痛、面目虚浮等症渐消,复查相关项目指标正常而愈。

❹ 风湿郁闭

刘某,女,45 岁。

初诊:两腿肌肉游走疼痛,步履困难,并有凉麻感,四肢关节及腰部亦时觉痛胀,头晕痛,口干,无汗。舌质稍红,根部薄黄苔,脉浮紧。此为风寒湿行,风湿郁闭,阻滞经络,长期凝聚不解。法宜解表开闭,散寒除湿。

处方:当归 12 克,黄芪 20 克,羌活 10 克,独活 10 克,桂枝 15 克,白芍 12 克,细辛 3 克,葛根 15 克,炮姜 10 克,僵蚕 10 克,防风 10 克,威灵仙 10 克,伸筋草 10 克,牛膝 10 克,木瓜 10 克,蜂房 12 克,全蝎 3 克,甘草 6 克,大枣 10 克。7 剂,水煎内服,每日 1 剂。

二诊:两腿肌肉窜痛,凉麻较甚,只上半身出汗。风寒客络,气血凝滞之象仍重。法宜活血通络,温经散寒,以前方加减主之。

处方:当归 12 克,熟地 15 克,黄芪 20 克,羌活 10 克,独活 10 克,桂枝 15 克,白芍 12 克,细辛 3 克,葛根 15 克,炮姜 10 克,僵蚕 12 克,防风 10 克,威灵仙 10 克,伸筋草 10 克,牛膝 10 克,木瓜 10 克,蜂房 12 克,全蝎 3 克,甘草 6 克,大枣 10 克。7 剂,水煎内服,每日 1 剂。

三诊:仅感四肢痿软无力,疼痛与凉麻亦减轻。此为正气不足,当益气活血,温其经脉,逐其风寒。以上方随证加减治之。

处方:党参 12 克,三七 10 克,当归 12 克,熟地 12 克,黄芪 30 克,羌活 10 克,独活 10 克,桂枝 15 克,白芍 12 克,细辛 3 克,葛根 15 克,炮姜 10 克,僵蚕 12 克,防风 10 克,威灵仙 10 克,伸筋草 10 克,川牛膝 10 克,木瓜 10 克,蜂房 12 克,全蝎 3 克,甘草 6 克,大枣 10 克。7 剂,水煎内服,每日 1 剂。

本方加减服用月余,诸症渐消而愈。

(三) 热痹案

1 阴虚火热

雍某,女,60 岁。

初诊:四肢关节疼痛,引起行动不便半年余。四肢关节疼痛,以手指关节疼痛肿胀为明显,手指关节红肿胀疼痛,双膝关节疼痛,行走不便,口干口苦,胃纳不佳,怕风,烦躁,五心烦热,大便干结。舌质红,苔薄腻,脉细数。证属阴虚火热,肝肾亏损,湿热阻络。治宜养阴益气,清热化湿,以桂枝石膏汤加减。

处方:生地 20 克,生黄芪 12 克,桂枝 9 克,石膏 20 克,当归 9 克,赤芍 10 克,白芍 15 克,地龙 12 克,忍冬藤 20 克,薏苡仁 20 克,川牛膝 9 克,茯苓 12 克,威灵仙 15 克,秦艽 15 克,虎杖 15 克,甘草 9 克,制首乌 15 克,炒黄柏 10 克,蚕沙 10 克,蜂房 12 克,木瓜 12 克。14 剂,水煎内服,每日 1 剂。

二诊:自诉服药后关节疼痛诸症好转,行走较前方便,大便已畅,仍有口苦口干。舌质红,苔薄根腻,脉细弦。守原方加石斛 12 克,14 剂,水煎内服,每日 1 剂。

三诊:自诉服药后关节疼痛好转明显。舌红,苔薄,脉细弦,再守原意。

处方:生地 20 克,生黄芪 12 克,桂枝 9 克,石膏 20 克,当归 9 克,赤芍 10 克,白芍 15 克,地龙 12 克,忍冬藤 20 克,薏苡仁 20 克,川牛膝 9 克,茯苓 12 克,威灵仙 15 克,秦艽 15 克,虎杖 15 克,甘草 9 克,制首乌 15 克,石斛 12 克,炒黄柏 10 克,三七 10 克,蜂房 12 克,木瓜 12 克。14 剂,水煎内服,每日 1 剂。

服药后,诸症减消而愈。随访半年无异常。

② 湿热阻络

施某,女,65 岁。

初诊:患者于 10 年前出现双手食指、中指指间关节梭形肿胀,双足跟疼痛,伴晨僵。诊为类风湿关节炎。后因外感后又出现四肢关节僵痛加剧,双肩酸楚,双膝肿痛行走受限,伴午时发热 38 ℃左右,时咳痰黄。刻诊:双手近端指间关节梭形肿胀,皮色紫暗,双腕双膝肿胀。舌紫,苔薄黄,脉滑数。辨证为湿热阻络,痰瘀痹阻关节。治拟清络化痰祛瘀。

处方:忍冬藤 20 克,青风藤 15 克,西河柳 10 克,川芎 10 克,红花 10 克,秦艽 20 克,桂枝 10 克,虎杖 10 克,三七片 10 克,徐长卿 15 克,蜂房 12 克,桑枝 12 克,石膏 20 克,防风 10 克,茯苓 12 克,薏苡仁 20 克,蜜麻黄 10 克,白芍 12 克,川牛膝 10 克,甘草 6 克。7 剂,水煎内服,每日 1 剂。

二诊:服药后热退,咳痰好转,关节痛明显减轻,下肢乏力。舌暗红,苔薄,脉细。前方去青风藤、蜜麻黄,加生黄芪 30 克、当归 20 克,再进 14 剂,水煎内服,每日 1 剂。

三诊:药后症状明显好转。又因感受风寒出现关节疼痛,鼻塞流清涕。舌暗红,苔薄白,脉浮细,原方加白术 12 克、荆芥 12 克、金银花 15 克、青蒿 15 克,7 剂,水煎内服,每日 1 剂。

四诊:药后诸症好转,感冒症状消失。舌暗红苔薄白,脉沉细。痰湿瘀阻脉络,治仍拟祛风利湿,活血通络。

处方:黄芪 40 克,白术 12 克,忍冬藤 20 克,川芎 10 克,秦艽 20 克,桂枝 10 克,虎杖 10 克,三七片 10 克,徐长卿 15 克,蜂房 12 克,桑枝 12 克,防风 10 克,白芥子 10 克,冬瓜子 12 克,茯苓 12 克,薏苡仁 20 克,陈皮 12 克,白芍 12 克,制半夏 10 克,川牛膝 10 克,大枣 12 克,甘草 6 克。14 剂,水煎内服,每日 1 剂。

药后诸症俱减,病情稳定。随访 6 个月关节痛未发作。

按:类风湿关节炎属中医痹证范畴。《素问·痹论》指出"风寒湿三气杂至,合而为痹",后世医家更从多角度丰富了痹证的内容。《儒门事亲》云:"痹证以湿热为源,风寒为兼,三气合而为痹。"类风湿关节炎临床有多种类型,内因为营血不和,正气不足,外因不外乎风寒湿阻络和湿热阻络,久则痰瘀交阻。该患者因于外感,入里化热,湿热阻络而致病症加剧,故以清热化湿为主治疗,其热渐消,则再佐以益气固本之品,使正气内存,祛邪外出。

③ 湿热壅阻

罗某,女,57岁。

初诊:近1月来手指关节红肿疼痛反复发作,常因精神紧张或进食高嘌呤食物而诱发。查:尿酸626 mmol/L,口渴不欲饮,大便干结。舌质红,苔黄中腻,脉弦滑数。属痛风热痹,乃湿热壅阻,经络关节不利,使气血郁滞不通而致。治拟清热化湿祛风通络,桂枝芍药知母汤加味。

处方:桂枝9克,知母15克,青风藤15克,连翘15克,蜂房12克,丹皮9克,金银花12克,络石藤15克,海风藤15克,石膏20克,忍冬藤20克,生石决明15克,象贝母9克,赤芍12克,白芍10克,秦艽12克,防己12克,桑枝12克,蜂房12克,木瓜12克,虎杖12克,甘草6克。7剂,水煎内服,每日1剂。

二诊:药后手指关节红肿热痛明显好转,发热咽干也消失。舌质红,苔黄中腻,脉弦滑数。宜上方减青风藤、海风藤、桑枝,加黄柏10克、苍术10克、川牛膝10克,续服7剂。

三诊:药后诸症减轻,手指关节红肿疼痛缓解,大便通畅。舌质红,苔微黄,脉弦滑数。复查血尿酸402.5 mmol/L。拟前法出入。

处方:桂枝9克,知母15克,连翘15克,蜂房12克,丹皮9克,金银花12克,石膏20克,忍冬藤20克,生石决明15克,象贝母9克,赤芍12克,白芍10克,秦艽12克,黄柏12克,木瓜12克,虎杖12克,黄芪12克,石斛12克,地黄12克,当归10克,牛膝10克,甘草6克。14剂,水煎内服,每日1剂。

服上方治疗1月余,小关节红肿疼痛缓解,复查尿酸381 mmol/L,已恢复到正常范围。

按:桂枝芍药知母汤出自《金匮要略·中风历节病》,是治疗痛风的效方。临床常用于类风湿关节炎、皮肌炎,见关节疼痛者加青风藤、络石藤、海风藤、鸡血藤,以加强祛风通络的作用;合生石决明、象贝母,用钙性药物从而降低或中和血中尿酸,有利于疾病的康复。

④ 热毒痹阻

王某,女,46岁。

初诊:1周前,左手中指因劳动时裂伤继发感染,3日后右足内踝处红肿疼痛,4日后左足背红肿疼痛,伴有高热39℃,曾用中西药物治疗,但病情加重。左足从趾到足背、足底均红肿灼热,明显压痛。右跟踝内侧漫肿,边界不清,红灼热疼痛。大便不畅,小溲短赤,咽干唇燥。苔薄,舌红,脉细数。此为热毒痹阻,急拟清热解毒为主。

处方:生地 30 克,赤芍 9 克,金银花 20 克,黄芩 9 克,紫花地丁 30 克,蒲公英 30 克,半枝莲 15 克,大黄 9 克,黄连 9 克,黄芩 9 克,石膏 20 克,秦艽 9 克,忍冬藤 15 克,金银花 12 克,连翘 12 克,大黄 6 克(后下),生甘草 10 克。7 剂,水煎内服,每日 1 剂。

二诊:服药 1 周后发热已退至 37.5 ℃,肿痛已消,仅有轻度压痛。舌苔黄腻,舌质红,脉细数。拟和营清热,化湿通络。

处方:当归 9 克,赤芍 15 克,丹参 9 克,生地 30 克,紫花地丁 30 克,金银花 30 克,制苍术 9 克,蒲公英 30 克,半枝莲 15 克,大黄 6 克(同煎),黄连 9 克,黄芩 9 克,石膏 20 克,秦艽 9 克,络石藤 10 克,生甘草 10 克,黄柏 9 克,虎杖 15 克,忍冬藤 15 克,丝瓜络 10 克。7 剂,水煎内服,每日 1 剂。

三诊:肌肉、足踝部疼痛已消,唯足趾关节尚酸痛,余肿未退,活动不利。舌质红,苔薄黄,脉细小数。拟祛风清热,利湿通络,独活寄生汤加减。

处方:独活 9 克,桑寄生 12 克,川牛膝 12 克,虎杖 15 克,土茯苓 30 克,蒲公英 12 克,连翘 20 克,忍冬藤 15 克,当归 9 克,赤芍 15 克,秦艽 9 克,白芍 9 克,蚕沙 9 克,丹皮 12 克,木瓜 12 克,黄柏 10 克,地黄 12 克,甘草 6 克,大枣 10 克。7 剂,水煎内服,每日 1 剂。服药 1 周后诸症俱消痊愈。

(四) 痛痹案

❶ 气血凝滞

刘某,女,48 岁。

初诊:体瘦,右肩背疼痛 1 月余。项强不舒,肢体乏力,偶有头晕心悸,二便正常,食纳尚可,余无不适。舌淡苔薄白,脉沉细涩。证属风寒夹湿入络,气血凝滞,不通则痛。治宜祛风寒,通经脉佐以助气血。

处方:羌活 8 克,白芍 10 克,赤芍 10 克,地龙 10 克,生地黄 10 克,熟地黄 10 克,虎杖 10 克,细辛 5 克,桑枝 10 克,威灵仙 12 克,酒川芎 5 克,姜黄 6 克,桂枝 10 克,路路通 8 克,当归 10 克,白术 8 克,忍冬藤 15 克,蜂房 12 克,甘草 6 克。14 剂,水煎内服,每日 1 剂。

药后诸症俱减,前方续服 7 剂以固其效而愈。

❷ 寒湿客络

沈某,女,48 岁。

初诊:双下肢肿痛,行走不利半年,加剧 1 周。患者右下肢肿痛、步履艰难半年余。近周下田劳动肿痛加剧,活动不利,腰酸膝软。脉弦细,苔薄白。证为寒湿客络,气血凝滞不通,营卫痹阻,肝肾亏虚。治拟温经散寒,蠲痹痛,益肝肾。

处方:桂枝 5 克,白芍 10 克,独活 10 克,桑寄生 15 克,当归 15 克,泽泻 10 克,防风 10 克,怀牛膝 10 克,威灵仙 10 克,川续断 15 克,细辛 3 克,炙甘草 5 克,赤芍 10 克,地龙 10 克,生地 10 克,熟地黄 10 克,桑枝 10 克,砂仁 5 克,酒川芎 5 克,姜黄 6 克,桂枝 10 克,路路通 8 克,白术 8 克。7 剂,水煎内服,每日 1 剂。

二诊:上药服 7 剂,双下肢肿痛稍稍见轻,头晕,乏力,腰背酸软。脉弦苔薄。再予和营通络,蠲痹痛益肝肾。

处方:黄芪 30 克,杜仲 15 克,桑寄生 15 克,当归 15 克,白术 10 克,白芍 10 克,豨莶草 15 克,狗脊 15 克,熟地 15 克,防风 10 克,威灵仙 10 克,独活 10 克,川续断 15 克,细辛 3 克,炙甘草 5 克,地龙 10 克,桑枝 10 克,砂仁 5 克,酒川芎 5 克,姜黄 6 克,桂枝 10 克,路路通 8 克。7 剂,水煎内服,每日 1 剂。

诸症已除,守原意,继续服用 7 剂而愈。

按:《内经》云"风寒湿三气杂至合而为痹",又言"所谓痹者,各以其重,已于风寒湿三气也",患者痹痛偏右,痛有定点,显为"痛痹",然"病久而不去者,内舍于其合也"。经络受邪,营卫不和,羁延发展,由浅入深,内合于脏,久之必损肝肾,故发腰膝酸软、头晕等肝肾不足之症。肝肾不足为虚,寒湿属实,两相掣肘,实难用一方而效之,故在温经和营通络之中,佐补肾,虚实同治,可见"病不辨无以治,治不辨无以愈"实为关键。

❸ 寒湿痹阻

吴某,女,49 岁。

初诊:周身骨节酸痛已 5 年,反复发作,尤苦于两膝疼痛肿胀,屈伸不利,坐立行艰,两足踝也肿痛不已,关节疼痛处伴有灼热之感,眩晕,口干,怕冷。苔白质红,脉细弦。证属寒湿痹阻,有化热伤阴之势。治当温散痛痹,护阴清营。

处方:生地黄 20 克,麻黄 9 克,桂枝 9 克,制川乌 9 克,独活 9 克,羌活 9 克,防己 15 克,知母 10 克,秦艽 12 克,连翘 20 克,金银花藤 15 克,川牛膝 10 克,威灵仙 12 克,伸筋草 10 克,路路通 10 克,蜂房 12 克,桑枝 10 克。7 剂,水煎内服,每日 1 剂。

二诊:膝部踝部关节疼痛肿胀大减,周身关节尚有酸痛。眩晕、口干、怕冷等症好转。舌苔白微腻,舌质红,脉细弦。风寒痹阻,治当温散痛痹,清化湿热。

处方:生地黄 20 克,麻黄 9 克,桂枝 9 克,制川乌 9 克,独活 9 克,羌活

9克,防己15克,黄柏10克,秦艽8克,连翘10克,金银花藤10克,川牛膝10克,威灵仙8克,伸筋草10克,蜂房12克,路路通10克,桑枝8克。7剂,水煎内服,每日1剂。

三诊:药后诸症俱减,前方加片姜黄10克,续服14剂,关节肿痛平复,身痛亦除。随访6个月无异常。

按:此例类风湿关节炎反复发作,属中医顽痹范畴,是一种具有慢性过程和多处关节呈对称性发炎的全身性疾病,西医认为与免疫功能失调和内分泌功能紊乱有关,用激素能缓解症状,但长期使用有副反应或耐药性。王师将大剂量生地加入温经通络复方中,温痹清营,扶正祛邪,刚柔并济,使寒痹从温而通,瘀热得清而化,营阴内复,气血煦濡,经络疏畅,顽痹可解。疗效较西药激素加抗风湿药为胜,而且无副反应。从中西医结合角度看,类似复方能调节免疫和激素的正常功能,同时增强血液循环,清除关节间软组织的变态炎性反应,因此对类风湿性关节炎有显著疗效。

④ 寒湿凝滞

杨某,女,56岁。

初诊:3年多来腰痛如折,右腿冷痛,肿胀麻木,屈伸不利,艰于行走,得温则减,遇寒则甚,气候交变尤易发作。有风湿性关节炎史。平素恶寒怯冷,口淡不渴。舌苔白而厚腻,脉象按之沉细。证属寒湿凝滞,经脉瘀阻,闭阻营卫。治拟温经散寒,活血止痛。

处方:制附子9克,桂枝9克,生地黄10克,独活9克,防己15克,知母10克,秦艽8克,牛膝10克,伸筋草10克,蕲蛇10克,桑枝10克,苍术10克,威灵仙15克,晚蚕沙30克,路路通10克,当归9克,赤芍9克。7剂,水煎内服,每日1剂。

二诊:服7剂药后,关节疼痛、麻木、发冷好转。按上方加黄芪20克,乳香、没药各6克,再进14剂。

三诊:药后患者下肢活动自如,疼痛缓解。上法续调治月余而愈,随访1年未发。

按:本案为痛痹,系由寒湿之邪外袭,凝滞经脉,不通则痛。痛痹之成因偏于寒盛,治疗应以辛温镇痛为主。附子配桂枝,振奋机体阳气以祛寒邪,威灵仙、秦艽、独活、防己等祛风除湿,蕲蛇、路路通通络止痛,共奏温经散寒止痛之效。全方精准对症治疗,故而取效。

⑤ 寒湿痹阻

陈某,女,50岁。

初诊:双手指关节疼痛、肿胀近3年。晨起关节僵硬,近1年来双手肿胀疼痛逐渐减轻,但出现关节畸形,功能障碍,已影响生活自理,关节僵硬强直,关节周围肌肉萎缩。消瘦,乏力神疲,面色少华,腰膝酸软。X线摄片示右肘及双手掌指关节处可见多个小囊状透光区,关节间隙变窄,消失。血沉51 mm/h,类风湿因子1∶79阳性,诊为类风湿关节炎。舌质淡,苔微白腻,脉沉细。乃寒湿痹阻,气血虚衰,寒湿阻滞经络,不通则痛。治拟益气健脾,补肾通络,温经祛寒逐瘀。

处方:生黄芪30克,当归15克,生地黄12克,补骨脂15克,骨碎补15克,制川乌10克,白芍15克,川芎15克,薏苡仁30克,猪苓10克,茯苓10克,蜂房10克,桂枝6克,炙甘草9克,威灵仙12克,桑枝9克,木瓜9克,全蝎6克。14剂,水煎内服,每日1剂。

二诊:药后手指疼痛大减,余症同前。舌质淡,苔微白腻,脉沉细。前方加片姜黄10克,续服14剂。

三诊:服药后诸症俱减,复查类风湿因子1∶20,血沉15 mm/h。舌质淡,苔薄白,脉沉细。前方加减续服。

处方:生黄芪30克,当归15克,生地黄12克,补骨脂15克,骨碎补15克,忍冬藤15克,白芍10克,虎杖12克,薏苡仁30克,猪苓10克,茯苓10克,蜂房10克,桂枝6克,炙甘草6克,威灵仙12克,桑枝9克,五加皮12克,徐长卿12克,伸筋草20克。14剂,水煎内服,每日1剂。

上述方药加减服用,经过近半年的治疗,病情明显的好转,生活能自理,能料理家务,病情得以控制。

按:类风湿性关节炎晚期,肝脾肾三脏亏损,气血虚衰,邪阻经络骨骼,治疗重点应在培补脾肾,养肝强筋,同时逐瘀祛痰,通络止痛。治疗要有法有方,长期服用,才能获得较好疗效。

⑥ 痰瘀交阻

顾某,女,49岁。

初诊:患者四肢关节疼痛5年余,西医诊断为类风湿关节炎。双腕关节不能屈伸旋转,右膝关节不能伸直,关节局部喜温畏寒,伴有低热,步履艰难,行动不便。实验室检查:血沉76 mm/h,类风湿因子阳性。舌胖质紫,苔微黄,脉细涩。证属风寒湿痛痹,寒湿瘀阻,痰瘀凝聚脉络,久聚化热,寒热错杂而致。治拟清热散寒,祛痰化瘀通络。

处方:制川乌 9 克,生黄芪 30 克,生白术 10 克,防风 12 克,防己 12 克,羌活 12 克,独活 12 克,桂枝 9 克,川芎 10 克,石膏 20 克,熟地黄 15 克,蜂房 12 克,威灵仙 12 克,青风藤 30 克,红花 10 克,白芍 12 克,知母 12 克,白芥子 10 克,丹参 10 克,秦艽 10 克,木瓜 10 克,川牛膝 10 克,甘草 6 克。7 剂,水煎内服,每日 1 剂。

二诊:服药平舒,症状略有缓解,仍低热。原方加青蒿 12 克、忍冬藤 30 克、红藤 20 克,续服 14 剂,水煎内服,每日 1 剂。

三诊:低热退,关节痛较前好转。双腕关节已能屈伸旋转,已能行走。舌胖质紫,苔微黄,脉沉细。前法奏效,按前方加减续服之。

处方:制川乌 9 克,生黄芪 30 克,生白术 10 克,防己 12 克,独活 12 克,桂枝 9 克,川芎 10 克,石膏 20 克,熟地黄 15 克,蜂房 12 克,威灵仙 12 克,青风藤 30 克,红花 10 克,知母 12 克,僵蚕 12 克,丹参 10 克,秦艽 10 克,木瓜 10 克,川牛膝 10 克,全蝎 3 克,当归 12 克,白芍 20 克,骨碎补 15 克,甘草 6 克。14 剂,水煎内服,每日 1 剂。

药后诸症减轻,复查血沉 12 mm/h。舌质紫,苔微黄,脉沉细。续服前方 14 剂以固疗效。治疗后诸症缓解,病情稳定。随访 6 个月无复发。

按:《金匮要略·中风历节病》中载"诸肢节疼痛,身体羸,脚肿如脱,头眩短气,温温欲吐,桂枝芍药知母汤主之",此为治痹证寒热错杂之先河。本案根据患者低热、关节局部喜温畏寒等症状,辨证为寒热错杂,方取桂枝芍药知母汤之义,加化瘀祛痰之品,起到了良好疗效。

7 寒湿瘀阻

翁某,女,47 岁。

初诊:双膝踝关节疼痛伴低热 3 月余。外院各项检查后诊为类风湿关节炎,欲予泼尼松治疗,患者因惧怕激素反应,间断服用,近 3 月来出现双踝膝关节肿胀疼痛,腕关节肿痛,双手中指、无名指鹅颈状畸形,低热,晨僵。本院门诊查类风湿因子(+),血沉 67 mm/h,就诊时关节疼痛肿胀、晨僵明显,体温 37.8℃,乏力、纳差,面色萎黄,右肘可及皮下小结。舌质淡,苔薄白,脉沉细。为风寒湿痛痹,寒湿瘀阻,脉络受损,耗气伤阴。治拟祛风散寒,养血通络。

处方:党参 12 克,黄芪 30 克,当归 12 克,海风藤 30 克,丹参 30 克,忍冬藤 20 克,寻骨风 15 克,土鳖虫 12 克,白术 12 克,茯苓 15 克,桑枝 9 克,桂枝 9 克,羌活 9 克,威灵仙 12 克,木瓜 9 克,独活 10 克,蜂房 12 克,山药 12 克,制川乌 10 克,徐长卿 12 克。7 剂,水煎内服,每日 1 剂。

二诊:药后关节痛略减,肿胀消退,颞颌关节僵硬,张口受限。苔薄,脉数。

前方去土鳖虫、丹参,加薏苡仁 30 克、虎杖 12 克,再进 14 剂。

三诊:药后关节疼痛减轻,体温恢复正常,晨僵基本消失。复查血沉 20 mm/h。舌质淡,苔薄白,脉沉细。守前法加减续服。

处方:党参 12 克,黄芪 30 克,当归 12 克,熟地黄 20 克,丹参 30 克,忍冬藤 20 克,寻骨风 15 克,白术 12 克,茯苓 15 克,虎杖 12 克,桂枝 9 克,羌活 9 克,威灵仙 12 克,木瓜 9 克,独活 10 克,蜂房 12 克,山药 12 克,徐长卿 12 克,全蝎 3 克,乌梢蛇 10 克,薏苡仁 20 克,桑寄生 12 克,秦艽 12 克,甘草 6 克。14 剂,水煎内服,每日 1 剂。

药后病情稳定,诸症俱消。随访 6 个月未发作。

按:《景岳全书》云"痹者闭也,以血气为邪所闭不得通行而病也","历节风痛是气血本虚或因饮酒腠理开,汗出当风所致",明确提出正气不足、气血亏虚是痹证发病的内在条件。该患者乏力、纳差、面色萎黄等气血亏虚症状明显,故辨证明确,以益气养血通络法治疗收到了颇佳疗效。

8 痰瘀阻络

王某,女,60 岁。

初诊:全身关节疼痛 10 年余,加重 3 个月。西医诊断为类风湿关节炎。目前掌指、肘、肩、膝、腕、踝关节等肿痛,受凉尤剧,晨僵约每日 1 小时。曾用双氯芬酸二乙胺等无明显效果,乏力,动则心慌。舌淡紫,苔薄,脉细涩。证属痛痹,痰瘀阻络,气血闭阻不通而致。治拟清养化浊,益气活血,化瘀通络。

处方:忍冬藤 20 克,太子参 12 克,生黄芪 30 克,白术 10 克,防己 12 克,制胆星 10 克,白芥子 12 克,连翘 12 克,蜂房 12 克,羌活 12 克,老鹳草 30 克,生地 15 克,薏苡仁 20 克,威灵仙 12 克,木瓜 12 克,三七 10 克,秦艽 10 克,独活 10 克,川牛膝 10 克,白芍 12 克,甘草 6 克,五加皮 12 克。7 剂,水煎内服,每日 1 剂。

二诊:服方平舒,自觉症状减轻。舌淡紫,苔薄,脉细涩。按前方出入续服。原方去白芥子,加全蝎 5 克,14 剂,水煎内服,每日 1 剂。

三诊:药后诸症俱减,关节肿痛缓解,仍乏力,动则心慌。舌淡红,苔薄白,脉沉细。病久气血亏虚,前方加减续服 14 剂,以固其效。

处方:忍冬藤 20 克,太子参 20 克,生黄芪 30 克,白术 10 克,连翘 12 克,蜂房 12 克,羌活 12 克,老鹳草 12 克,生地 15 克,熟地 12 克,薏苡仁 20 克,威灵仙 12 克,木瓜 12 克,三七 10 克,秦艽 10 克,全蝎 5 克,独活 10 克,川牛膝 10 克,当归 12 克,茯苓 12 克,川芎 10 克,白芍 12 克,甘草 6 克,五加皮 12 克,大枣 10 克。14 剂,水煎内服,每日 1 剂。

上药服用后,诸症俱减。随访半年,关节肿痛未再复发。

按:本患者患病 10 年,年逾花甲,肾气不足,正虚邪恋,瘀阻于络,津凝为痰,痰瘀痹阻,故关节疼痛肿大,舌淡紫,苔薄,脉细涩。《灵枢·五变》言:"粗理而肉不坚者,善病痹。"治拟益气活血,清养化浊,祛风通络。用药后关节肿痛缓解,病情稳定。

⑨ 寒凝血瘀

郝某,女,46 岁。

初诊:患者 4 年前冬季感受风寒后,周身关节酸痛,尤以四肢小关节疼痛为甚,近 1 年来渐至手足骨节肿大变形,活动受限,伴形寒肢冷,头昏目眩,耳鸣,腰膝酸软,小腹冷痛,二便自调。经某医院西医查血沉 56 mm/h,类风湿因子阳性。诊为:类风湿关节炎。舌淡两侧紫暗,苔薄白,脉沉缓。证属风湿痛痹,为寒凝血瘀,营卫痹阻,肝肾亏虚。拟祛寒化湿,和营通络,以当归四逆汤合独活寄生汤化裁。

处方:全当归 12 克,桂枝 10 克,赤白芍各 10 克,细辛 3 克,寻骨风 30 克,独活 10 克,桑寄生 12 克,秦艽 15 克,木防己 10 克,熟地黄 15 克,怀牛膝 10 克,海桐皮 12 克,杜仲 12 克,狗脊 12 克,党参 12 克,丹参 12 克,木瓜 12 克,蜂房 12 克,威灵仙 12 克,大枣 10 克,甘草 6 克。7 剂,水煎内服,每日 1 剂。

二诊:上方药服 7 剂后,诸症已去其大半,脉舌同前,守原意,再进 7 剂。

三诊:又服 7 剂药后,形寒肢冷之象已平,痹痛及阴虚诸症又减。以上方出入继进 7 剂。

处方:全当归 12 克,桂枝 10 克,赤白芍各 10 克,细辛 3 克,寻骨风 30 克,独活 10 克,桑寄生 12 克,生地黄 12 克,秦艽 15 克,木防己 10 克,熟地黄 15 克,怀牛膝 10 克,海桐皮 12 克,杜仲 12 克,狗脊 12 克,党参 12 克,丹参 12 克,木瓜 12 克,蜂房 12 克,威灵仙 12 克,大枣 10 克,甘草 6 克。7 剂,水煎内服,每日 1 剂。

痹痛已安,诸症悉平,复查血沉 15 mm/h,已正常,类风湿因子弱阳性。上方药再进 7 剂,以巩固疗效而愈。

⑩ 肝肾亏损

徐某,女,56 岁。

初诊:全身关节疼痛 10 年多,加重 2 个月。平素肩、膝、踝关节疼痛,畏风怕冷,活动不利,晨起行动难,乏力,双手指关节肥大、僵硬,形似"鸡爪",不能紧握,伴头晕、耳鸣、腰酸。本地医院诊断为类风湿关节炎,屡服中西医药而效果不显,病休在家。舌质暗淡,苔薄根腻,脉弦细无力。此乃虚寒痛痹,肝肾亏损,风寒湿久居,脉络损伤。治拟温经祛寒,培补肝肾,扶正达邪。

处方:熟地 20 克,麻黄 10 克,桂枝 12 克,干姜 10 克,细辛 3 克,黄芪 20 克,白芍 15 克,当归 9 克,蜂房 12 克,伸筋草 15 克,杜仲 9 克,忍冬藤 15 克,制川乌 9 克,威灵仙 12 克,续断 9 克,独活 9 克,狗脊 10 克,桑寄生 9 克,僵蚕 12 克,党参 12 克,白术 9 克,鸡血藤 15 克,全蝎 5 克,乌梢蛇 15 克,薏苡仁 30 克,枸杞子 10 克,大枣 10 克,甘草 6 克。10 剂,水煎内服,每日 1 剂。

二诊:药后关节酸痛好转,局部关节畏风感减轻,但仍全身怕冷,风吹不适。腰酸、耳鸣,上身动则易汗,下肢无汗。舌质暗淡,苔白薄,脉沉细。上方加减续服。原方去麻黄、续断,加秦艽 10 克,14 剂,水煎内服,每日 1 剂。

三诊:药后诸症大为减轻,周身关节基本无疼痛,双手已能紧握,头晕、耳鸣、腰酸减轻。舌质暗淡,苔白薄,脉沉细。前方加减续服之。

处方:熟地 20 克,桂枝 6 克,干姜 10 克,细辛 3 克,黄芪 20 克,白芍 15 克,当归 9 克,蜂房 12 克,伸筋草 15 克,忍冬藤 15 克,威灵仙 12 克,独活 9 克,狗脊 10 克,桑寄生 9 克,僵蚕 12 克,党参 12 克,白术 9 克,鸡血藤 15 克,全蝎 5 克,乌梢蛇 15 克,薏苡仁 30 克,枸杞子 10 克,大枣 10 克,甘草 6 克,秦艽 10 克。14 剂,水煎内服,每日 1 剂。

经上方调理半年余,患者症情大为改善,周身关节基本无疼痛,出汗正常。复查血沉,抗"O"及类风湿因子均为正常。嘱服大活络丸调理 2 个月,已上班参加工作。

按:故初诊时以温通经络之乌附麻辛桂姜汤合搜风剔络、活血消风之虫类药化裁,先散其寒,止其痛,此为"急则治标"。本病患者病程缠绵,正气亏虚,同时表现出肝肾亏虚之征。肾主骨,肝主筋,肾阳为温煦之根,火源亏乏,则痹痛难除,故重用熟地,加狗脊、桑寄生、枸杞子充其肝肾之源,佐以祛风活络之品,则痼疾治愈。

⑪ 阴虚热盛

蔡某,女,48 岁。

初诊:口眼干燥伴关节疼痛 3 年。患者于 1 年前起口眼干燥,渐伴手足指、趾关节畏僵、疼痛等症。曾在外院诊断继发性干燥综合征(伴类风湿关节炎),长期用中药治疗。刻诊:口舌干燥,两目干涩,全身关节疼痛,皮肤干燥脱屑,神疲腰酸,午后低热,五心烦热,大便偏艰,声嘶气短,吞咽不利。舌质红绛少苔,脉细数。此为风湿痛痹,阴虚热盛,脉络损伤,脉络瘀阻而致。治宜滋阴清热,活血通络。

处方:生地黄15克,徐长卿15克,熟地黄15克,赤芍15克,丹皮12克,生黄芪20克,天花粉10克,秦艽15克,石膏20克,当归10克,忍冬藤12克,桑寄生15克,威灵仙15克,甘草6克,大枣10克,知母12克,羌活9克,独活9克,牛膝9克,全蝎3克,龟甲12克。7剂,水煎内服,每日1剂。

二诊:服上药后口眼干燥有所减轻,纳差,舌脉同前,继拟前法。原方改生地20克,黄芪30克,加白蔻仁5克,麦芽9克,14剂。

三诊:口眼觉润,关节疼痛减轻,余症亦有不同程度改善,大便略薄,日1次。舌转略红,苔薄,脉细弦。上方继服14剂,水煎内服,每日1剂。

四诊:诸症明显改善。舌红,苔薄,脉细弦。继拟前法出入。

处方:生地黄15克,徐长卿15克,熟地黄15克,赤芍15克,丹皮12克,生黄芪30克,天花粉10克,秦艽15克,石膏20克,忍冬藤12克,桑寄生15克,威灵仙15克,甘草6克,大枣10克,当归10克,知母12克,羌活9克,独活9克,牛膝9克,麦冬20克,全蝎3克,龟甲12克。7剂,水煎内服,每日1剂。

上方加减连续服药半年,病情基本稳定,关节疼痛消失停药。

按:本案归属中医痛痹范畴,乃因阴匮血虚燥盛而致邪客络瘀,治宜滋阴养血,清燥除痹。方中重用生地,取其利五脏、通血痹的功能,配伍大量黄芪为阴中求阳之意,既反佐生地之寒凉,又冀其助气鼓动,通络达邪。方中牛膝、桑寄生入肾壮骨,赤芍、丹皮、当归、全蝎祛风通络,活血凉血镇痛。

(五) 骨痹案

1 肝肾亏损

陈某,女,80岁。

初诊:反复多关节疼痛5年。自觉双膝、双肩、双手指间远端关节疼痛伴屈伸不利进行性5年,现需轮椅、拐杖代步,双手远端指间关节突出畸形伴手指麻木,左上臂抬举困难,大便长期秘结,双耳失聪。外院X线摄片示骨质增生,骨质疏松。舌红,苔微白薄,脉弦细。证属骨痹,肝肾亏损,精血久亏,痰、湿、瘀血阻络而致。治宜滋养肝肾,祛风活血通络。

处方:生地黄15克,山萸肉12克,独活12克,川续断15克,桑寄生30克,杜仲12克,五加皮15克,肉苁蓉15克,骨碎补15克,忍冬藤30克,蜂房12克,木瓜9克,川牛膝10克,威灵仙12克,补骨脂10克,牡蛎20克,龙骨20克,甘草6克。14剂,水煎内服,每日1剂。

二诊:上方服14剂后,关节痛明显好转,能弃拐而行,唯左肩、左手指仍时有疼痛伴僵胀感,胃纳可,大便转畅,口干减轻,下肢稍有浮肿。舌红,苔少,脉细。效不更方,守法续进,稍佐祛湿通经。予守方加羌活 12 克、地龙 15 克、冬瓜皮 30 克,14 剂。

三诊:关节痛进一步减轻,手足肿胀减轻,但自觉下肢乏力,仍时有手僵,左肩不适。舌红,苔薄白,脉细。前法佐以活血利水,并稍予温肾之品,以求"阳中求阴"之效。

处方:生地黄 15 克,山萸肉 12 克,独活 12 克,川续断 15 克,桑寄生 30 克,杜仲 12 克,五加皮 15 克,肉苁蓉 15 克,骨碎补 15 克,忍冬藤 30 克,蜂房 12 克,木瓜 9 克,川牛膝 10 克,威灵仙 12 克,补骨脂 10 克,牡蛎 20 克,龙骨 20 克,甘草 6 克,冬瓜皮 30 克。14 剂,水煎内服,每日 1 剂。

此方连服数月,病情稳定,能弃拐行走,但行动较慢,生活质量较前明显提高。

按:本病多为高年之人所得,年高之人,多见肝肾阴血不足,或伴见肾之阴精阳气均有不足,治疗上可着重于滋补下焦肝肾精血,必要时以动物类血肉有情之品如乌梢蛇、蕲蛇、龟甲、鹿角霜、穿山甲等,大补肝肾精血,可使病情得以较快改善,但也须持方久服,方能逐步填补长期阴亏所耗,疗效得以稳固。

2 肝肾亏虚

曹某,男,50 岁。

初诊:左足跟疼痛 3 年。患者 3 年前起左足跟疼痛,无肿胀,近觉疼痛较前明显,左足第二趾关节突出,久坐或久立后疼痛尤甚。近两三年双肩酸痛逐渐加重,双肘活动后易伤筋,双膝发冷,平时动则汗出较多。今年 8 月体检肝肾功能、血脂均正常,有高血压史,现血压控制尚可。舌质淡红,苔薄,脉细。此乃寒湿痛痹,寒湿聚集,肝肾亏虚,足脉受损而致。治宜温经祛寒,补益肝肾,活血化瘀。

处方:生地黄 15 克,山萸肉 12 克,独活 12 克,川续断 15 克,桑寄生 30 克,杜仲 12 克,五加皮 15 克,罗布麻 15 克,骨碎补 15 克,忍冬藤 30 克,蜂房 12 克,木瓜 9 克,川牛膝 10 克,威灵仙 12 克,补骨脂 10 克,牡蛎 20 克,龙骨 20 克,石决明 20 克,甘草 6 克。14 剂,水煎内服,每日 1 剂。

二诊:左跟骨摄片示骨质增生。现自觉左肩抬举欠利,双手时有发麻,膝冷、足跟痛明显好转,化验示类风湿因子阴性。苔薄脉细。肾气渐复,而络脉未通,续予补气活血通络为治。

处方:生地黄 15 克,山萸肉 12 克,独活 12 克,川续断 15 克,桑寄生 30 克,杜仲 12 克,五加皮 15 克,罗布麻 15 克,骨碎补 15 克,忍冬藤 30 克,蜂房 12 克,木瓜 9 克,川牛膝 10 克,威灵仙 12 克,补骨脂 10 克,牡蛎 20 克,龙骨

20 克,石决明 20 克,甘草 6 克。14 剂,水煎内服,每日 1 剂。

三诊:上方又服 3 月余,自觉双肩酸痛好转,但用力后有脱位感,足跟轻度酸痛,双手偶作麻木感,纳可,大便日行 2～3 次,不成形。苔薄,质淡,脉细。仍属脾肾两亏,气虚血瘀,从前治,稍佐温阳扶脾。

处方:生黄芪 30 克,炒白术 10 克,川芎 9 克,红花 9 克,骨碎补 10 克,虎杖 10 克,地龙 30 克,牛膝 15 克,野木瓜 30 克,天麻 12 克,片姜黄 9 克,山药 30 克,杜仲 15 克,伸筋草 15 克,鸡血藤 30 克,乌梢蛇 10 克,淫羊藿 15 克。

上方续服 4 个月后,关节诸痛明显好转,唯双肩怕冷,踝关节略感酸楚,面色㿠白,大便初干后溏,苔薄脉细。诸证俱减,脾阳初复,仍有不足,守法再进,予原方加僵蚕 30 克、五加皮 12 克、薏苡仁 15 克。并予蟾乌巴布膏外敷。随访至今,病情稳定。

按:骨痹之证虽多肝肾不足,但也有脾肾两亏者,此人足跟痛、双膝冷确有肾阳不足的一面,但双肩酸楚、双肘易伤筋、易自汗出均提示脾气不足,故以脾肾着手,先健脾益肾,佐以活血通络,二诊、三诊再稍益骨碎补、淫羊藿等温肾阳之品,守方久服,终获佳效。故辨证之时,一定不能囿于成见,局限于骨痹在于肾虚,而应从其蛛丝马迹中发现其他相关脏腑是否有亏损不足,对症下药,方能成功。骨痹之证本属年高久亏,加之劳伤筋骨,日久成痹。其病由来日久,虽自觉病方三年,而其成病之因可能始于年轻时重劳之时,且随着年岁增长,关节退化,病势日重,故中药即使辨证精确,也须逐步改善其日衰之骨质,补益脾肾之不足,通其久痹之经络,故须守法久服,方能获效,而非急症起效之速也。对于骨节已明显畸形影响活动之人,尚须加上虫类药通痹行血,控制病情进一步恶化,维持残余功能,也属有效之案。

八、妇科疾病

妇科病主要有月经不调、崩漏带下及胎前产后诸病,即一般所谓"经、带、胎、产病"是也。月经又称月信,月经以时下为常,若过早而致或过期而至均为不正常。朱震亨曰:"先期而至血热也,后期而至血虚也。"前贤又云:"阳太过则先期而至,阴不及则后期而来。"此外,还需依据兼证以辨寒热虚实、阴阳气血而立论,辨证即明,依证用药则不难奏功。如血虚,熟地、当归之类;血寒,用炮姜、艾叶之属;气虚,用参、芪;血瘀,以川芎、红花等活血,证映于目,巧生于心,则自能得心应手。经期腹痛者,多因瘀血夹寒不通。妇人平时有少量带下,则为正常,不作病论,若带下量多且颜色不正常又有气味,而且又影响身体不适则需医治。治疗不应以止带固涩为主,亦需辨明寒热虚实,明确病因,即

《内经》言"伏其所主,再施治以相应的药物,则不止带而带自止矣"。胎前诸病亦须按证施治,但不宜扰动胎,有是病,用是药,所谓"有故无殒亦无殒也"。常言产后多虚多瘀,亦应分清寒热虚实,方不误矣。临床用药,"金匮"温经汤临证通变化裁,可以应无穷之变矣。

(一) 月经病案

❶ 月经失调·寒凝肝郁

刘某,女,35 岁。

初诊:经期前后不一,延期 2 个月求医来诊。患者近半年来月经失调,时而提前,时而推后,且时常痛经,伴有黑色血块。本次月经延期 2 个月仍未来潮,经相关检查排除怀孕。胸胁不舒,嗳气,有时腰酸,喜冷饮,小腹时隐痛。舌淡暗,苔白,脉细涩。此为寒凝肝郁,宫血不下。当温经祛寒,调理冲任。

处方:益母草 15 克,红花 10 克,白芍 6 克,枳壳 6 克,香附 6 克,柴胡 6 克,牛膝 10 克,熟地黄 15 克,川芎 8 克,三棱 8 克,莪术 6 克,当归 10 克,干姜 8 克,桂枝 10 克,乳香 6 克,没药 6 克,丹参 12 克,泽兰 6 克,桑寄生 12 克,乌药 10 克,甘草 6 克。7 剂,每日 1 剂,水煎内服。

二诊:中药服到第 5 剂,宫血来潮,第 1 日量少,小腹胀微痛,色紫黑,续服中药 2 剂,月经量逐渐正常增多夹块,色紫红,块下痛减,6 日后经净来诊。舌淡红,苔薄白,脉细软。药后寒凝肝郁症状解除。宫血下,经血过后,宜调冲任,冲任和调,气血通运,则月信正常。

处方:柴胡 10 克,白芍 6 克,枳壳 6 克,香附 6 克,玫瑰花 6 克,熟地黄 12 克,川芎 8 克,茯苓 12 克,当归 10 克,干姜 8 克,桂枝 6 克,白术 12 克,桑寄生 12 克,乌药 12 克,生地黄 12 克,大枣 6 克,甘草 6 克。7 剂,每日 1 剂,水煎内服。

此方加减调理月余,月信恢复正常而愈。

❷ 月经先期·冲任失调

姚某,女,18 岁。

初诊:月经 1 个月 2 至,时多时少,色鲜有块,便艰口干,夜不安寐,身体瘦怯,面黄少华。脉细弦数,舌边尖红。此乃冲任失调,心神失养而不宁,阴虚生热,冲任受灼而失司。拟养血宁心,滋阴清经,调理冲任法主治。

处方:生地黄 9 克,炒当归 9 克,党参 9 克,麦冬 9 克,白芍 9 克,女贞子 9 克,柏子仁 9 克,玉竹 9 克,地骨皮 9 克,泽泻 9 克,制龟甲 9 克,茯神 12 克,麦冬 12 克,炒黄芩 5 克,五味子 5 克,丹皮 9 克,酸枣仁 10 克,墨旱莲 9 克。14 剂,水煎内服,每日 1 剂。

二诊：药后经净，月信每月 1 次。改服大补阴丸善后调治，经期正常。

❸ 月经延期·寒凝胞宫

张某，女，27 岁。

初诊：月经延期，量少不畅，2～3 月一行，形寒肢清，大便素溏，饮食少进，肤白少华。经前腹痛，经色紫夹块。脉形沉细，舌苔薄白而胖。乃寒凝胞宫，素体营亏，且遭风冷，寒凝胞宫，冲任失调而致。姑拟温养冲任，通调血脉。

处方：当归 9 克，川芎 5 克，制香附 9 克，怀牛膝 9 克，淡吴茱萸 10 克，乌药 12 克，肉桂 3 克，炮姜 9 克，潞党参 9 克，川芎 9 克，青皮 6 克，巴戟天 9 克，炮姜 9 克，小茴香 5 克，附片 6 克，熟地黄 12 克，枸杞子 12 克，红花 5 克。7 剂，水煎内服，每日 1 剂。

药后月经已行，量少色黯，小腹隐痛，腰酸便溏。续服上方 5 剂，经量渐畅，腹痛亦减，6 日经净，嘱经后服用乌鸡白凤丸 2 个月，临经再服原方 5 剂。兹后经事已准，诸恙均好转而愈。

❹ 月经延期·寒凝胞宫

章某，女，27 岁。

初诊：月经延迟伴经期腹痛 1 年余。夏秋曾多次下水游泳，不避风凉，旋则月事愆期，量少不畅，少腹胀痛。甚至数月一行，形寒肢冷，大便稀溏，饮食少进，肤白少华。脉沉细，舌苔薄白而胖。乃寒凝胞宫，素体营亏，且遭风冷，寒凝胞宫，冲任虚损。姑拟温养冲任，通调血脉。

处方：酒炒当归 9 克，川芎 5 克，制香附 9 克，怀牛膝 9 克，淡吴茱萸 3 克，乌药 12 克，炮姜 10 克，肉桂 3 克，鹿角片 9 克，潞党参 9 克，车前子 9 克，青皮 8 克，陈皮 8 克，巴戟天 9 克，白芍 12 克，小茴香 5 克，附片 5 克，熟地黄 12 克，枸杞子 6 克，红花 6 克，甘草 6 克。7 剂，水煎内服，每日 1 剂。

二诊：药后月经来潮，量少色黯，小腹隐痛，腰酸便溏。续服上方 5 剂。

三诊：经量渐多，色紫红挟块，腹痛消失。月经 6 日净。乏力肢软，大便偏稀。脉沉细，舌质淡，舌苔薄白。气血不足，冲任虚损，宜调冲任，补气血。

处方：酒炒当归 9 克，川芎 5 克，吴茱萸 3 克，乌药 12 克，鹿角片 9 克，潞党参 9 克，巴戟天 9 克，白芍 12 克，薄荷 5 克，干姜 6 克，熟地黄 12 克，川芎 6 克，枸杞子 6 克，白术 12 克，黄芪 20 克，山药 20 克，茯苓 12 克，柴胡 10 克，甘草 6 克。14 剂，水煎内服，每日 1 剂。

四诊：服药后诸症减轻。脉沉细，舌质淡，舌苔薄白。前方续服 14 剂。

连服上方诸症俱减，经再次来潮，无腹痛，经量中等，挟小块。7 日净。嘱经后服用艾附暖宫丸 2 周。1 年后来信告知,兹后经事已准,诸恙均好转,婚嫁后已受孕。

⑤ 痛经·肝郁脾虚

刘某,女,28 岁。

初诊:经来则腹痛,情志不舒,两胁窜痛,胁痛,纳差,神疲,时时乳房胀痛,脘腹痞闷。舌质淡,苔白腻,脉弱细缓。此为肝郁脾虚血虚,冲任失调。治拟调冲任,理肝脾法。

处方:醋柴胡 10 克,艾叶 10 克,厚朴花 6 克,玫瑰花 6 克,春砂仁 6 克,月季花 6 克,川芎 6 克,苏梗 10 克,桔梗 6 克,炒枳壳 10 克,杭白芍 10 克,酒当归 10 克,香附 6 克,熟地黄 12 克,延胡索 12 克,甘草 5 克。7 剂。水煎内服,每日 1 剂。

二诊:服药后,食欲增,精神好,两胁已不窜痛,嘱于经前 3 日再服前方,以观其效。

三诊:每月经前均服前方 3 剂,已用过 4 个月,均获良效,月经量较前增多,血色鲜红,经期较准,经期腰腹不觉酸痛,精神好,食欲强,面色转为红润。拟近 1 个月早晚各服艾附暖宫丸 1 丸,白开水送下,以固其效。

按:经来腹痛,多见于初行经时不重视经期卫生,饮冷遇寒,或肝郁气滞,或血瘀,或为血虚均可致痛经。本案则因肝郁不舒,遂有饮食少进,致血少来源,气滞血瘀,而引起痛经。以调冲任,理肝脾法为主治,延胡索、柴胡、香附、苏梗疏肝理气,养血调经,服药后不但经来腹痛治愈,而且气血渐充,食欲增,面色亦转红润矣。

⑥ 痛经·肝郁气滞

吴某,女,23 岁。

初诊:经素不调,或前或后,近 2 年每至经行少腹胀痛,昨日经临,腹痛又作,连及胸膺、腰胁。平素情怀忧郁,脘闷纳少,嗳气呕恶。脉弦而涩,舌苔薄白质红。乃肝郁气滞,肝失条达,气滞失畅。拟疏肝理气,调经止痛。

处方:炒当归 9 克,白芍 9 克,制香附 9 克,川芎 5 克,丹参 9 克,乌药 9 克,广木香 3 克,青皮 5 克,陈皮 5 克,延胡索 9 克,川楝子 9 克,广郁金 9 克,熟地黄 12 克,艾叶 5 克,桃仁 9 克。7 剂,水煎内服,每日 1 剂。

二诊:服药 7 剂,腹痛即止,经水畅行,1 周而净。下次转经,仍服原方加莪术 9 克,7 剂。

服上方加减 20 剂后临经痛势显著减轻,再次转经,期准量畅,痛经未有复发。

⑦ 崩漏·冲任不固

蔡某,女,25 岁。

初诊:患者月经过多约半年,每次经行 7～8 日,夹有血块,经期有腰痛及腹痛。旧有胃病未愈,平时食纳欠佳,睡眠不好,梦多,大便时干时溏,小便清,并有头晕,汗多,面不华,乏力神疲,右下腹部有压痛。脉细弱软,舌质淡,苔薄白。此属冲任不固,气血失调,流血过多,五脏失营。治宜固冲任,调气血。增加营养及适当休息。

处方:党参 10 克,茯神 10 克,白术 15 克,炙甘草 6 克,龙眼肉 15 克,炒枣仁 15 克,炒远志 6 克,黄芪 30 克,巴戟天 15 克,杜仲 15 克,破故纸 10 克,牛膝 8 克,炮姜 10 克,仙鹤草 12 克,熟地 15 克,龙骨 30 克,牡蛎 30 克。7 剂,水煎内服,每日 1 剂。

二诊:服药后,当月量稍减,色紫,有血块,并夹白色黏膜样物,精神欠佳,身乏无力,脉细数。宜原法加减。

处方:黄芪 20 克,当归 10 克,川芎 6 克,生地黄 9 克,白芍 9 克,潞党参 10 克,生杜仲 15 克,续断 8 克,侧柏炭 6 克,蒲黄炭 6 克,炮姜炭 6 克,地榆炭 6 克,艾叶炭 5 克,阿胶 10 克(烊化),龙眼肉 15 克,五味子 5 克。5 剂,水煎内服,每日 1 剂。

三诊:药后血量减少,内挟黏膜及血块均消失,睡眠转佳,唯腿软无力,经期 6 日即净。脉弦虚,宜气血两补。十全大补丸每日早晚各服 3 克,并以龙眼肉 12 克,煎汤送丸药服。

依上法经过 2 个月的治疗,经量及血块逐渐减少,而至恢复正常,并获得妊娠,足月顺产。

按:月经是一种正常的生理现象,如潮之不汛,故亦称月汛。若经行过多,则已失其常候,其因不外两种情形,一属血热妄行,治宜清热凉血,以遏其流;一属冲任受伤,血失统制,治宜调补冲任,以固其源。本例则属后者,故取甘温调养,经 2 个月治疗,不仅月经渐复正常,而且受孕。

⑧ 崩漏·心肾亏损

郭某,女,48 岁。

初诊:经素淋漓,时多时少,色鲜无块,绵延月余未净。伴眩晕少寐,烦热易怒,腰酸神疲,脉细,舌红。西医妇科及 B 超检查均未见异常,拟诊功能性出血。乃心肾亏损,阴虚内热,而致冲任失固。姑拟滋阴清热,调固冲任。

处方:生地黄 12 克,当归 9 克,杭白芍 9 克,丹皮炭 6 克,煅牡蛎 30 克,莲房炭 9 克,墨旱莲 12 克,地榆炭 12 克,制龟甲 9 克,桑寄生 12 克,阿胶珠 9 克,潞党参 12 克,乌药 6 克,玄参 12 克,熟地黄 12 克,麦冬 12 克,白及 12 克,棕榈炭 12 克,甘草 6 克。7 剂,水煎内服,每日 1 剂。

二诊:投上剂后,翌日出血即止,唯眩晕、心悸、神疲少寐,舌脉同前,改服归脾汤加味调治。

处方:党参 12 克,黄芪 12 克,白术 12 克,甘草 6 克,枣仁 12 克,远志 6 克,龙眼肉 12 克,当归 12 克,木香 6 克,大枣 6 克,熟地黄 12 克,麦冬 12 克,棕榈炭 12 克,牡蛎 30 克。7 剂,水煎内服,每日 1 剂。

三诊:药后诸症略有好转,但带下较多,黄白相间,腰部酸楚。遂以原方加减。

处方:生地黄 12 克,当归 9 克,杭白芍 9 克,炒黄柏 9 克,墨旱莲 12 克,鸡冠花 12 克,金樱子 9 克,桑寄生 12 克,阿胶珠 9 克,潞党参 12 克,熟地黄 12 克,椿皮 10 克,芡实 12 克,薏苡仁 20 克,连翘 12 克,大枣 10 克,甘草 6 克。7 剂,水煎内服,每日 1 剂。

药后诸症减轻,遂以此方加减,调治月余而愈。

⑨ 闭经·寒凝胞宫

宋某,女,36 岁。

初诊:闭经已 5 月余。平时喜冷饮,体瘦,怕冷,腰疼,小腹凉且时有刺痛。舌胖紫暗,脉沉涩。属寒凝胞宫,胞宫寒凝瘀阻,经血不下,当温通为治。

处方:当归 15 克,狗脊 10 克,乌药 9 克,肉桂 6 克,吴茱萸 6 克,赤芍 10 克,川芎 8 克,红花 6 克,桃仁 10 克,续断 15 克,炮姜 10 克,艾叶 8 克,牛膝 10 克,枳壳 5 克,附片 10 克,丹参 10 克,杜仲 10 克,桑寄生 10 克,香附 10 克,甘草 6 克。7 剂,水煎内服,每日 1 剂。

二诊:服方平舒,少腹坠胀,乳房胀痛。舌质紫暗,脉沉涩。宜前方加刘寄奴 12 克,续服 7 剂。

服前方后月信来潮通畅,无腹痛,乳房胀痛消失,月经周期正常。

⑩ 闭经·气血两虚

梁某,女,36 岁。

初诊:生产时有大出血史。自此月经量稀少。来诊时闭经已过 1 年。面容憔悴,眩晕腰酸,形寒倦怠,健忘少寐,毛发易脱,性情低沉,抑郁不欢。体检未发现异常。脉细无力,舌质淡苔薄白。此乃气血两虚,肾元亏损,而冲任失调。治以补肾益精，调养冲任。

处方：生地黄 12 克，熟地黄 12 克，当归 9 克，白芍 9 克，枸杞子 9 克，肉苁蓉 9 克，制首乌 9 克，鹿角片 9 克（先煎），潞党参 12 克，黄芪 12 克，丹参 9 克，紫河车 9 克，炮山甲 9 克，桃仁 9 克，西红花 0.5 克，杜仲 12 克，续断 12 克，菟丝子 12 克。7 剂，水煎内服，每日 1 剂。

二诊：投药 7 剂后，自觉精神好转，脉舌同前。前方加黄芪 12 克、桑寄生 10 克，续服 14 剂。

回当地续服方半个月后来信告知，阴道已有分泌物，时有少腹隐痛。嘱原方加制香附 9 克、怀牛膝 9 克。患者约服用上方加减 3 个月，月经来潮，量偏少，色黯红，5 日而净，毛发再未脱落，诸恙均见好转。继加减服原方 1 个月后，月经再次来潮，量已恢复正常，精神亦振。兹后月经每月一次，经量中等，色红，闭经顽疾告愈。

⑪ 经行发热·气虚发热

刘某，女，35 岁。

初诊：每当月经来时则发热，经停则恢复正常，平素体质不健，纳差，易倦怠乏力，面色㿠白，偶有头晕，小便清，大便稀，怕冷。舌淡胖苔白，脉沉细弱。此为气虚发热，气血亏虚，经行则更甚，血虚阳浮而致发热。治当甘温除热，补气养血。

处方：当归 15 克，桂枝 6 克，白术 20 克，白芍 10 克，地黄 15 克，制首乌 10 克，黄精 10 克，石斛 10 克，阿胶 10 克（烊化），玄参 10 克，党参 10 克，黄芪 20 克，香附 6 克，大枣 6 克，茯苓 10 克，山药 20 克，玉竹 10 克，柴胡 10 克，山栀 6 克，豆豉 10 克，甘草 6 克。7 剂，水煎内服，每日 1 剂。

服用此方 20 余剂，发热渐止，诸症消退。

⑫ 经行头痛·血虚头痛

董某，女，36 岁。

初诊：月经来潮时即感头痛隐隐，过则如常，经常觉乏力，身体酸重，眠差，纳谷不香，精神不好。神差，不耐劳作。舌淡脉弱。此为血虚头痛，脾胃虚弱，气血化源不足，故而经行头痛。

处方：当归 15 克，川芎 6 克，熟地黄 15 克，砂仁 5 克，白芍 10 克，制首乌 10 克，黄精 10 克，菟丝子 15 克，阿胶 10 克（烊化），桃仁 6 克，红花 6 克，黄芪 10 克，玄参 10 克，山药 20 克，党参 10 克，枸杞子 10 克，山萸肉 10 克，香附 6 克，白术 15 克，麦芽 6 克，鸡内金 10 克，桂枝 6 克，炙甘草 6 克，大枣 6 克。

14 剂,水煎内服,每日 1 剂。

服用此方 20 余剂,而后月信来时头已不疼,遂用乌鸡白凤丸调理。

⑬ 经行头痛·肝经受寒

顾某,女,29 岁。

初诊:近 5 年来到行经时则头痛恶心,形寒肢麻,少腹冷痛,乏力肢软,月经周期正常,量中等,色紫红,挟块,小腹时时隐痛,大便稀溏,腰酸肢软。乃肝脾不和,肝经受寒,冲任失司。拟温经散寒,调理冲任。

处方:当归 15 克,赤芍 6 克,炙桂枝 10 克,制香附 9 克,炮姜炭 6 克,蜂房 10 克,党参 12 克,茴香 6 克,狗脊 9 克,焦白术 6 克,炒川续断 9 克,菟丝子 9 克,淫羊藿 9 克,吴茱萸 6 克,川芎 9 克,川牛膝 10 克,黄芪 10 克,续断 10 克,山萸肉 10 克,山药 12 克,大枣 10 克。7 剂水煎内服,每日 1 剂。

二诊:服药后经期头痛症状好转,腰腿酸软。舌紫红,苔薄白,脉沉细。拟温调,兼以养血柔肝,健脾和中。

处方:焦白术 9 克,白芍 6 克,茯苓 12 克,炮姜 6 克,吴茱萸 6 克,肉桂 5 克,党参 10 克,狗脊 9 克,川续断 9 克,蜂房 12 克,补骨脂 9 克,制香附 9 克,桑寄生 10 克,菟丝子 9 克,淫羊藿 9 克,川牛膝 9 克,杜仲 10 克,黄芪 10 克,山萸肉 10 克,枸杞子 10 克,制首乌 10 克。7 剂,水煎内服,每日 1 剂。

服药后,经行头痛诸症减,药已中的,原方加减服月余,诸症减消而愈。

(二) 带下病案

① 湿热下注

梁某,女,35 岁。

初诊:带下色黄稠,有异味,阴痒,小腹胀痛不舒,经期更甚,大便干,小便黄。舌红,苔黄腻,脉濡数。此属湿热带下。治宜清利湿热为主,以收敛药佐之。

处方:黄柏 8 克,苍术 12 克,牛膝 10 克,芡实 15 克,鸡冠花 10 克,黄芩 8 克,椿皮 18 克,香附 8 克,车前子 8 克,白果 8 克,陈皮 6 克,荆芥穗 5 克,龙胆草 6 克,柴胡 10 克,泽泻 10 克,生地黄 12 克,白鲜皮 12 克,土茯苓 12 克,甘草 6 克,茯苓 12 克。7 剂,水煎内服,每日 1 剂。

二诊:服方后腹痛带下黄等诸症消失,口干欲饮。舌红苔微黄,脉细数。湿热已除,热退阴伤,予前方减苍术、香附、车前子、荆芥穗、泽泻、龙胆草,加栀子 10 克、连翘 12 克、蒲公英 15 克、南沙参 12 克、丹皮 10 克、当归 10 克,大枣 10 克。14 剂,水煎内服,每日 1 剂。药后症减而愈。

❷ 脾肾虚寒

汤某,女,35 岁。

初诊:带下量多白,经常乏力,腰酸耳鸣,易疲倦,纳差,头晕,面色白少神,体瘦,怕冷,月经量少,色暗,小腹时痛,带下色白量多。舌淡胖,苔薄白,脉细弱。此为脾肾虚寒,以致下焦失约。当温补脾肾为主,收敛佐之。

处方:党参 10 克,黄芪 15 克,白术 10 克,当归 15 克,柴胡 5 克,升麻 3 克,龙骨 20 克,牡蛎 20 克,山药 20 克,芡实 15 克,茯苓 10 克,泽泻 8 克,白果 8 克,干姜 10 克,山萸肉 10 克,熟地黄 15 克,菟丝子 15 克,附片 10 克,补骨脂 10 克,益智仁 10 克,杜仲 10 克,续断 10 克。14 剂,水煎内服,每日 1 剂。

服用此方 30 余剂,诸症渐消而愈。

❸ 脾肾阳虚

何某,女,52 岁。

初诊:年逾五旬,带多清稀如水之注,形寒倦怠,腰酸痛似折,眩晕耳鸣,晨起面浮,纳谷不馨,大便溏薄。脉形迟弱,舌苔淡白。原有功能性出血史,已绝经 2 年。乃脾肾阳虚,带脉失约。姑拟健脾补肾,化湿止带。

处方:党参 12 克,炒白术 6 克,山药 40 克,菟丝子 9 克,白莲须 9 克,鹿角霜 9 克(包煎),补骨脂 9 克,白茯苓 12 克,海螵蛸 9 克,肉桂 3 克,炙狗脊 9 克,龙骨 30 克,黄芪 12 克,金樱子 10 克,炒黄柏 10 克,芡实 12 克,鸡冠花 12 克,白鲜皮 12 克,土茯苓 12 克,大枣 10 克,甘草 6 克。7 剂,水煎内服,每日 1 剂。

二诊:投药 7 剂后带下渐减,便溏亦止,胃纳已增,唯眩晕耳鸣,形寒肢冷。脉沉而虚,苔薄淡白,边有齿印。古谓:崩中日久为淋带,漏下多时骨髓枯。下元已亏,气血日衰,宗前法兼益精血。上方加枸杞子 9 克、山萸肉 9 克、沙苑子 9 克。7 剂,水煎内服,每日 1 剂。

患者服上方 14 剂后,带下已少,精神渐爽,腰酸眩晕等症均见好转,继服前方 10 剂,病瘥,且未复发。

(三) 其他

❶ 不孕·湿热瘀阻

李某,女,25 岁。

初诊:结婚 2 年,没有怀孕,西医检查发现输卵管不通畅,但无明显器质病变。患者要求看中医。刻诊:体形匀称,发育良好,唯觉小腹刺痛,月经色暗有瘀块,且经来则痛,小便黄,大便干。舌质紫暗,苔少黄腻,脉涩而有力。此为胞宫瘀闭,湿热瘀阻。治当通之,佐以清湿热。

处方:牡蛎 20 克,连翘 15 克,黄芩 10 克,酒黄精 10 克,石斛 10 克,半枝莲 15 克,夏枯草 20 克,黄芪 10 克,山药 20 克,炒黄柏 10 克,白鲜皮 8 克,熟地黄 10 克,酒大黄 8 克,大枣 6 克,桑寄生 10 克,山慈菇 10 克,莪术 8 克,三棱 8 克,柴胡 8 克,川芎 6 克,桃仁 8 克,红花 8 克,甘草 6 克。14 剂,水煎内服,每日 1 剂。

此方加减调治半年,即怀孕生子。

❷ 产后腹痛·瘀凝阻滞

杜某,女,33 岁。

初诊:产后 1 周,恶露尚可,唯下腹胀痛,痛似攻撑,按之不减,日夜不宁,几无定时,矢气后胀痛依然,大小便如常,形寒肢冷,两侧头痛,面容痛苦状,坐卧不安,辗转不宁。脉来沉弦,舌淡苔薄。西医妇产科、内科、外科大会诊怀疑产褥感染,治疗以后痛势未缓。乃产后受寒,寒与血搏,瘀凝阻滞胞络。当先祛瘀温胞,缓急止痛。

处方:当归 9 克,赤芍 9 克,白芍 9 克,桂枝 6 克,吴茱萸 3 克,细辛 3 克,防风 6 克,丹参 12 克,熟地黄 12 克,五灵脂 9 克,蒲黄 9 克,炒川续断 12 克,大枣 15 克,炙甘草 5 克,生姜 3 片。14 剂,水煎内服,每日 1 剂。

投剂当夜腹痛减轻,止痛剂减量,已能入寐,次日服药后,觉精神亦爽,疼痛间隔时间延长,头痛、形寒等症亦除。服完后腹痛停止。

❸ 乳癖·痰凝血瘀

程某,女,45 岁。

初诊:患者 5 年前行左乳乳腺癌根治术。近 2 个月来右乳乳房胀痛,经前痛甚,经后缓解。检查见右乳外上象限扪及多个颗粒状及片状块物,质地中等,表面光滑,连界不清,活动,按之疼痛,肿块与皮肤均无粘连,右腋下未扪及肿大淋巴结。脉濡细弦,舌淡苔薄,边有齿痕。此乃乳癖,证属术后气血不足,冲任不调,痰凝血瘀而致。治拟益气养血,调摄冲任,化痰散瘀。

处方:生黄芪 30 克,党参 15 克,白术、茯苓各 12 克,莪术 10 克,柴胡 6 克,桃仁 10 克,海藻 30 克,制香附 9 克,广郁金 12 克,半夏 6 克,白芥子 6 克,橘核 10 克,路路通 10 克,甘草 6 克。7 剂,水煎内服,每日 1 剂。

二诊:服方平和,乳房胀痛明显减轻,行经正常。舌淡,苔薄白,脉细弦。前方加丝瓜络 10 克,续服 7 剂。

三诊:乳房胀痛消失,行经正常。唯肿块仍在,加炮山甲 3 克、山慈菇

10 克,继服 2 个月,乳房疼痛消失,乳房肿块消失而愈。

按:内分泌激素失调是乳腺增生病及乳腺癌发生的重要原因。中医认为,冲任失调、痰凝气滞血瘀是上述两种疾病共有的病理过程。调摄冲任法可调整内分泌紊乱,既治疗乳腺增生病,又可防止乳腺增生病癌变,一举两得。

④ 乳痈 · 热聚肉腐

林某,女,28 岁。

初诊:右乳房肿胀疼痛已经 8 日,伴有持续性发热。在分娩后第 6 日,因哺乳时乳头破碎疼痛甚剧,继之乳房突然肿胀作痛,全身恶寒发热,骨节酸楚,热退未尽,乳房疼痛依然不减。右乳房较健侧肿大,按之内上象限肿块约 4 cm×4.6 cm 大小,质硬而坚,压痛明显,无波动感,皮色如常,乳腺腺体较肿胀,乳头破碎处已结痂皮但尚未脱落,乳晕表皮伴有丘疹,无滋水渗出。苔薄腻,脉微数。证属乳痈,热聚肉腐,乳汁壅塞,乳络不通,阻于肝胃二经,营卫不和,发热肉腐为患。治宜疏肝理气,和营通乳,清热解毒。

处方:软柴胡 6 克,青皮 10 克,蒲公英 20 克,全当归 9 克,赤芍 9 克,橘叶 10 克,橘核 10 克,金银花 12 克,连翘 12 克,生麦芽 30 克,路路通 10 克,牡蛎 30 克,赤芍 6 克,川芎 6 克,郁金 10 克,海藻 12 克,白芥子 10 克,地丁草 12 克。7 剂,水煎内服,每日 1 剂。

外治方:局部敷金黄膏以清热消肿止痛。

二诊:发热已退,乳房肿块逐渐缩小,压痛减轻,哺乳后仍感乳络疼痛。再以上方酌加制香附、瓜蒌、鹿角霜等。连服药 10 剂后,乳房肿块消失,乳头破碎已愈且痂皮脱落,乳汁通畅,哺乳时乳房疼痛消失。

按:依据经络的循行分布,乳头属足厥阴肝经,乳房属足阳明胃经。产妇气血运行有序,脾胃运化如常,则乳汁畅通。今由乳头破碎疼痛后结痂皮,不能使乳儿吮尽乳汁,形成乳汁积滞不得外流;且因肝气郁结,胃热壅滞,以致局部气血凝结发为乳痈。故初诊用柴胡、青皮、橘叶疏泄肝气,银翘清阳明胃热,麦芽醒脾健胃,蒲公英、路路通疏通乳络,合当归、赤芍以和营。复诊时,因结块尚未全消,故加重理气通乳之品,如制香附、瓜蒌、鹿角霜等。经辨证加减治疗后,遂消退而愈。

⑤ 乳房肿痛 · 痰瘀凝聚

吴某,女,29 岁。

初诊:两乳房胀痛 3 年。两乳房胀痛。经前尤甚,乳房疼痛较剧,胸胁不舒,嗳气,腰酸。两乳房各象限扪及结节状肿块多个,质中,部分偏硬,推之活动,触痛明显,肿块与皮肤均无粘连,两腋下未及肿大淋巴结。舌黯红,边有瘀滞,苔薄白,脉濡弦。证属痰瘀凝聚,冲任失调,肝郁气滞。治拟调摄冲任,疏肝活血,化痰软坚。

处方:柴胡 10 克,山慈菇 12 克,连翘 15 克,桃仁 15 克,蒲公英 15 克,莪术 15 克,益母草 15 克,生首乌 15 克,牡蛎 15 克,海藻 20 克,丝瓜络 12 克,郁金 12 克,炮山甲 6 克,泽兰 12 克,金荞麦 12 克,当归 9 克,茯苓 9 克,制香附 9 克,陈皮 10 克,大枣 10 克,制半夏 10 克,甘草 6 克。14 剂,水煎内服,每日 1 剂。

投药 3 个月,乳房疼痛明显减轻,结块变软,苔薄质偏红,脉濡。治守原意,前方踵进。又服药 2 个月,加生山楂、丹参、皂角刺。乳房疼痛消失,两乳肿块大多消失。唯两乳房外上象限尚可扪及颗粒肿块,质软,月经正常,但口干,大便干结,3 日 1 行,舌偏红,苔薄,脉濡。治宗原意,稍有出入,加生地黄、玄参、天冬、知母、火麻仁。再服药 3 个月,诸症俱消,乳房肿块消失。

6 乳癌术后·气血亏虚

刘某,女,76 岁。

初诊:右乳房肿块有馒头大小,肿块质地坚硬,表面皮肤已有破溃,少量出血及渗液,同侧腋下淋巴结肿大。入院后作右乳单纯切除术,术后化疗 2 次。由于病者化疗反应较大,白细胞计数持续低下,且伴有频繁恶心呕吐,因此不再坚持定期化疗。患者体质极度衰弱,面色少华,头晕神疲,四肢乏力。苔薄舌淡胖,边有齿痕,脉细无力。乃气血亏虚证,为脾虚正气大虚,无力祛邪。治宜扶正固本,以益气健脾为主。

处方:黄芪 40 克,党参 10 克,当归 10 克,黄精 10 克,枸杞子 10 克,白术 10 克,炒谷芽 18 克,茯苓 10 克,白花蛇舌草 8 克,山药 10 克,砂仁 5 克,大枣 5 枚,陈皮 8 克,鳖甲 12 克,炮姜 10 克,蒲公英 15 克,甘草 6 克。7 剂,水煎内服,每日 1 剂。

服药 1 个月,食欲渐增,精神倦怠明显好转,且能做点家务,血象检查也恢复正常。病者惧怕化疗,要求中药治疗,经上药加减治疗 3 个月后,腋下肿大淋巴结变小,脉苔正常,精神亦佳。迄今随访治疗 5 年余,未见转移和复发。

按:患者为晚期乳癌,高龄体衰更不耐化疗,因此术后 2 次化疗即难以为继。王师认为,乳癌晚期并非无毒可泻,而是正气大虚,无力祛邪,扶正固本、补养气血、益气健脾对本病有积极治疗作用。本案患者服药 3 个月,不但正气康复,腋下肿大淋巴结也趋缩小,显见扶正固本对晚期肿瘤患者的治疗有不容忽视的临床价值。

❼ 更年期综合征·阴虚肝旺

高某,女,48岁。

初诊:停经1年,经常头痛眩晕,面部烘热,多汗心烦不安,易发脾气不能自制,口干便艰,脘闷纳呆,夜寐欠安,血压偏高。脉细而弦,舌苔薄黄,质偏红。乃阴虚肝旺,热灼冲任,而虚阳上越。治宜滋阴潜阳,平肝泄火。

处方:生地黄12克,黄芩6克,菊花10克,墨旱莲12克,丹皮6克,杭白芍9克,煅龙骨30克,煅牡蛎30克,知母10克,黄柏6克,龟甲9克,沉香曲10克,麦冬9克,栀子6克,何首乌10克,当归20克,葛根15克,女贞子15克,百合12克,胡黄连3克,茯神15克,大枣6克,甘草6克。7剂,水煎内服,每日1剂。

二诊:服药后,烘热、烦躁好转,眩晕症减,夜寐欠安。脉弦少力,苔薄质红。再以滋水涵木,兼调脾胃。

处方:生地黄12克,黄芩6克,菊花10克,墨旱莲12克,丹皮6克,杭白芍9克,煅龙骨30克,煅牡蛎30克,知母10克,黄柏6克,龟甲9克,百合10克,栀子6克,何首乌10克,当归20克,蒺藜9克,麦冬9克,炙远志6克,茯苓12克,女贞子9克,夜交藤9克,合欢皮9克,炒谷芽15克,炒麦芽15克。7剂,水煎内服,每日1剂。

三诊:头痛眩晕已好转,夜寐稍安,烘热盗汗时作,大便艰难,口干欲饮。脉弦尺细,苔薄黄质红。再以滋阴清热,养心安神。

处方:生地黄12克,杭白芍9克,知母6克,黄柏6克,柏子仁9克,龟甲9克,茯神15克,麦冬9克,生龙齿20克,淡苁蓉9克,酸枣仁9克,玄参9克,淮小麦15克,夜交藤15克,五味子10克。7剂,水煎内服,每日1剂。

四诊:服药后,经量已正常,头痛、眩晕、烦躁烘热、盗汗、口干等恙均显著好转,血压亦平稳,纳寐尚可。脉沉弦,尺略虚,苔薄微黄。再宗前法出入。

处方:生地黄12克,菊花10克,地骨皮9克,肥玉竹9克,女贞子9克,墨旱莲12克,炙龟甲9克,当归9克,大白芍6克,炒丹皮4.5克,茯神9克,龙齿20克(先煎),沙苑子9克,玄参15克,石斛15克,山药15克,山萸肉15克,熟地黄15克。14剂,水煎内服,每日1剂。

药后患者精神情绪均趋稳定,面热潮汗、头晕烦躁诸症均已改善,血压正常稳定,继用大补阴丸合二至丸方缓调之,以巩固疗效而愈。

❽ 多囊卵巢综合征·痰聚瘀凝

杨女,40岁,已婚。

初诊:经素不调,或前或后,行则不畅,量少色黯,淋漓半月而净。近年来经期延后，甚至数月一行。前曾经停 3 个月，注黄体酮后始行，不多，2 日即净。此次逾期 2 个月时，又注黄体酮示效，屡服活血调经中药，经仍未转。刻诊：经闭 3 月余，体形肥胖，头面升火，烘热自汗，心悸烦躁，口干便艰，喉间痰滞，腰酸时作。B 超示子宫略小，双侧卵巢增大，并有多个小囊性暗区，提示多囊卵巢。脉虚略弦，苔薄微黄腻。乃痰聚瘀凝，心肾营亏，精血不足，而痰聚瘀凝，胞脉闭阻。拟补肾养心，化滞调经。

处方：当归 9 克，制黄精 9 克，怀牛膝 9 克，红花 5 克，石菖蒲 5 克，远志 5 克，茯苓 12 克，淫羊藿 9 克，巴戟天 9 克，穿山甲 9 克，潞党参 9 克，浮小麦 12 克，何首乌 15 克，熟地黄 15 克，玄参 15 克，山萸肉 15 克，菟丝子 15 克，制半夏 6 克，酸枣仁 15 克，五味子 6 克，丹参 9 克，川芎 6 克。7 剂，水煎内服，每日 1 剂。

二诊：服药 7 剂后自汗已止，大便亦畅，经仍未至，面热烦躁，痰壅不爽。脉舌同前。原法出入续服 7 剂。

处方：制胆星 5 克，炒白术 9 克，白芥子 3 克，当归 9 克，制黄精 9 克，怀牛膝 9 克，红花 5 克，石菖蒲 5 克，远志 5 克，茯苓 12 克，淫羊藿 9 克，巴戟天 9 克，穿山甲 9 克，潞党参 9 克，浮小麦 12 克，何首乌 15 克，熟地黄 15 克，玄参 15 克，山萸肉 15 克，菟丝子 15 克，制半夏 6 克，酸枣仁 15 克，五味子 6 克，丹参 9 克，川芎 6 克。7 剂，水煎内服，每日 1 剂。

连服前方后面热升火较减，痰涎亦少，他症亦减。遂以此方加减，服月余诸症俱减遂愈。

九、疑难杂症

❶ 口疮·心脾郁热

陆某，男，45 岁。

初诊：口腔反复溃疡 7～8 年。近来舌体，口腔黏膜经常溃破，色红中黄而凹陷，牙痛甚至影响咀嚼食物，大便不畅，溲赤。舌红边有破剥，脉弦数。此乃心脾郁热，胃火上逆。拟清泄郁热。

处方：金银花 9 克，蒲公英 15 克，连翘 12 克，地丁草 10 克，石膏 20 克，知母 12 克，麦冬 9 克，生地黄 12 克，淡竹叶 9 克，山药 15 克，天葵子 12 克，生山栀 9 克，茯苓 9 克，甘草 5 克，肉桂 3 克，黄柏 9 克，牛膝 10 克。7 剂。

二诊：服药后舌体及口腔溃疡、牙痛都有减退，大便已通，但夜寐不酣。舌红，脉仍弦数。再按上方加夜交藤 15 克、酸枣仁 12 克、合欢皮 24 克，服 7 剂。

三诊：舌体及口腔溃疡均已消退，疮面已愈合，牙痛已除，夜寐稍安。再按原法续进,以资巩固。上方去石膏,再服 10 剂。此后至今未再复发。

❷ 白塞综合征·心脾郁热

包某,男,47 岁。

初诊:唇口及阴部反复出现溃疡,眼珠发胀,视力模糊。当即予激素治疗,因有不良反应,转求中医。诉因环唇生疮绷紧如茧,张口困难不能进食,目珠胀痛,阴部溃疡,小溲浑赤,大便秘结 5 日未解。舌质红绛,中有裂纹,苔黄,脉来弦数。此心脾郁热内燔,先予通幽解毒治之。

处方:栀子 12 克,土茯苓 30 克,忍冬藤 30 克,白薇 12 克,沙参 12 克,生地 9 克,天葵子 9 克,黄柏 9 克,白鲜皮 9 克,生大黄 9 克(后下),连翘 12 克,金银花 9 克,生石膏 20 克,薏苡仁 20 克,苦参 10 克,地肤子 9 克,麦冬 12 克,淫羊藿 10 克,山药 20 克,大枣 12 克。7 剂,水煎内服,每日 1 剂。

二诊:头 2 剂服后毫无动静,仅稍转矢气。第 3 剂得下宿垢如胶糊状。下后口疮稍减,苔黄化半。前方加生牡蛎 30 克(先煎)、柴胡 6 克、丹皮 12 克、赤芍 6 克,续服 10 剂。

三诊:诸症大减,因连日畅下,将生大黄改为同煎,再服 10 剂。

四诊:黄苔化净,出现玫瑰色鲜绛舌。予前法加减,原方加黄连、枸杞子,续服 10 剂。

五诊:药后唇口疮疮收敛,红肿消退,溃疡愈合。但停药后即大便闭结不通。原方去生大黄,重用玄参 30 克、生地 30 克,连服 2 月余,口唇及阴部完全告愈。

按:白塞综合征虽非常见多发病,然临床亦不鲜见。上举案例,均经确诊,因西药对症治疗效不应手,方请王师予诊。用柴胡牡蛎宣畅气血,土、忍、翘、薇通幽泄热,为正本清源之图。黄柏、白薇、白芷、白鲜皮参差使用,以防腐收敛,控制病变之蔓延,可用以却病,亦可用之预防复发,取药平淡,用药清灵,无苦寒伤中之弊,亦稳中取胜之道也。

❸ 白塞综合征·阴虚内热

周某,女,45 岁。

初诊:患白塞综合征 5 年余,一直用激素治疗,疗效不理想。症为口腔溃疡反复发作,阴部亦有溃疡,牙龈肿痛乍愈乍发,肛门奇痒,足底结节隆起疼痛,不能下地行走。舌质淡红,舌苔薄黄,脉细小数。此阴虚内热,阴分伏热,化火内燔。宜养阴泄热,清热解毒。

处方:柴胡 9 克,生牡蛎 30 克,土茯苓 30 克,忍冬藤 24 克,连翘 15 克,白薇9克,白芍9克,白芷9克,白僵蚕9克,白蒺藜9克,白鲜皮9克,白芷5克,玄参9克,知母9克,苦参9克,厚朴6克,生甘草6克。连服14剂。

另:外洗方。生百部15克,苦参15克,黄柏15克,黄连15克,防风15克,白芷9克,龙胆9克。5剂,布包煎汤浸洗阴部、肛门,每日2次。

二诊:口腔溃疡已敛,阴部溃疡稍减,肛门作痒已愈。舌质淡红,舌苔薄白,脉弦细。再予养阴泄热、清热解毒。原方加磁石30克、紫石英24克、青果9克、赤芍9克、桔梗5克。7剂,水煎内服,每日1剂。

外洗宗前。

三诊:肛门奇痒未再发,阴部仍有余疮未敛,苔脉同前。因思自得本症以来,溃疡、结节此起彼伏,乍愈乍发,实属难治,刻下虽诸症向愈,而除恶务尽。再予内外兼治。原内治方连服14剂,外洗方5剂。

四诊:口腔溃疡全消,阴部溃疡亦愈,其他症状均未见再发。嘱守原方隔日1剂,连服2个月。激素逐渐抽减,泼尼松从每日3~4片减至0.5~1片,1个月后全部停服而愈。

❹ 阴疽·肾亏寒凝

李某,女,48岁。

初诊:患者感到腰背酸痛,两下肢萎软无力。于外院多次检查白细胞计数均偏高于正常值,淋巴分类较正常值增高。以往有肺结核和附睾结核史。医院摄片示第8~9胸椎椎间隙狭窄,并见骨质破坏。拟诊为胸椎结核。经用西药抗痨治疗,病情未能控制而日趋加重,于2013年10月来诊。刻诊:慢性病容,形体消瘦,精神委顿,面色白,畏寒;下肢瘫痪,行动不能自主;第9~10胸椎棘突有明显压痛;右侧胸部可扪及边界不清的肿物,站立时较明显,不红不热。苔薄黄腻,脉沉濡细无力。血沉为74 mm/h。证属肾亏寒凝,骨骼空虚,风寒乘虚而入,痰浊凝聚而成阴疽。治拟温经散寒化痰,清热益肾壮骨法,方用阳和汤加减。

处方:蜜麻黄6克,熟地黄12克,鹿角粉3克(分吞),毛狗脊15克,补骨脂12克,白芥子9克,姜半夏9克,川桂枝9克,菟丝子12克,白及12克,白薇12克,蜜百部12克,象贝母10克,连翘20克,蒲公英15克,枸杞子12克,党参12克,白芍6克,甘草5克。7剂。

二诊:诸症同前,兼见盗汗,口干,发热(38~38.5℃)。舌红少苔,脉细数(110次/分)。阴虚火旺,有渐成疮痨之势。拟养真阴、清虚热、益肾壮骨,宜大补阴丸合清骨散加减。

处方:秦艽9克,炙鳖甲15克(先煎),地骨皮15克,虎杖15克,百部

12 克,丹参 9 克,黄芩 9 克,怀牛膝 12 克,熟地黄 12 克,毛狗脊 15 克,炒川续断 12 克,补骨脂 15 克,白芥子 9 克,丹参 9 克,白术 9 克,当归 9 克,连翘 20 克,地丁草 12 克,半枝莲 12 克,甘草 6 克。7 剂,水煎内服,每日 1 剂。

此方加减服药 6 个多月,局部脓肿渐吸收。舌质淡红,苔薄润,脉细。查血沉为 9 mm/h。

药后以归脾丸合右归丸,培补心肾之本,以资巩固。

按:本案属阴寒虚证。清代以前常与"流注"相混淆,自清代起才分开。流注属阳证,脓出不久可愈;而阴疽流痰是阴寒虚证,缠绵日长,始有酸胀漫肿而微高起,但不坚硬,溃后流豆腐渣样物,难以收口,身体逐渐疲弱,相当于西医的骨与关节结核。其病因是痰塞络道,气血虚寒,凝结而成。其大法是初服阳和汤,温经散寒而化痰结;溃后用人参养营汤,调补气血、益肾壮骨。本病例即用此法,再据辨证,略有变化,使脓肿也自行吸收。说明中医药治疗骨结核不但有效,且可免除手术。

⑤ 紫癜·气阴两虚

费某,女,9 岁。

初诊:足部出现细小针头状出血点,渐发展至手足及面部,呈紫红色,伴鼻衄。住本县中心医院病房,诊断为血小板减少性紫癜。经用泼尼松、输血等治疗,血小板仍低。家属要求出院转中医药治疗。刻诊:下肢、面部有瘀点、瘀斑,血小板低。脉细数,质淡,苔薄腻。证乃气阴两虚,患儿先天禀赋不足,兼之肌衄反复发作,营血亏虚,元气渐损。当予益气养阴、宁络止血,标本同治。

处方:生地黄 10 克,熟地黄 10 克,丹皮 10 克,仙鹤草 12 克,大蓟、小蓟各 10 克,党参 10 克,黄芪 20 克,白及 10 克,女贞子 10 克,墨旱莲 10 克,当归 10 克,蒺藜 6 克,炙甘草 5 克,阿胶 6 克(烊服)。7 剂,水煎内服,每日 1 剂。

二诊:上药连服至今,今日复查血小板 59×10^9/L,无其他不舒。下肢足背未见出血点。脉细数,舌质偏红,苔薄。再予益气健脾,养血止血,掺以有情之品治之。

处方:生地黄 10 克,熟地黄 10 克,山药 12 克,炙黄芪 20 克,当归 6 克,仙鹤草 12 克,女贞子 8 克,阿胶 9 克(烊服),炙龟甲 10 克,党参 10 克,京玄参 10 克,麦冬 10 克,陈皮 10 克,制半夏 6 克,炙甘草 5 克,白及 9 克。

患儿上方加减连续服用 2 个月,全身紫癜大大减少。复查血小板 90×10^9/L,转用归脾丸 3 克,每日 2 次,定期随访,至今未见复发。血小板一直保持在正常范围内。

按：紫癜一证，《圣济总录》称"紫癜病"，《丹溪心法》称"阴症发斑"，《东医宝鉴》称"内伤发斑"，是有别于外感温热病的发斑出疹。本例辨证为气阴两虚，营血亏损，故立益气补血、填精补髓为法则。方中以党参、黄芪、当归、熟地黄、阿胶、女贞子益气滋阴养血，生地黄滋阴清热之品而收效。

6 再生障碍性贫血·脾肾亏损

王某，女，50岁。

初诊：心悸头晕，畏寒怕冷，肢软腰酸1年余。经骨髓穿刺确诊为"再生障碍性贫血"转入内科，给予司坦唑醇片、丙酸睾酮、泼尼松、输血等治疗，症状无明显好转而自动出院，随即来本院门诊求医。刻诊：心悸，头昏，面色少华，畏寒肢软，血红蛋白45 g/L，白细胞32×10^9/L，血小板41×10^9/L。脉涩细无力，舌淡而胖，苔薄白。证为脾肾亏损，精血不足，脾肾两虚。当予益气补肾，温阳填精，以充脾肾，脾肾功能振奋，气血营卫日充，贫血自然纠正。

处方：熟地黄20克，黄芪30克，制首乌15克，党参15克，黄精15克，阿胶10克（烊服），淫羊藿10克，菟丝子15克，枸杞子15克，鹿角霜10克，仙鹤草10克，当归10克，制首乌15克，丹参15克，山药30克，桑椹子15克。

上方加减，连续治疗半年，病情逐渐好转，贫血渐以恢复，全身状况均见好转。以后改用八珍冲剂治疗，1年后复查血象，血红蛋白108 g/L，白细胞5.6×10^9/L，血小板98×10^9/L，于2年后恢复正常工作。

7 再生障碍性贫血·心脾虚损

李某，女，43岁。

初诊：头昏，心悸，口干便艰半年余。患者进行性贫血，伴有头昏乏力半年余，于2013年11月22日住本县人民医院，当时查血红蛋白50 g/L，白细胞2.1×10^9/L，血小板31×10^9/L。经骨髓穿刺确诊为再生障碍性贫血，家属要求中医治疗，逐出院请王师会诊治疗。刻诊：面色苍白无华，头昏耳鸣，心悸心慌，神情萎软，口干便艰。脉沉细而数，舌淡苔薄。证为心脾虚损，气阴二亏。当予调补心脾，益气养血。

处方：党参15克，炙黄芪20克，熟地黄20克，女贞子15克，黄精15克，龟甲胶10克（烊服），仙鹤草20克，制首乌15克，阿胶10克（烊服），墨旱莲15克，当归15克，白术15克，白芍15克，酸枣仁10克，五味子5克，菟丝子15克，枸杞子15克，川芎5克，山药20克。

上方加减连续服半年，诸症消减，复查血常规正常，后予归脾丸和右归丸加以巩固。

按:再生障碍性贫血为难治性疾病,属中医"虚损"范畴,临床表现以贫血、出血、反复感染为主要特征。根据中医理论,血液的化生主要与脾肾两脏密切相关,脾为后天之本,气血生化之源,肾为先天之本,是藏精之脏,主骨生髓,精血同源,故采用补脾益肾、填精益气为主治疗再生障碍性贫血取得明显效果。

⑧ 抑郁症·心脾两虚

孙某,女,44 岁。

初诊:不寐惊怵 5~6 个月,伴沉默少言。患者半年来,自觉恐惧,多思多虑,认为住家楼上有人窥视,不能一人独处,某医院诊断为精神抑郁症、更年期综合征。**刻诊:**消瘦双目呆滞,沉默少言,精神抑郁不欢,多思多虑,惊怵不寐,甚则通宵达旦不能入睡。脉细数,舌质红,苔薄白稍光。证属郁症,气阴不足,心脾两虚。治拟调养心脾,宁志安神,归脾法出入。

处方:黄芪 20 克,当归 15 克,炙远志 5 克,白术 10 克,白芍 10 克,酸枣仁 15 克,茯苓 15 克,合欢米 10 克,山药 15 克,制首乌 10 克,生地 30 克,丹参 15 克,太子参 15 克,大枣 7 枚,制半夏 10 克,龙骨 30 克,夜交藤 10 克,茯神 15 克,柴胡 10 克,龙眼肉 10 克,百合 12 克,郁金 10 克,甘草 5 克。14 剂,水煎内服,每日 1 剂。

二诊:药后症见缓和,渐能安睡,多梦纷纷,大便时或每日 2 次。脉细数,舌红苔薄微白根腻。再拟调益心脾法增减。

处方:黄芪 20 克,当归 15 克,炙远志 5 克,白术 10 克,白芍 10 克,酸枣仁 15 克,茯苓 15 克,合欢米 10 克,山药 15 克,生地黄 30 克,丹参 15 克,太子参 15 克,大枣 7 枚,制半夏 10 克,夜交藤 10 克,茯神 15 克,柴胡 10 克,龙眼肉 10 克,百合 12 克,郁金 10 克,甘草 5 克,石菖蒲 6 克,陈皮 10 克。14 剂,水煎内服,每日 1 剂。

上药加减连续服用 2 个月,自觉心情舒畅,善言多语,食眠正常,二便自如,诸症均减而愈。

按:更年期综合征、精神抑郁症属中医学郁证范畴,患者情绪抑郁,思虑过度,耗伤正气,心失所养,神失所藏,气血不足,心脾二虚。王师认为五脏主神,肝魂肺魄,心神脾胃意,若人躁竟则神出,乱魄散,精逐溃耗,此郁证中气血不足之郁也,故投以益气补血、健脾养心、宁志安神的归脾法,随证加五味子、淮小麦,以增强其养心气益心神之功,在健脾宁心、安神中加菖蒲、胆星化痰湿增强疗效。药后 3 个月患者情绪开朗,夜能安寐,饮食正常而痊愈。

⑨ 疖病·湿热壅蒸

刘某,女,28 岁。

初诊:多发性疖病已有 4 月余,此愈彼起,所发部位为鼻尖、臀部、腹股沟等处。刻诊:鼻尖红肿、脓少。口干喜饮,大便干结。舌质红,舌苔黄厚腻,脉细滑。证属湿热壅蒸皮肤,营卫不和。治宜清热解毒,调和营卫,健脾化湿。

处方:黄连 6 克,黄芩 12 克,桂枝 6 克,白芍 10 克,生山栀、白术各 12 克,大黄 9 克(后下),蒲公英 30 克,野菊花 9 克,紫花地丁 30 克,金银花 12 克,连翘 12 克,薏苡仁 20 克,陈皮 9 克,生黄芪 20 克,天葵子 12 克,金荞麦 15 克,全蝎 3 克,川蜈蚣 2 条。7 剂,水煎内服,每日 1 剂。

二诊:鼻尖部疖肿依然红肿,疼痛减轻,大便已畅。黄腻苔渐化,脉细滑。湿热之邪渐化,邪去五六而正气未复。治宜益气养阴,清热化湿。

处方:生黄芪 30 克,生地黄 15 克,黄连 6 克,黄芩 9 克,黄精 9 克,蒲公英 15 克,紫花地丁 10 克,野菊花 10 克,金银花 12 克,连翘 12 克,皂角刺 15 克,黄芪 20 克,石斛 20 克,麦冬 12 克,大枣 10 克,甘草 6 克,全蝎 3 克。7 剂,水煎内服,每日 1 剂。

此后根据病情,逐渐加重生黄芪用量,用至 45 克时疖肿已不再新发。同时嘱患者以 75％乙醇揩拭鼻尖部。其间因过量食用毛竹笋,鼻尖部又有小红丘疹发出,轻度疼痛,嘱停食后,病情稳定。坚持服用 3 个月,疖肿未再发作,临床治愈。半年后随访,述停药后至今未发,且食纳鱼腥发物亦无异常。

按:本例患者属湿热内盛,需首先祛邪。扶正与祛邪密切相关。扶正可以祛邪,而祛邪也可使正气复原。但疖病气阴两虚是发病之本,如过用苦寒燥湿之品,又常可耗气伤津,故苦寒之品仅可一时应用,邪去大半,即需益气养阴以扶正祛邪。

⑩ 多汗症·心脾两虚

伍某,女,41 岁。

初诊:白天动则汗出,汗后畏寒,夜间更甚,食欲不振,头晕乏力,失眠多梦。脉细数,舌质红,苔微黄。此乃心脾两虚,肺卫气弱,卫气不固,而致诸症。此当养心安神,益气健脾固表治汗。

处方:黄芪 20 克,生白术 15 克,淮小麦 15 克,党参 12 克,五味子 6 克,防风 10 克,大枣 5 枚,山药 30 克,酸枣仁 15 克,煅牡蛎 20 克,当归 10 克,茯神 20 克,生地黄 12 克,石膏 20 克,生山栀 10 克,远志 10 克,碧桃干 12 克,甘草 6 克。14 剂,水煎内服,每日 1 剂。

二诊:前方服 14 剂,服至 8 剂后,汗已减少,但精神一紧张就要出汗,夜寐已安,尚恶寒,脉舌如前,当加入重镇之品。上方加煅龙骨 12 克,14 剂,水煎内服,每日 1 剂。

三诊:前药共服 14 剂,药后自汗、盗汗已逐步减少,失眠多梦好转,时有烘热,大便溏。舌质较前红润,脉细数。前方参入归脾汤。

处方:黄芪 20 克,生白术 15 克,淮小麦 15 克,党参 12 克,五味子 6 克,大枣 5 枚,山药 30 克,煅牡蛎 20 克,当归 10 克,茯神 20 克,防风 10 克,生地黄 12 克,石膏 20 克,生山栀 10 克,远志 10 克,碧桃干 12 克,甘草 6 克,莲子 10 克。14 剂,水煎内服,每日 1 剂。

药后诸症俱减而愈。

⑪ 脏躁·血虚生风

江某,女,42 岁。

初诊:多年来时发昏厥,发作时有气上冲,手足强直,口不能言,但神志清楚,悲伤欲哭。经期更易发作(经量少),体瘦,夜有盗汗,最近半年且脱发甚多,头发已很稀疏。舌质红,苔微黄,脉细数。此血虚生风,肝肾阴虚,阴虚生风,其气上逆,冲任失调。

处方:淮小麦 30 克,甘草 4 克,炒白芍 15 克,山药 30 克,紫石英 12 克(先煎),女贞子 9 克,姜半夏 9 克,茯苓 9 克,桂枝 5 克,陈皮 6 克,枳壳 9 克,丹参 9 克,钩藤 12 克(后下),百合 20 克,丁香 9 克,合欢米 12 克,大枣 10 枚,甘草 6 克。7 剂,水煎内服,每日 1 剂。

二诊:昏厥未发,晚睡已无盗汗,血压较高,四肢微肿。舌质红,苔微黄,脉细滑数。当加滋润之药。

处方:淮小麦 30 克,甘草 3 克,炒白芍 9 克,紫石英 9 克(先煎),姜半夏 6 克,陈皮 10 克,制首乌 12 克,钩藤 12 克(后下),丹参 9 克,女贞子 9 克,秫米 20 克,桑椹子 12 克,大枣 10 克,党参 9 克,当归 9 克,黄精 9 克,罗布麻 12 克,石决明 20 克,泽泻 12 克。7 剂,水煎内服,每日 1 剂。

三诊:这次经来量多,下血块,不发昏厥,手脚已不肿,脉弦滑,舌质淡红,苔微黄。瘀血得行固为佳兆,但脉舌表现还有痰湿。上方加生麦芽 9 克、茯苓 9 克、制半夏 10 克。7 剂,水煎内服,每日 1 剂。

四诊:昏厥迄今不发,体重已经减轻,头发逐渐生长,脉弦细,舌色正常。冲任得调,痰湿渐除,当因势导之。前方加薏苡仁 30 克,7 剂,水煎内服,每日 1 剂。

五诊:血压已经稳定,诸症减轻,脉弦,舌苔薄腻,近期疗效已经肯定。嘱近 3 个月每月续服原方 7 剂以固其效。

⑫ 百合病·肝肾阴虚

杨某,女,48 岁。

初诊:忧郁悲伤欲哭 2 年,时而烘热出汗,时而畏风怕冷,失眠多梦,不思食,小便短赤,大便偏干。脉弦细,舌色红而舌体瘦。此乃肝肾阴虚,肺阴亏损,百脉一宗,悉致其病,症状难以细述。此百合病见于阳者,当以阴法救之。

处方:百合 30 克,生地黄 15 克,淮小麦 30 克,甘草 6 克,大枣 10 枚,紫石英 12 克,生白芍 12 克,淫羊藿 12 克,茯苓 9 克,枸杞子 10 克,黄精 12 克,石斛 15 克,山萸肉 9 克,竹叶 6 克,玄参 12 克,麦冬 12 克,柴胡 10 克,茯神 12 克,合欢花 10 克,莲子心 3 克。7 剂,水煎内服,每日 1 剂。

二诊:服 7 剂中药后症状大减,效不更方,原方 7 剂。

三诊:上方共服 21 剂,悲伤欲哭已减。然尿急尿赤,尿时且有洒淅感。脉弦细,舌质红苔微黄,前法续进。

处方:百合 15 克,生地黄 15 克,淮小麦 15 克,甘草 3 克,炒白芍 9 克,淫羊藿 9 克,茯苓 9 克,制黄精 9 克,竹叶 6 克,山萸肉 9 克,金钱草 12 克,大枣 5 枚,川牛膝 9 克,车前子 9 克,蒲公英 15 克,莲子芯 6 克,连翘 12 克,通草 3 克。10 剂,水煎内服,每日 1 剂。

四诊:百合病,尿急,阴门干燥,瘙痒。脉弦细,舌色红,苔微黄。阴虚燥热,宜清利之。

处方:百合 15 克,鲜生地 30 克,知母 9 克,车前子 9 克(包),竹叶 5 克,生白芍 12 克,川牛膝 9 克,山萸肉 9 克,鸡子黄 2 枚(调冲),淮小麦 15 克,通草 3 克,地肤子 12 克,苦参 12 克,白鲜皮 12 克,金钱草 12 克,瞿麦 10 克,萹蓄 10 克,甘草 6 克。10 剂,水煎内服,每日 1 剂。

服药后,诸症消退,患者恢复健康。

⑬ 狐惑病·心肾不交

俞某,女,30 岁。

初诊:旧有口腔溃疡,又发阴道溃疡,但未加注意,近年开始两小腿出现结节性红斑,大如旧铜币,并且经常发寒热。近来以上各症发作加剧,外院诊为白塞综合征。来诊时精神萎靡,髋膝关节疼痛,左下齿龈有溃疡一处,大如绿豆。外阴部 2 处黄豆大小溃疡已有半年之久,疼痛难忍。脉弦细,舌苔淡润。此《金匮》所谓狐惑病也。乃心肾不交,阴虚火旺,灼伤肉腐而致。即用《金匮》甘草泻心汤加减以治之。

处方:生甘草 9 克,炙甘草 9 克,太子参 9 克,生黄芪 9 克,炒黄芩 9 克,忍

195

冬藤 30 克,连翘 9 克,北细辛 3 克,川黄柏 6 克,莲子心 3 克,黄连 6 克,法半夏 10 克,干姜 3 克,金银花 12 克,蒲公英 15 克,紫花地丁 12 克,天葵子 12 克,龙胆草 3 克,生山栀 10 克,山药 20 克,白术 12 克,大枣 5 枚。7 剂,水煎内服,每日 1 剂。

二诊:口腔溃疡转好,外阴溃疡愈合,精神振作,自忘其病。本月初因劳累口腔溃疡又复发一次,要求厂医照抄原方续服 7 剂又转好。最近左边大腿曾出现红斑一处,大如黄豆,自行消退,腰膝略有酸痛。脉弦细,舌淡润。再以原方出入。原方去忍冬藤,加怀牛膝 9 克、川续断 9 克,7 剂,水煎内服,每日 1 剂。

药后诸症俱减,效不更方,上方续服 7 剂以固其效而愈。

⑭ 干燥综合征 · 肾精亏损

谢某,女,42 岁。

初诊:患者全身关节疼痛已 10 年。6 年前因人工流产后而出现月经周期不准,量少,继而闭经,始而全身关节酸痛,继之口干难以进食。大便干燥,可数日不行。口、眼、鼻干燥,月经量极少,颜面紫红,多处求医未果,外院诊为干燥综合征,来我院求医。脉弦数,舌红绛而紫,苔微黄而不润。乃肾精亏损,肝肾阴虚,肾精不足,瘀热化火,伤阴劫津。治当育阴化瘀,泄热生津。

处方:丹参 20 克,虎杖 18 克,石膏 20 克,乌梅 12 克,赤芍 9 克,生地黄 15 克,生甘草 3 克,山萸肉 12 克,当归 9 克,山药 9 克,天花粉 9 克,南沙参 20 克,麦冬 20 克,知母 12 克,黄柏 10 克,丹皮 6 克,桃树胶 12 克,忍冬藤 20 克,蜂房 12 克,大黄 6 克,制何首乌 12 克。14 剂,水煎内服,每日 1 剂。

二诊:大便畅通,如得甘露,每日 1 次,全身关节痛减轻,且月经期准,量较前增多,口干味苦略减。脉弦数,舌红绛。宗原法加减再进可也。

处方:丹参 20 克,虎杖 18 克,石膏 20 克,蜂房 12 克,忍冬藤 20 克,乌梅 12 克,威灵仙 12 克,生地黄 15 克,生甘草 3 克,山萸肉 12 克,黄柏 9 克,山药 9 克,天花粉 9 克,南沙参 20 克,麦冬 20 克,知母 12 克,熟地黄 12 克,秦艽 10 克,桃树胶 12 克,淫羊藿 12 克,制何首乌 12 克。14 剂,水煎内服,每日 1 剂。

三诊:服药后,症状渐趋好转,大便通畅,成形,每日 1 行。口、眼、鼻干燥症状缓解,月信每月正常通行,阴雨天关节仍有酸痛。前方加徐长卿 12 克、海风藤 15 克,续服 14 剂。

药后诸症减轻,遂以此方加减,服用半年获愈。

按:干燥综合征常伴有多发性、游走性关节疼痛,还可并发其他一些胶原性疾患如自身免疫性甲状腺炎、红斑狼疮、皮肌炎等。口、眼干燥和类风湿关节炎组成了干燥综合征的三大症状。本病除唾液腺和泪腺外，汗腺、气管、阴道、大小阴唇、鼻道内的分泌腺均可萎缩，从而引起皮肤干燥、反复呼吸道感染、性交困难、萎缩性鼻炎等症状。发病隐匿，很多情况下常在外分泌腺显著萎缩后才被认识。中医辨证属水亏火旺，肾水不足乃其本，血瘀化火乃其标，互为因果。清得一分火，即保得一分阴，故治法必需滋阴降火标本兼顾方可取效。

⑮ 斑秃·肝肾阴虚

董某，女，23岁。

初诊：斑秃满头2月余。心烦不安，失眠多梦，四肢乏力，腰酸膝软，大便干结，口干欲饮。舌质红，苔微黄而干，脉细数。乃肝肾阴虚，心血亏损，肝血不足，肝肾亏损，不能荣。治当滋阴养血，培补肝肾，养心安神。

处方：生地黄15克，当归15克，黄精15克，制首乌12克，赤芍9克，川芎3克，全当归9克，黑芝麻15克，女贞子15克，酸枣仁12克，桑椹子15克，墨旱莲9克，补骨脂9克，玄参12克，茯神15克，桑叶12克，木瓜12克，莲子心6克，甘草6克。14剂，水煎内服，每日1剂。

二诊：服上方14剂后，已能入眠，头发渐长。原方继服14剂。

服完药后，头发生长已近复原，遂以归脾丸和左归丸作善后调理而愈。

⑯ 头痛·肝肾亏损

贾某，男，50岁。

初诊：反复头晕头痛1月余，加重2周来诊。患者1个月前因工作劳累，自觉头额及后脑胀痛，时有头晕，不能左右顾盼，头晕则心慌，泛泛欲吐，不能起坐。平素患失眠症，近来夜寐梦多，腹中胀气，引起腰臀及下肢有寒冷感，但衣被较暖，则背部又觉烘热，易引起燥热不安，肘膝关节酸楚，天阴更甚。饮食不多，大便1日2行，质软，面色暗滞。舌质略淡，苔薄白而腻，脉右弦滑而左细。头痛病，乃肝肾亏损，脾胃运化不健，肝肾阴血亦亏，肝阳上扰。治宜健脾温肾，潜阳宁神。

处方：菊花10克，陈广皮6克，法半夏6克，茯苓12克，蔓荆子10克，荆芥10克，蜂房12克，防风6克，枸杞子6克，细辛3克，僵蚕12克，川芎6克，茯神15克，炒鸡内金15克，白芷12克，炒谷芽10克。7剂，每日1剂，水煎内服。

二诊：服药后病情逐渐好转，腹胀渐减，脾胃运化较佳，二便如常，头痛头晕及下肢觉冷均见减轻,唯关节痛及左胸部稍觉胀闷感。有时引起心悸,往往因气候转变而经常发作。舌质淡,苔薄白腻,脉沉细带弦。当冬令封藏之际,仍以健运脾胃为主,加入温补肾阳,填益精髓之品。

处方:菊花 10 克,陈广皮 6 克,法半夏 6 克,茯苓 12 克,蔓荆子 10 克,荆芥 10 克,蜂房 12 克,防风 6 克,枸杞子 6 克,细辛 3 克,僵蚕 12 克,川芎 6 克,茯神 15 克,淫羊藿 12,菟丝子 10 克,益智仁 12 克,巴戟天 10 克,炒鸡内金 15 克,白芷 12 克,黄芪 20 克。7 剂,每日 1 剂,水煎内服。

按:脑为髓海,肾主藏精。该患者由于用脑过度,渐渐耗伤精髓。一则肝肾阴虚而阳浮于上,故有头晕、脑鸣,不能转侧起坐,背部时觉烘热,睡眠不宁等症;一则脾肾阳虚而精亏于下,故有腹中胀气,引起腰臀部及下肢有寒冷之感;关节痛、左胸部觉憋闷感、心悸等,往往因气候转变而经常发作,此与心阳不振、营卫不固有关。本案患者肝肾阴亏,脾肾阳虚,用药既忌腻滞,亦嫌温燥。在错综复杂的情况下,抓住健运脾胃为重点,进行辨证用药。王师用方选药用量较轻。在温阳药中,避免附子、肉桂之刚燥,选用巴戟天、淫羊藿之温润,助阳而不伤阴。服药以来,患者颇觉舒适,未见任何不良反应。投剂有效,故原方无大变动。循此渐进,经过 2 个月的治疗,病愈。在停止服药后,继续适当休养,恢复正常工作。

⑰ 头痛·肝寒犯胃

姜某,女,29 岁。

初诊:头痛 10 余年,加重 2 年。患者 10 年前无明显诱因下出现头痛,近 2 年渐加重。刚开始发作次数较少,后逐渐频繁。近 2 年每月经前后、疲劳及休息不好时均痛,以两太阳穴附近为剧,有时伴有恶冷、头晕或呕吐。近几日轻微感冒,鼻塞,低热,颈项不适。月经量少,目眩发黑。脉细,舌红苔白略厚。此乃头痛病,肝寒犯胃、营血不足兼外感。治宜温肝暖胃,补血和血兼解表,方以吴茱萸汤、四物汤合桂枝汤加减。

处方:吴茱萸 8 克,黄连 3 克,党参 10 克,熟地黄 12 克,当归 10 克,川芎 10 克,桂枝 10 克,白芍 12 克,大枣 10 克,炙甘草 8 克,生姜 9 克,葛根 15 克,蜂房 10 克,羌活 10 克,防风 10 克,乌药 12 克,黄芩 6 克,黄芪 20 克。7 剂,每日 1 剂,水煎内服。

二诊:药后感觉尚好,头痛次数减少,但昨晚疲劳后又头部隐痛,睡眠欠佳。脉舌同上。守上方加制远志 10 克、茯神 12 克。7 剂,水煎内服分早晚 2 次。

三诊:诉药后头部较舒适,脉舌同上。守上方加益智仁 12 克、地龙 10 克,续服 14 剂。

药后诸症俱减而停药。随访 6 个月未发作而愈。

按：患者两太阳穴附近头痛、头晕、呕吐甚或恶冷，脉细，乃肝寒犯胃而成，故投吴茱萸汤以温肝暖胃；月经量少、头晕乃营血亏虚所致，故投四物汤以养肝血；患者就诊前几日轻微感冒、鼻塞、低热，后颈项疼痛乃肝之阴阳两虚反侮于肺所致，故投桂枝汤加葛根以祛风解表。川芎入肝以行血中之气，黄芪补气健脾，防风祛风解表以强桂枝汤解表之功。二诊加远志、茯神以改善睡眠。三诊时加益智仁、地龙以益智通络补脑，以巩固疗效而愈。

⑱ 眩晕·气血亏虚

王某，女，42 岁。

初诊：反复头晕乏力 7 年，加重 1 周。患者 7 年前因患痔疮，反复大便带血，后出现贫血、低血压。服过许多中成药如补中益气丸、归脾丸、人参养荣丸等，效果均不明显。发病时，时口服葡萄糖及能量合剂等可改善。1 周前，患者出差劳累，头晕、乏力症状加重，在家人强力劝说下，前来就诊。就诊时症见头晕心悸，面色萎黄，纳少胸满，身疲乏力，失眠多梦，大便干结，小便短少，并自言最近明显气短。用手抚按胃脘部，觉得心下痞硬，更加气短。舌淡苔薄白，脉沉细。此乃眩晕病，气血亏虚，水饮内停。治拟消痞化饮，调和气血，茯苓饮合当归芍药散加减。

处方：茯苓 20 克，白术 15 克，党参 15 克，陈皮 20 克，薏苡仁 15 克，草果 6 克，黄芪 20 克，当归 15 克，川芎 10 克，白芍 10 克，山药 20 克，蔓荆子 12 克，枳壳 10 克，大枣 10 克，甘草 6 克。7 剂，每日 1 剂，水煎内服，分早晚 2 次。

二诊：头晕、心悸症状减轻，大便转常，食纳增加，用手抚按胃脘已不觉短气。详细询问得知，该患者一直怕冷，尤其是一到冬季，痔疮发作就更加频繁。因有阳虚畏寒、头晕目眩、小便不利、舌淡、脉沉弦等症，所以辨为胃虚停水，寒饮上犯。予真武汤加减以温阳健胃、下气化饮。

处方：茯苓 20 克，白术 15 克，生姜 10 克，白芍 10 克，党参 15 克，制附片 10 克，桂枝 10 克，陈皮 10 克，炙甘草 6 克，薏苡仁 20 克，白术 12 克，山药 30 克，泽泻 12 克，生地黄 12 克，龙眼肉 10 克。14 剂，每日 1 剂，水煎内服，分早晚 2 次。药后诸症俱减而愈。

按：此患者头晕、心悸等症，不完全是气血虚衰，而是由于阳虚停饮导致水邪上犯所引起的，此时服用滋腻药以补气生血，反而会使胃气失和，阻碍了气血的生成。根据纳少胸满、头晕心悸、心下痞硬、面黄气短等症，用茯苓饮合当归芍药散消痞化饮利湿、调和气血。低血压是现代医学的病名，同时也是一个症状。用中药治疗一定要辨方证,否则即使用了大量的补气、补血药,因不对"证",也不会有效。医者认为,治病,尤其是治疗一些久治不愈的疾病,一定要落实到大经大法上,先分清病在六经中的哪一经。疾病是在表、在里、在阴、在阳,还是属热、属寒、属虚、属实。这样六经既定,八纲已明,才可以进一步辨该病是六经中哪一个方的方证。比如本病最后辨为少阴虚寒证,但并不是说少阴经中每一个方子都可以用,还须进一步辨方证。最后认为本病既不是少阴热化的黄连阿胶汤证,也不是外寒内饮的麻黄附子细辛汤证,而是阳虚水停的真武汤证。

⑲ 怔忡·心阴不足

刘某,女,74 岁。

初诊:心悸、胸闷、惶惶然不安半年。患者半年前起,时有心悸、气短、胸闷不适,经常惶惶然不安。现周身乏力,心悸怔忡,心烦少寐,多梦,心前区时有闷痛感,口渴,盗汗。舌质红少苔,脉细数。心电图示 V3、V5、ST 段下移,T 波倒置。舌质紫红,苔微白,脉细数时而结。此乃心阴不足,气血亏损,血不养心,心脉瘀阻。治宜益气养阴,活血通脉,养心安神。

处方:生晒参 10 克,黄芪 12 克,麦冬 20 克,五味子 10 克,玄参 12 克,三七 10 克,橘络 10 克,红景天 12 克,生地黄 20 克,茯神 15 克,丹参 20 克,当归 12 克,龙齿 20 克(先煎),远志 10 克,炙甘草 12 克,龙眼肉 10 克,酸枣仁 12 克,西砂仁 6 克,毛冬青 12 克。7 剂,水煎内服,每日 1 剂。

二诊:心前区略觉舒畅,仍少寐多梦,食欲不佳。舌质紫红,苔微白,脉细数。前方改麦冬 10 克,加夜交藤 15 克、合欢米 12 克,养心安神。

三诊:服上方 7 剂,心悸怔忡减轻,发作次数减少,盗汗渐止,仍气短、口干渴,舌质偏紫红,苔薄黄,脉仍细略数,上方生晒参用量增至 15 克,加葛根 15 克,以益气生津。

四诊:服用上方 7 剂,心前区闷痛未发作,盗汗已止,仍有轻微胸闷气短,口干,舌脉如前。麦冬增至 20 克,以增强益气养阴生津之力。

五诊:服上方 7 剂,口已不渴,无心悸心烦,仍胸闷气短,腹微胀。本例心阴亏损,益气养阴为治疗大法,然滋补又易导致气滞,故于前方中少佐枳壳 10 克,以行气滞。

六诊:服上方 7 剂,气短减轻,余症悉除。

七诊:服上方 7 剂,复查心电图有明显改善,食欲可,二便调。舌质偏紫红,苔薄黄,脉细小数。宜前法出入续服 14 剂,以固其效。

处方:生晒参 10 克,黄芪 12 克,麦冬 20 克,五味子 10 克,玄参 12 克,三七

10 克,石斛 10 克,红景天 12 克,生地黄 20 克,茯神 15 克,丹参 20 克,当归 12 克,龙齿 20 克(先煎),远志 10 克,炙甘草 6 克,龙眼肉 10 克,酸枣仁 12 克,西砂仁 6 克,毛冬青 12 克,枳壳 10 克,瓜蒌壳 12 克。14 剂,水煎内服,每日 1 剂。

药后诸症俱减而停药。随访 6 个月无异常。

按:本患者以阴虚证为主,兼有气虚之征,故治以滋阴为主,兼以补气生津,心主血脉,心悸怔忡不离瘀血,故酌加活血化瘀、养心通脉之品。方中以人参为君,黄芪、麦冬、生地为臣。人参、黄芪能大补元气,麦冬能滋养心阴,人参与麦冬相伍,善能滋补心阴,大有补气生阴之效。麦冬又能除烦止渴,退虚热,安心神。《本草汇言》曰:"麦门冬清心润肺之药也,主心气不足,惊悸怔忡,健忘恍惚,精神失守。"《本草新编》谓其"补心气之劳伤,止血家之呕吐,益精强阴,解烦止渴,美颜色,悦肌肤,退虚热神效"。生地黄能滋阴养血,既补肾阴,又滋心阴,君臣药相伍,益气养阴安神,使心肾阴虚得充,心神得养。本案患者心悸、怔忡,配以三七、丹参、红景天活血化瘀以通心脉。五味子有酸收之性,与人参相伍,则收敛元气,与麦冬相伍,则收敛阴津,三者合用,一补一润一敛,可使气阴迅复。玄参能滋阴降火,清浮游之火,此有清上沏下之功。酸枣仁养心安神;炙甘草调和诸药,且可缓急,以止心之动悸怔忡。全方共奏益气滋阴、养心安神、活血化瘀之功,故而取效。

⑳ 失眠·痰热忧心

吴某,男,57 岁。

初诊:夜寐不安 4 月余,失眠不寐 2 周。患者 4 个月前因家庭争执,后逐渐出现情志不畅,继而胸闷不舒,稍闻响动便觉心跳加剧,自虑凶吉,惶恐终日,痛苦万分,4 个月来每晚只能睡 2～3 小时,甚至彻夜不眠,经多方求治,终不见效,非常痛苦,长期服用三唑氯安定等。近 2 周心烦失眠,夜寐则恶梦纷纭,易惊易醒,兼见胸中烦热,时时悸动,胸脘痞闷,食少,甚则恶心呕吐。舌质红苔白根腻,脉弦大而滑数。此乃痰热扰心,失眠不寐,神不守舍。治宜清热化痰,清心宁神,温胆汤加减主之。

处方:制半夏 12 克,陈皮 10 克,炙甘草 10 克,竹茹 10 克,枳实 10 克,芦根 10 克,知母 12 克,黄连 6 克,干姜 6 克,炒酸枣仁 20 克,茯苓 15 克,生龙骨 20 克,牡蛎 20 克,郁金 10 克,茯神 20 克,生山栀 6 克,益智仁 10 克,远志 10 克,大枣 10 克。7 剂,每日 1 剂,水煎内服,分早晚 2 次。

二诊:药后失眠改善,每晚能睡 4～5 小时,食纳增加,口苦减轻,但仍梦多,胸闷不畅。嘱其停服三唑氯安定,效不更方,守上方加夜交藤 15 克,合欢花 15 克,继续服 14 剂,诸症消失而愈。

按:《景岳全书·不寐》语:"痰火扰乱,心神不宁,思虑过伤,火炽痰郁而致不眠者多矣。"唐容川《血证论·卧寐》中说:"肝经有痰,扰其魂而不得寐者,温胆汤加酸枣仁治之。"胆属木,为清净之腑,失其常则木郁不达。胆主决断,痰热内扰则胆怯易惊,失眠多梦。温胆汤类证,多为七情所伤、气机紊乱、痰热交阻所致。患者常常表现为不寐心烦,眩晕口苦,惊悸不宁,胸满胁痛,恶心痰多,脉弦滑或兼略数,舌红,苔黄腻。"痰为百病之母,所虚之处,即受邪之处",故痰之为患无处不到。痰气上扰,可见眩晕、头痛、耳聋、耳鸣等症,或恶心呕吐、胃脘不适。方中半夏为君,燥湿化痰,和降胃气,《本经逢原》谓半夏"为足少阳本药,兼入阳明、太阴,虚而有痰宜用加之";臣以竹茹,"甘而微寒,又与胆喜和相宜",专入胆、胃两经,可清热化痰除烦,"为少阳腑热之药,与半夏相伍,并入胆胃,清胆化痰和胃",治痰当理气,故方中佐以枳实,"逐停水,破结实,消胀满……安胃气",使痰随气下,气顺则痰消。陈皮健脾理气、燥湿化痰,既可协枳实行气,又可助君臣祛痰。茯苓健脾利湿,以杜生痰之源,如《时方歌括》所言"痰之本,水也,茯苓制水以治其本;痰之动,湿也,茯苓渗湿以镇其动";且茯苓"通神而致灵,和魂而炼魄",主治"忧恚惊邪,恐悸……久服,安魂养神",在方中既助君臣除湿祛痰,又可宁心安神,以治不寐。使以甘草,调和诸药;其味甘入脾胃,与茯苓相伍,可助茯苓健脾和中,亦为佐药。诸药相合,共奏理气化痰、清胆和胃之功。方中加黄连清热燥湿、泻心火除烦;酸枣仁、益智仁补益心气,养血安神;知母、芦根清热除烦;龙骨、牡蛎敛心气,重镇安神而夜寐渐安。

21 胸、腹水·阴阳俱损

张某,男,50 岁。

初诊:胸闷胸痛,胸胁胀满,腹胀如鼓,咳喘不能平卧 1 年余,加重 6 个月来诊。曾多地就医,诊断为肝性胸腹水、肝功能不全、肝硬化、胆囊炎、2 型糖尿病伴周围血管性病变等。西药对症治疗,腹胀、胸、腹水不减,于 2020 年 10 月 11 日由家人用轮椅推来求医就诊。当时患者全身黄疸、腹大如鼓,全身水肿,动则气喘,咳喘少痰,胸腹胀满,不能进食,进食则吐、泻,大便如水。舌质淡胖,苔花剥,脉濡细。此乃为阴阳俱损证,肝失疏泄,脾肾亏虚,肝失疏泄,胆汁内蕴则现黄疸。脾虚水湿不运,肾虚气化不利,肝损则气机失调,水走肠间,则进食即泻。有胃气则生,无胃气则死,故健脾治水最为关键。然肝损气机枢纽失调,内有水湿不能疏泄,胆汁内蕴,肾不化气,形体已亏,中气不足,外现阴黄,水肿鼓胀。虚实并重,五脏俱损。故而治宜扶正祛邪,标本兼顾,健脾益气治水源,疏肝理气,益肾化浊,行气利水治水饮。拟茵陈五苓散合参苓白术散加减主治。

处方:人参 12 克,茵陈 10 克,白术 10 克,栀子 10 克,制大黄 8 克,桂枝 6 克,泽泻 12 克,陈皮 10 克,胡芦巴 10 克,怀山药 40 克,薏苡仁 30 克,砂仁 6 克,白及 10 克,蜜麻黄 6 克,百合 12 克,甘草 6 克,大枣 10 克,糯米 40 克,龟甲胶 6 克(蒸化服)。7 剂,每日 1 剂,水煎内服。嘱每次服药 2 勺,缓缓服下,如无反应,再缓缓服 2 勺,直到服完所需的全部药汁。

二诊:患者由家人扶来。服药后已能进食稀粥,水便减少,尿量增多,水肿大减,咳喘减轻,胸腹胀满减轻,仍黄疸。舌质淡胖,苔花剥,脉濡细。上方出入续服。

处方:人参 12 克,茵陈 10 克,白术 10 克,栀子 10 克,制大黄 8 克,桂枝 6 克,泽泻 12 克,陈皮 10 克,胡芦巴 10 克,怀山药 40 克,薏苡仁 30 克,砂仁 6 克,白及 10 克,蜜麻黄 6 克,百合 12 克,甘草 6 克,大枣 10 克,糯米 40 克,龟甲胶 6 克(蒸化服),沉香曲 10 克,垂盆草 15 克,炒鸡内金 12 克,虎杖 10 克。14 剂,每日 1 剂,水煎内服。

三诊:患者步入诊室。黄疸已退,腹胀消失,每日 2～3 次稀便,小便清长,胸闷胀不舒,咳喘少许,动则心慌。舌质淡,花剥苔已退,舌根白微腻,脉濡细无力。水饮渐消,腹水渐退,心肺气虚,脾肾亏损,肝血不足,正气亏损,余邪未尽。扶正祛邪继治之。

处方:人参 12 克,茵陈 10 克,白术 10 克,栀子 10 克,制大黄 6 克,桂枝 6 克,泽泻 12 克,胡芦巴 10 克,怀山药 40 克,薏苡仁 30 克,川贝母 6 克,砂仁 6 克,白及 10 克,蜜麻黄 6 克,百合 12 克,甘草 6 克,大枣 10 克,龟甲胶 6 克(蒸化服),沉香曲 10 克,茯苓 12 克,垂盆草 15 克,炒鸡内金 12 克,虎杖 10 克,紫菀 12 克,柴胡 10 克。14 剂,每日 1 剂,水煎内服。

上方加减连服半年左右,患者自觉症状消失,黄疸、胸、腹水消失,二便自如,咳喘等诸症俱减,已能做简单工作。

临 证 感 悟

治疗心脑

1. 承上启下治心脑

心脑共主神明。"大气"既维系心中神明，又维系脑中神明，"气化"正常则心、脑神明相通。中风分"脑充血"和"脑贫血"，"血之与气，并走于上"则脑充血，"上气不足，脑为之不满"则脑贫血。神明由心、脑共主，即得出脑藏神明的结论，对于"心主神明"的经典之论，《素问·灵台秘典》曰："心者君主之官，神明出焉。"细译经文，盖言神明虽藏于脑，而用时实发于心，故不曰藏而曰出，出者即由此发露之谓也。也就是说，"出"字暗示了神明藏于脑而发于心。此外，"大气"维系脑中"神明"。"大气"的作用在于有推动心血上输于脑的功效，从而有利于"脑气筋"功能的正常行使，否则脑部供血不足会出现脑贫血，即出现《内经》所说的"上气不足，脑为之不满，耳为之苦鸣，头为之倾，目为之眩"等症状。

实践证明"神明"不仅依赖气化正常，而且对气化也有作用，人之神明固可由脑至心，更可以诚意导之而行于全身。神明照临之处，即真气凝聚之处。神气充足，丹田温暖，寿命之根自然壮固，故阴阳和合、气化如常是神明之所使也。

所谓脑贫血者，"其脑中血液不足，其人常觉头晕目眩，精神昏愦，或面黄唇白，或呼吸短气，或心中怔忡，其头目或间有作痛之时，然不若脑充血者之胀痛，似因有收缩之感觉而作痛。其剧者也可猝然昏仆，肢体颓废或偏枯。其脉象微弱，或至数兼迟。盖血生于心，上输于脑必赖宗气以导之，宗气积于胸中贯心脉行呼吸，所谓上气不足脑为之不满者，即宗气不能贯心脉以助之上升，则脑中血气皆不足也",指出上气不足,气血不荣于清窍则为脑贫血。余治疗中风时,依据《内经》"血之与气并走于上,则为大厥"的论点,善用镇肝熄风汤等平肝镇逆、潜镇平冲之方剂,通过镇肝息风,使走于"上"的气血回还而脑不再充血。又根据《内经》"上气不足,脑为之不满"理论,提出治脑贫血不在滋补其血,而在提升其气,补宗气而助血上升,即为承上启下治心脑也。

2. 清养化浊治眩晕

眩晕是脑病的常见症状。眩晕病的记载在《内经》一书中已有"目眩""眩仆""眩冒""掉眩"等不同称谓,但未完全以眩晕命名。直到宋代医家陈无择才将"眩晕"单列篇章来详细论述,"眩晕"作为病名始见于此作,至此后世医家们多以"眩晕"来命名。眩是指眼花或眼前发黑,晕是指头晕甚或感觉自身或外界景物旋转。二者常同时并见,既可是某一疾病的症状,又可是一种独立疾病,常见于现代多种疾病,如脑动脉硬化、椎基底动脉供血不足、高血压病、神经衰弱、脑梗死、梅尼埃病等。眩晕病患者症状常反复发作,缠绵难愈,给其生活、工作造成极大痛苦。余临床运用清养化浊法异病同治眩晕病取得显著的临床疗效,形成了独特的中医诊疗特色。

对于眩晕病发病的论述,历代医家有"无痰则不作眩""无虚不作眩""无风不作眩""无瘀不作眩"之说。余临证多年,从气机着手,总结出清、养、化、浊法承上启下巧治眩晕病,取得很好疗效。

《灵枢》载:"上气不足,脑为之不满,耳为之苦鸣,头为之苦倾,目为之眩。"气机是人体生命活动的根本,《素问·六微旨大论》:"出入废则神机化灭,升降息则气立孤危。故非出入,则无以生长壮老已;非升降,则无以生长化收藏。是以升降出入,无器不有。"充分说明气升降出入运动的重要性。吾认为,当下社会飞速发展,人们出行以车代步,久坐少动,气机失于流畅,脉络不通;生活节奏加快,精神压力明显增加,从而产生各种不利的情绪,情志内伤,恼怒太过,气机郁滞,失于条达。脾为后天之本,执中央灌四方,上达于肺,下通于肾,现代人饮食不节,嗜酒肥甘,或滥服滋补,均能伤脾碍胃,"内伤脾胃,百病由生",或有肾阳虚,无法化气行水,水泛为痰。然,痰浊在中焦,质重浊而趋下,清窍之为上,痰浊之邪能逆而上扰神机必有助力者,助力者即为气。气之为害,一方面,脾失健运之职,不能运化水谷、不得输布津液,精血内亏,气虚不运,清阳不升,不荣而致眩;另一方面,聚液成痰,痰浊内生,气运混乱,挟痰上冲,浊阴不降,蒙蔽清窍,不通而致眩。瘀血之为病,与痰浊相似。

眩晕的病变过程中,诸多因素彼此影响,症候间相互转化或兼夹。如因气虚气运无力,津液失于流转,聚湿生痰,而痰湿又可阻碍脾胃,后天生化乏源,加重气血亏虚;痰湿中阻,郁久化热,或有肝郁气滞,气郁化火,而致痰火为患,甚则火盛伤阴,阴液暗耗,或肾阴素亏,水不涵木,致肝肾阴虚于下、阳亢于上,气机逆乱,发为眩晕。再如肾精不足,精不化气,阴阳两虚或肾阳不足而作眩。久病入络,久病成瘀,病情迁延难愈,反复发作。

故气、血、水三者,病常相因。气机滞则痰浊瘀血留而为害,气机顺则四肢百骸濡润条达。

根据"气机病则眩晕生"的病机变化,余提出治疗之法——清养化浊法。根据眩晕患者病情、脉证、所挟之邪,抓住主要矛盾,治疗有所侧重,随其表里上下虚实分而施治。宗"益气通络、顺气分导"之基,分别辅以清肝降火、祛痰化浊、补肾健脾、活血养血等多种治疗之法,灵活变通,以达"风火相息、津血流行、水火共济、整体平衡"的目的。由此而悟:

(1)理气滋阴,平抑肝火之逆乱:肝为风木之脏,内有相火寄存,体阴用阳,其性刚,主升主动,赖水滋养。或由肝郁化火、肝阳上亢,或由精液有亏、阴虚血燥,以致热而风阳上升,脉络阻塞,头目不清,眩晕欲仆。治疗当理气降火、滋阴清热。天麻、钩藤清肝热,山栀、黄芩降肝火,白芍、川芎柔肝体,柴胡、郁金理肝气。对于肝肾阴虚所致肝阳偏亢、虚火上炎者,以龙牡、龟甲等平肝滋阴潜阳,或以复脉汤、地黄饮子加减。正如《临证指南医案》中指出:"是介以潜之,酸以收之,浓味以填之,或用清上实下之法。"

(2)益气醒脾,复健中州之升降:脾胃为后天之本,气血生化之源,胃气不伤则化源不竭。吾认为现今之人,因生活条件改善、肥甘厚味不忌、滋补甚多,导致脾运不利、湿浊偏盛,加之七情内伤,气机郁结,导致健运失常,困顿中州,若予益气养血填精之方从脾胃虚弱、精血衰少而治,则实者更实,无效者多。治疗当条畅气机,辛香化浊,使脾胃复苏,升降有司,生化有源,则愈疾有望。潜方用药宜味多量轻,如佛手、紫苏、木香、厚朴、香附等,多择二陈健脾燥湿化痰,白术、茯苓健脾淡渗,兼脾胃虚弱者,可入人参、厚朴益气健脾,脾阳虚加附子、干姜行气补虚,灌滋其苗之根本也。

吾所诊治眩晕病患者,大部分为老年人。《慎斋遗书》:"头晕,有肾虚而阳无所附者;有血虚火升者;有脾虚生痰者;有肺虚肝木无制而晕者。"年老之人脏腑功能日渐衰退,气血亦随之不足,补气养血、益肾填精为老年病常用治则之一。但补气之药多味甘,滞气碍运;补血之品多滋腻,助湿伤脾。气血不足常与气滞血瘀并存,故脾为后天气血生化之源,肺主气主治节、朝百脉,肝主疏泄,选方用药贵在"通、运"二字,切忌呆板,择气血流畅、轻灵活泼之品方为正途,补气之品与醒脾健运、开提肺气之药相伍,则补气而不滞;补血药配活血行气药,则血得补且能行。老年人不仅气血亏虚,阴阳亦常亏虚。临证时对于阴精亏损,虚火内炎之证,单纯滋补肾水、清热养阴之法收效甚微。"阴得阳助而泉源不竭,阳得阴助而生化无穷",在滋阴壮水之药中佐小量肉桂或附片,使滋阴之品得少火温运,阴精得阳气的蒸腾气化而濡润。对于真阳衰微者,辛温壮阳之品温燥易伤阴助火,治当甘温柔润,温补真阳而滋填肾精。

（3）运气行水,解化痰浊之滞碍:痰是之为害,成因不一,自非一端,治疗上,必辨其起源而后治之,方能直中要害,药到病除。就肺而论,肺失宣降,水失通调输布,津液留聚而生痰。就肝而论,肝经风热炽盛,热盛制金,不能平肝木而生痰者。就脾而论,脾胃损伤,脾虚不运,水湿内停,凝聚为痰。就肾而论,肾阳气虚,无法化气行水,水泛而为痰。王纶有云:"痰之本水也,原于肾;痰之动湿也,主于脾。"薛己认为痰证也有因肝肺之气不调而引发的。可见,祛痰溯源,肺、脾、肝、肾缺一不可。健运脾气、滋固肾水,以求其本,再根据痰、饮、水、湿的不同,疏肝气、提肺气,分别选用相应的运化之法,如五苓散、温胆汤、清眩化痰汤、半夏白术天麻汤等。天南星、白芥子温阳化饮,茯苓、泽泻淡渗逐痰,石菖蒲、远志化痰开窍。如有痰湿中阻,郁久化热,形成痰火为患,甚则痰火盛而伤阴,形成阴亏于下,痰火上犯的虚实夹杂之象者则加黄连、竹茹清热化痰。如若邪实病重,发作迅急,酌予以吐下逐饮之法就急,中病即止,后可缓缓投之,以六君子汤、补中益气汤等药调补脾胃收功。

（4）动气化瘀,通达脉络之瘀阻:凡气虚、气滞、血寒、血热、久病内伤,均可形成血脉瘀阻证,而致气血不能上荣头目,脑失所养,发为眩晕病。瘀血既可单独为患,又可与痰浊、湿热之邪交结为祟,治疗此类病证时巧用地龙、全蝎等虫类药镇痉祛风、直入经络,配以桔梗、枳壳、川芎疏理气机,取"气为血帅,气行则血行"之意;或以墨旱莲、当归等养阴补血,使活血而不伤血;尚有藤类药有活血通络作用者也随症加用。

综上,辨证施治眩晕病的重心在调理气机运化之能,化气行气,复利气血流转,随证治之,并佐以清、补、吐、消、和、下之法,通畅经络,恢复升降功能。

典型病例

李某,女,68岁。头痛、眩晕、耳鸣2周,加重3日,于2019年10月9日由家人扶来就诊。患者2年前有过类似情况,在上海某三级医院住院,经各项检查证实为高血压3级(极高危)、腔隙性脑梗死、颈椎病、脂肪肝等。患者头痛如裹,视物旋转,耳鸣如蝉,口干不欲饮,入食呕吐。大便干结,5日未行。血压158/92 mmHg。舌质紫红,苔微黄根腻,脉弦滑。属中医头痛、眩晕病。为痰、浊、瘀互结生风,上扰清窍,肝肾亏虚,脑部脉络受损而致。宜清养化浊,即清心脑,养肝肾,化痰浊,祛瘀通络,承上启下,扶正祛邪治之。取黄连温胆汤和川芎茶调散之意。

处方:黄连3克,制半夏10克,陈皮12克,茯苓20克,芎川10克,葛根

15 克,细辛 3 克,白术 10 克,白芷 12 克,蔓荆子 15 克,蜂房 10 克,僵蚕 12 克,白菊花 10 克,枸杞子 10 克,三七 10 克,大黄 6 克,草果 10 克,甘草 6 克,大枣 10 克,姜竹茹 10 克。7 剂,水煎内服,每日 1 剂。药后头痛眩晕诸症减而愈。

《伤寒论》之我见

1. 关于辨证施治、整体观

（1）张仲景首创把一切症候群分为六经来叙述,分表、里、寒、热、虚、实、阴、阳八纲,以区分疾病之各个演变阶段,从而定出"辨证施治"之法则。此法则一直贯彻于全书,告诉我们一切以现证为凭,随证施治,疾病在各阶段不同情况有不同治法,如太阳病阶段,邪入尚浅,患者正气足,拒邪在表,即可用汗法使邪从表而解。三阴症属正虚,治疗唯有温之一法,以扶正回阳兴奋脏器功能,促进机体抵抗力。又如烦躁一症,要分太阳病无汗烦躁为表,用大青龙汤;阳明病心下鞕之烦躁为里,热用白虎汤;三阴症有吐利厥之烦躁为里虚寒,用四逆辈。此数条清楚地指出除烦躁外,还应结合一系列症候群来辨明表、里、虚、实,然后再来选择方剂,给予适当治疗。所以这个分法,使医生在辨证时,不致在千变万化的临床症状前面茫然不知所措。

（2）《伤寒论》一书的立论体系是根据患者的整体观念出发的,认为身体与内部各脏器之间有密切的联系,一个脏器的疾病可影响其他脏器;而且人体与外界环境及气候、季节变化均有着关联。主张发病原因有内因、外因及不内外因,而且重视内、外因的相互关系,已把发病原因和疾病分类说得很全面,这些都符合现代医学的机体内外完整统一。

在治疗方面,《伤寒论》亦是以人的整体着眼的,不是头痛医头、脚痛医脚,而是结合机体全身情况加以分析,辨明表、里、寒、热、虚、实,针对原因加以处理,所以不是局部的对症治标之法,而是治本之法。

2. 关于治疗方法及疗效方面

《伤寒论》把汉代以前的治疗方法归纳为"汗、吐、下、和、温、清、补、消"八法,订出一百十三方,实为后世开辟了治疗的法门。在仲景以前医疗经验还是分散在民间或士大夫个别人的手里,而且还秘而不传。以前的古典医书或有方无法,或有法无方,如我国古代医学的理论基础《内经》亦只详于理论而缺乏方药。仲景总结了各家经验,使后世获得一套完整的治疗方法,《伤寒论》中有397 法 113 方,而药只有 82 味,其方药虽尚嫌不够,但其法已完备,只要我们了解辨证施治的原则,灵活运用,参照古方加减变化,则可以应无穷。我们应体会古人是随证以立方,并非立方以待病。

《伤寒论》全书治疗疾病时贯彻"存津液、保胃气"这一原则。如桂枝汤后详注若一服汗出病瘥,停后服,不必尽剂;承气汤有得利止后服;此外如"脉微弱者,此无阳也,不可发汗""汗家,淋家,疮家,亡血家不可发汗"等,都是嘱咐我们要保存津液。过汗亡阳,大下伤阴,就是不知保存津液而致正气虚损了。如白虎汤中之粳米、甘草,十枣汤中之大枣,均为保胃气而设,使峻利之药物不致有伤胃气。因中医认为先天之气在肾,后天之气在胃,胃气和则表气足,病邪自去,此即扶正以祛邪之法。此点亦可说明仲景很注重保持人体之自然功能,祛邪不忘扶正,药物治疗,中病即止。

《伤寒论》的治疗方法都是经过千锤百炼的,其作用明显,疗效确实,或攻或补,或清或温,每方均有一定目的,用之对症,有起死回生,救危于顷刻之效,这一点在历代名医的临床记录中,可找出许多例子来证明。例如,在现代中西医合作之下,如白头翁汤治痢疾、十枣汤治胸水、白虎汤治脑炎等,都说明古方是确实有效的,值得我们进一步去研究发掘。

3. 关于方剂及药物的配伍方面

《伤寒论》之方剂组织严密,药味一般较少,但君臣佐使有严格法度,有些方中其药味完全相同,只有药量略有加减,君药改变了,其作用亦不同了,如小承气汤与厚朴三物汤,两者药味相同,只是君药剂量略有差异而作用迥异,一为泻实一为行气。

此外,在一方中仅一味药之加减,其作用亦完全改变了,如桂枝汤本为发汗解肌,若加一味附子则治因大汗不止而恶风证,反有止汗作用;若倍芍药加饴糖,则名小建中汤治心悸而烦,腹中急痛。桂枝汤中去一味芍药则为治下后脉促胸满者,即此已可见仲景立方之法度准绳及方剂组织之妙。

《伤寒论》中对药物之配伍有很大发明。如麻黄一药,本为发汗用,若与石膏配伍则不发汗而有利水、定喘、解肌之功,若桂枝伴麻黄则发汗之力加强。此外,如附子生用能回阳,必定与干姜配伍,如四逆汤、干姜附子汤等用于紧急之时;附子炮用只能壮阳,故附子与他药配者,必炮,如真武汤、附子汤、桂枝附子汤等,用于症状较缓和之时。于此可见,仲景对药物运用之熟练与灵活。

《伤寒论》关于煎法与服法之规定有独到之处,可使药物发挥最大的疗效。煎法方面,如麻黄汤要先煎麻黄,是先煎主药之意;小柴胡汤要去滓再煎,取其和解,防止药有偏胜之意;大承气汤要后下大黄,以免大黄中之有效成分因久煮而失效;如小承气汤则是将大黄、枳实、厚朴三味同煎,取其缓下之意……大致发散之药及芳香之药不宜多煎,以免药物蒸发而药效遭破坏,补益之药及金石之药宜多煎,以充分发挥药物之作用。

服法方面,《伤寒论》中规定很详细。如一次顿服、分服、不愈再服、停后服、少冷服、温服、先食服,或服后啜粥、多饮暖水等。大抵发散之剂宜热服温复,以助发汗,较弱之发汗剂如桂枝汤更须啜热粥以助药力;凡攻下之剂,如承气汤类多一服得利止后服,取其即效;而平和之剂则大多分再服或三服,使作用于脑。

桂枝汤的应用

桂枝具有调和营卫的作用。明代李中梓云桂枝"助阳散寒,温经通脉,达营卫,和表里"(《重订本草微要》)。汪昂在《本草备要》中明确指出桂枝"调和营卫,使邪从汗出"。张锡纯在《医学衷中参西录·桂枝解》中称"桂枝非发汗之品,亦非止汗之品,其宣通表散之力,旋转于表里之间,能调和营卫,暖肌肉,活血脉"。《施今墨对药临床经验集》论麻黄、桂枝时亦称"桂枝味辛甘,性温……能解肌发表,调和营卫,温阳气,利水消肿"。综上所述,桂枝具有和营卫之功。从其药性分析,桂枝乃辛甘性温之品,既入气分,又入血分,辛能发散,甘能调和,温能祛寒,既可发散风寒,又能温里祛寒,既可调和营卫,又能调和阴阳。

在具体运用上,取桂枝调和营卫的代表方剂,当推麻黄汤和桂枝汤。麻黄汤主治太阳伤寒,其病机为风寒束表,卫闭营郁。营卫俱受邪,二者必不和。治当发汗解表,故方中首选辛温发汗最强的麻黄为君药,但麻黄只能开表祛邪,而无和表之功。若表气不和,腠理开泄,则外邪必得复入。因此,方中取桂枝为臣药,既助麻黄发汗散风寒,又调和营卫,使风寒外解,营卫调和,肌表复常。李时珍曰:"汗即血也,在营则为血,在卫为汗。"由此可见,麻黄汤中用桂枝,当以其解表散邪、调和营卫为要旨。当然,还缘于方中用杏仁,如果不用桂枝,而麻黄与杏仁相伍,则重在宣肺平喘,而解表发汗之力较弱。再从桂枝汤以桂枝为君观之,桂枝汤主治太阳中风,其病机为"营弱卫强",即风邪伤卫,卫中邪气盛;卫分受邪不能内护于营,营阴外泄作汗,而营中阴气弱。其治法首当发散卫中之邪。同时复其营中之阴,使营卫调和,故方中以桂枝为君,既能解肌散邪,又能调和营卫。

大青龙汤主治风寒表实兼有内热之证,以"不汗出而烦躁"为着眼点。不汗出为表实,烦躁是为内热,其证重在表实,故治当发汗解表为主,兼清内热。其方仍以麻黄汤为基础,麻黄为君,开表发汗,解在表之风寒,以桂枝为臣。解肌发表,调和营卫;证兼见内热烦躁,因而又加石膏为臣,清热除烦,但石膏性大寒,有碍麻黄、桂枝之发散,故方中麻黄加量加倍。加倍麻黄理当相应加倍桂枝,以便既发汗又调和营卫,但因桂枝温热,恐助内热而增烦躁,因而不倍桂枝,而加生姜、大枣配伍,有似桂枝之功,其性微温,和营卫而不助内热,且大枣又可补脾和中以滋汗源,故方中倍麻黄而加生姜、大枣,表明发汗与调和营卫必需两者并行。

笔者临证时曾遇一妇人,53 岁,当时正值三伏天,穿着羽绒服前来就诊。主诉形寒怕冷 3 年余,无汗畏风,见风头痛,乏力肢软,夏天也要盖厚棉被才能入眠。外院各项检查均无异常。患者舌质淡红,苔薄白,脉浮弦细。乃气血亏虚,气虚生寒,血虚生风,营卫不固而见诸症。宜益气固表,调和营卫,黄芪桂枝汤加味治疗。

处方:黄芪 60 克,桂枝 20 克,白芍 12 克,干姜 10 克,当归 12 克,防风 10 克,熟地 12 克,川芎 10 克,白术 12 克,大枣 5 枚。5 剂,水煎内服,每日 1 剂。服药 3 日,怕冷症状好转,脱掉棉衣。续加减服药 2 周后诸症消失而愈。

痹证经典论治

痹证是临床上常见的疾病,但治疗却较为困难,临床多以肌肤、血脉、关节等处酸麻重着、疼痛,甚或屈伸不利为主要表现,是目前致残率较高的疾病之一。历代医家医著对本病的病因病机、治法方药等论述颇多,仅从历代医家对本病的治疗方而加以探讨者,就不计其数。

历代医家关于痹证的治疗均建立在《内经》对痹证的病因病机论述的基础之上。《素问·痹论》云:"风寒湿三气杂至,合而为痹也。"故历代医家在治疗痹证时多以祛风、散寒、除湿为基本治法。随着时间的推移及对痹证认识的发展,各个时代关于痹证的治疗方法又有着各自不同的特点。

关于痹证的治疗,《内经》中未具体论及药物的内治疗法,主要记载了针刺和药熨等外治疗法。《灵枢·官针》云:"毛刺者,刺浮痹于皮肤也……刺骨痹。"根据病邪在何处,而分别采用不同的针刺方法。《灵枢·寿夭刚柔》云:"刺布衣者,以火焠之。刺大人者,以药熨之。""以熨寒痹所刺之处,令热入至于病所",采用了淳酒、蜀椒、干姜、桂心等辛温之品外用治疗痹证。治疗基本是以辛温散寒为主,是吾辈常用的治疗痹证的方法。

汉代张仲景详细论述了痹证的治疗,既有具体治法,又有具体方药,在《内经》的基础上有了较大的发挥。提出了利小便、发汗以治湿痹的具体治法,如《金匮要略·痉湿病》曰"湿痹之候,小便不利,大便反快,但当利其小便","若

211

治风湿者,发其汗,但微微似欲出汗者,风湿俱去也"。在治疗中常用麻黄加术汤等方剂。在《金匮要略·中风历节病》中提出"诸肢节疼痛,身体魁羸,脚肿如脱,头眩短气,温温欲吐,桂枝芍药知母汤主之","病历节不可屈伸疼痛,乌头汤主之",以调和营卫、温阳祛癖、祛风除湿。张仲景还继承了《内经》的针刺之法,对于血痹轻证,用针法引动阳气,令阳气通行,血行通畅,风邪得解,而对于素体阴阳不足又感邪较重者,治宜温经通阳,和营行痹,方用黄芪桂枝五物汤。此外,白术附子汤、甘草附子汤、白虎加桂枝汤、藜芦甘草汤等诸多方剂,也都是治疗痹证的经典成方,这些方剂被后世统称为治痹经方。

痹证日久,则气血不足,肝肾亏虚,治疗以祛风散寒除湿为主,同时兼用补益气血、滋养肝肾之品,方选独活寄生汤。此方至今仍被医家广为运用。《太平惠民和剂局方》中,用五痹汤来"治风寒湿邪,客留肌体,手足缓弱,麻痹不仁;或气血失顺,痹滞不仁,并皆治之"。南宋严用和创拟的蠲痹汤,主要治疗"身体烦痛,项背拘急,或痛或重,举动艰难,及手足冷痹,腰腿沉重,筋脉无力",一直被后人所沿用,被认为是通用的基本方。宋代《圣济总录》把诸痹分为痛痹、着痹、行痹、风冷痹、风湿痹等,指出寒邪甚者为痛痹,"治宜通引营卫,温润经络,血气得温则宣流,自无壅瘀也"。张三锡曰:"痛风即《内经》痛痹。但今人多内伤,气血亏损,湿痰阴火流滞经络,或在四肢,或在腰背,痛不可当,一名白虎历节风是也。大抵湿多则肿,热多则痛,阴虚则脉数而重在夜,气虚则脉大而重在昼。肢节痛须用羌活,去风湿亦宜用之。如肥人肢节痛,多是风湿,与痰饮流注经络而痛,宜南星、半夏。如瘦人肢节痛,是血虚,宜四物加防风、羌活。如瘦人性急躁、肢节痛、发热,是血热,宜四物加酒炒黄芩、黄柏。若肢节肿痛脉涩数者,此是瘀血,宜桃仁、红花、当归、川芎,及大黄微利之。如倦怠无力而肢节痛,此是气虚兼有痰饮流注,宜用人参、白术、薏苡仁、制半夏等主之。"

《内经》奠定了痹证的基本病理因素,即"风寒湿三气杂至"。此后历代医家又补充了"热、痰、瘀"等病理因素,同时认识到了内伤虚损(阴阳气血不足,肝肾脾之亏虚)在疾病形成过程中的作用。在治疗方面,从单纯的祛风散寒除湿,到后来的根据痹证表现在不同部位的治疗;从单纯的外治法,到内外合治法的应用,历代医家的认识也是在不断地深化。我们在临床实践过程中,应推崇清代程钟龄的说法:"治行痹,散风为主,而以除寒祛湿佐之。大抵参以补血之剂,所谓治风先治血,血行风自灭也。治痛痹者,散寒为主,而以疏风燥湿佐之。大抵参以补火之剂,所谓热则流通,寒则凝塞,通则不痛也。"

因此解除患者的疼痛是治疗痹证的关键所在。

清、养、化浊法治疗糖尿病

糖尿病属中医消渴病范畴。中医学对消渴病的认识源远流长,糖尿病属消渴范畴,早在《内经》中就有"消瘅""消渴"等病名,并指出正虚与嗜食膏粱厚味是其病因。历代医家多以上消、中消、下消的"三消"学说立论,论其治法,上消清肺润燥,中消清胃泻火,下消滋肾降火,列为常法。随着对消渴病认识的逐步深入,活血化瘀法在糖尿病治疗中的应用越来越受到重视。吾治疗糖尿病首从病因病机出发,结合临床症状加以辨证施治。根据多年临床经验及消渴病的病因病机特点,在前人的基础上总结了清、养、化浊治糖消的治疗方法,结合临床体征,辨证论治,每每取效。

1. 对病因病机的认知

消渴病的病因比较复杂,禀赋不足、饮食失节、情志失调、劳欲过度等原因均可导致消渴。消渴病变的脏腑主要在肺、脾胃、肾,病机始则主要在于肺阴津亏损,燥热偏胜,阴虚为本,燥热为标,两者互为因果。阴越虚则燥热越盛,燥热越盛则阴越虚,而见口干喜饮致上消,病变的脏腑主要是肺,肺热阴虚故而治则以清为主。脏腑之中,虽有所偏重,但往往又互相影响。肺、脾胃、肾之中,肺为娇脏主气,肺热阴虚,以致气化失调,脾运受阻,胃强脾弱而见中消之消谷善饥、乏力肢软等。累及于肾,肝肾同源,肝肾亏损,痰湿内生,因气虚和痰湿阻络生瘀,痰、浊、瘀滞留而在体内蕴结生毒,肝肾的气化失调,而致下消多尿、尿浊等症。故而其病机根本在于肺、脾、肾和五脏六腑失调,导致体内痰、浊、瘀互相蕴结化热生毒,气阴亏虚,脉络受损,而导致诸症而生。故而临床治疗应因人而异,辨证论治,清、养、化浊灵活施治,方可取效,尤以肥胖者显著。

2. 辨治立法精细准确

辨证立法精细准确是治疗的关键。糖尿病属中医消渴范畴,治疗时应不忽视上、中、下三消之分,有肺燥、胃热、肾虚之别。《医学心悟·三消》说:"治上消者,宜润其肺,兼清其胃";"治中消者,宜清其胃,兼滋其肾";"治下消者,宜滋其肾,兼补其肺",熟知治疗消渴之要旨。肝藏血,体阴用阳;肝主疏泄,肝主条达,肝气疏畅,气运血行,阴阳平衡,身体健康。肝失疏泄,肝阴亏损,肝肾同源,肾阴亦虚,肝肾阴虚,阴虚血稠,气运不畅,瘀血阻络而生他病,糖尿病的各种并发症因此而发。因此,补气养肝、清肝益肾、培补真元,是防治糖尿病的关键。

3. 辨证论治

随消渴病的动态发展变化,消渴病分肝郁脾虚、脾虚胃热、热盛津伤、气阴两虚、气阴两虚兼瘀、阴阳两虚等证型。吾根据多年临床经验及消渴病的病因病机特点,总结了行气、清热、滋阴、化瘀的总治则。在临床上消渴以阴虚燥热为本,但莫拘泥于此。阴虚燥热,耗伤津血,津亏液少,不能载血循经;燥热内灼,煎熬营血,必致血瘀;瘀血又可化热伤阴,形成恶性循环;而脾胃耗伤,脾气亏虚,运化不行,湿浊内生,则郁而化热。因此,治疗消渴,应抓住气阴两虚之本,湿、瘀、燥热之标,标本同治。辨证论治要注重邪实,即湿热、燥热、瘀热每多互为因果,兼见共存,治应兼顾,针对主次配药。

4. 病因病机

一为湿热。病因饮食不节,恣食肥甘厚腻,形体日益肥胖,湿郁化热。再者脾虚湿蕴,脾失健运,湿浊内盛,郁久化热。治当芳香醒脾,清热化湿。药以黄连、天花粉、苍术、藿香、法半夏、陈皮、厚朴、砂仁、佩兰、玉米须等清中化湿,芳香悦脾。

二为燥热。病因素禀亏虚,或因情志失调,肝郁化火,志火燔灼,或房事过度,阴精耗伤,水亏火旺,"下焦生热,热则肾燥,肾燥则渴",灼热内生,阴虚热淫。治宜清热润燥,佐以养阴。药用石膏、知母、天花粉、芦根、北沙参、地骨皮、石斛等。

三为瘀热。病因湿热、燥热郁结日久,煎熬津血,血液黏滞,运行不畅;瘀郁日久化热。治当清热凉血化瘀。药用制大黄、桃仁、赤芍、丹皮、丹参等。

四为痰瘀。消渴日久,气阴两虚,气虚则津液转输失常,津液滞留,化为痰浊;阴虚生内热,煎熬津液,亦炼津为痰。气虚失于摄血,血不行则血溢脉外,形成瘀血;虚火灼津熬血,血溢脉外或血行不利,则瘀血形成。正如《血证论》谓"瘀血在里,则口渴,所以然者,血与气本不相离,内有瘀血,故气不得通,不能载水津上升,是以发渴,名曰血渴,瘀血去则不渴矣"。因此,痰瘀贯穿消渴整个病程,到后期,阴损及阳,阳虚寒凝,血运无力,瘀血痰浊阻滞,使病情更加复杂,导致糖尿病血管神经病等多种并发症。因此,清、养、化浊治糖消的方法,适合治疗糖尿病的全过程。

5. 清、养、化浊法在消渴证治疗中的应用

经验方健灵煎是清、养、化浊法在消渴证治疗中应用的基本方,中药健灵煎由黄柏、知母、山萸肉、灵芝、黄精、虎杖、佩兰、丹皮、石斛、芦荟等组成。其中山萸肉、黄精滋养肝肾,加以清肝泻浊之品黄柏、知母、虎杖、佩兰等清养泄浊;灵芝益气健运,合山萸肉酸甘益气养阴,消除疲劳,配以清养化浊的药物合用,补中有清,清中有补,补中有化,能有效地解除大脑皮质紧张时体内各种升

高血糖激素的分泌,以达到防治糖尿病的目的。对于消渴兼证的治疗,如消渴日久,出现肢体麻木不仁,多认为痰瘀内阻所致,故于基本方中加入鸡血藤、络石藤、清风藤、威灵仙等养血活血、祛风通络之品,以改善阴亏血少,脉道滞涩;若见眼痒干涩、视物模糊者,可佐草决明、菊花、谷精草等明目清热之品;若兼见胸闷胸痛、心悸气短者,则以温通心阳、活血止痛治之,于基本方中加入桂枝、薤白、桃仁、丹参等。

6. 病案举例

许某,男,61 岁,2012 年 6 月 13 日初诊。该患者有糖尿病史 7 年。近日自觉目干涩双下肢浮肿,尤以右下肢为甚。足底和足趾麻木疼痛,手指灵活性差,时感麻木。平素以口服二甲双胍等降糖药治疗为主,空腹血糖在 13～16 mmol/L。症见神疲乏力,纳呆,目干涩视物不清,口干,二便调,下肢浮肿,按压有走窜麻酥感。舌紫红,苔薄白,脉弦细。诊断为消渴病,辨证属脾肾两虚,痰瘀阻络。治予清养化浊,健脾益肾,化瘀通络。

处方:山萸肉 12 克,泽兰 10 克,泽泻 10 克,黄柏 12 克,山药 30 克,牡丹皮 10 克,野菊花 12 克,虎杖 10 克,玉米须 15 克,茯苓 12 克,芦荟 0.5 克,薏苡仁 30 克,黄芪 20 克,黄精 12 克,知母 12 克,石斛 12 克,灵芝 10 克,佩兰 10 克,鸡血藤 15 克,莪术 10 克,全蝎 3 克,7 剂,水煎内服,每日 1 剂,分 2 次口服。

二诊:服药 7 剂后,目干涩感消失,下肢浮肿减轻,仍感觉麻木,大便通畅,夜尿 1 次,查空腹血糖 9 mmol/L。予上方加茯苓 25 克、三七片 10 克,继服 14 剂。

三诊:患者自述下肢浮肿消失,麻木感消失,关节发僵感减轻,足底仍感麻木,查空腹血糖 5.6 mmol/L。舌质稍紫,苔微白,脉细。加木瓜 12 克,继续口服 2 周,足底麻木感消失,肢体不适感消失。嘱其适时锻炼,控制饮食。随访 2 年,该患者病情稳定,未见反复而愈。

益肾化浊法治疗慢性肾功能不全撷要

肾虚、浊瘀是慢性肾功能不全的主要病因病机,治疗上主张标本兼治,补益肾脾、清化浊瘀。

1. 病因病机

慢性肾功能不全是多种病因导致慢性肾实质损害的临床综合征,临床以肾脏功能减退、代谢产物潴留、水电解质及酸碱平衡失调为主要病理特征,属中医"关格、虚劳、癃闭、水肿"等范畴。五脏虚损,尤重脾肾,因肾为先天之根,主水,司开阖,久病及肾,久病多虚,肾阳虚衰,气不化水,阳不化浊,则湿浊潴留。脾为后天之本，主运化，若肾阳亏虚，亦不能温煦脾阳，故脾阳虚则健运失司，升清降浊的功能紊乱，导致湿浊内生，日久必化为浊毒。气血周行不利日久，则久病入络，久病多瘀，故瘀血停滞。慢性肾功能不全病位在肾，多为本虚标实证。本虚以肾虚为主，标实为浊瘀。在慢性肾病初期，蛋白长期从尿中排泄，致使人体正气日益耗损，肾气日渐虚弱，肾虚失开阖，气化功能减弱，致使水湿内停，致浊毒内留，日久血络瘀阻，而致血瘀，浊瘀交结难解，进一步耗气伤阴，加重病情，其病势缠绵难愈，故而肾虚、浊瘀是本病最主要的病因病机。

2. 辨证论治

因慢性肾功能不全发病关键在肾气不利，气化无权，不能及时疏导、转输、运化水液和毒物，从而导致浊瘀毒邪蓄积，发为本病，因此益肾脾、化浊瘀为本病治疗的主要用药原则。对本病的治疗应标本兼顾，根据慢性肾功能不全不同阶段的不同临床表现，抓住主要矛盾，治疗有所侧重。在早期阶段，以补肾为主治其本；在中期阶段，补肾健脾、泄浊排毒标本兼治；而在晚期阶段，则以泄浊排毒为主，以先治其病，后徐图其本。

在临床治疗慢性肾功能不全过程中，多结合现在医学研究，配合使用活血化瘀药物。随着患者年龄的增加，多种因素可导致肾血流量减少，肾小球滤过率减少，肾功能减退。肾虚为病，无论肾阴虚还是肾阳虚，都会发生因虚致瘀的病理改变。现代医学研究也证实，肾功能不全患者有高凝、高黏状态存在，认为慢性肾功能不全的发生不仅与健存肾单位和矫枉失衡有关，而且与肾脏高灌注、高压力、高滤过有关，血管紧张素Ⅱ在慢性肾衰进行性恶化中起重要作用，并与蛋白质、脂质代谢紊乱、毒性物质积聚、凝血机制障碍导致肾脏血液流变性的异常有关。发生机制多存在血液流变学异常，与血瘀密切相关。

肾开窍于二阴，慢性肾功能不全患者，血清肌酐、尿素氮等代谢废物增多，不能排出体外，堆积则产生肾毒，而慢性肾功能不全患者多有小便排泄量减少，肾毒主要依靠大肠排出。《素问·阴阳应象大论》曰："其在下者，引而竭之；其实者，散而泻之。"在中药口服益肾化浊瘀的同时，可采用中药保留灌肠法，其目的是把自身的结肠、直肠作为透析膜，利用结肠自身潜在的吸收和排泄功能，清除肠腔内及肠黏膜上有毒代谢产物和毒素。中药灌肠组方中使用大黄，肾功能不全时，血肌酐、尿素氮分泌到肠内的含量明显提高，大黄可荡涤污秽、通腑泄浊、活血化瘀，从而抑制结肠的吸收功能，促进各种代谢产物排出，改善水、电解质和酸碱平衡，减轻心、肺、肾等重要脏器水肿，从而延缓慢性肾功能不全的进展。

3. 典型病例

患者李某，女，69 岁，2011 年 9 月 5 日初诊。主诉：眩晕伴泡沫尿 3 个月。患者

20年前因头晕、心慌查体时发现血压升高,最高达210/110mmHg,间断服用尼群地平、北京降压O号等降压药物,血压控制不佳,维持在170/100mmHg左右。4年前因感冒发热检查发现血肌酐150μmol/L,遂来我院就诊。诊断为高血压肾病,给予银杏达莫、尿毒清颗粒等药物治疗,复查肾功能好转后出院。4年来患者规律服用上述药物,定期复查肾功能并定期住院治疗,血肌酐控制在130～180μmol/L。近3个月来患者发现尿中泡沫量逐渐增多,我院门诊查尿常规示尿蛋白(＋＋),加服金水宝胶囊4粒,每日3次对症治疗,效果不显,复查肾功能示肌酐255.3μmol/L,尿素氮18.34mmol/L,再次门诊求医。来诊时症见头晕,乏力,腰痛,视物模糊,形体肥胖,双下肢浮肿,尿有泡沫,尿量正常,大便干结。舌质淡暗,舌下脉络迂曲,苔薄黄,根腻,脉细数。证属肝肾亏损,脾失健运,水湿外溢,湿浊蕴结。宜益肾健脾,清肝泻浊为治。方予六味地黄汤临证加减。

处方:熟地黄10克,生地黄10克,山萸肉20克,茯苓10克,山药20克,泽泻10克,丹皮10克,黄芪20克,丹参10克,六月雪20克,白花蛇舌草10克,生大黄8克,菊花10克,牡蛎20克,石决明20克,鬼箭羽12克,薏苡仁30克,罗布麻12克,葫芦巴10克。7剂,每日1剂,每日2次内服。

另:大黄30克,蒲公英15克,六月雪10克,丹参10克,黄柏20克,牡蛎20克,水煎取浓汁100mL,每晚一次灌肠,每次保留时间大于2小时。

二诊:用药1周后泡沫尿减少,下肢浮肿、腰痛、乏力感均有减轻,复查尿蛋白(＋)。口服方加用淫羊藿10克,余同前,再各进14剂。

三诊:用药后泡沫尿已不明显,下肢浮肿消除,头晕、腰痛、乏力感明显减轻,复查尿常规示尿蛋白(＋－),肾功能示肌酐175.7μmol/L,尿素氮11.51mmol/L。以前方减牡蛎、石决明,加玉米须15克,续服。

处方:熟地黄10克,地黄10克,山萸肉20克,茯苓10克,山药20克,泽泻10克,丹皮10克,黄芪20克,丹参10克,六月雪20克,蛇舌草10克,生大黄8克,菊花10克,玉米须15克,淫羊藿10克,石决明20克,鬼箭羽12克,薏苡仁30克,罗布麻12克,葫芦巴10克。14剂,每日1剂,每日2次内服。

另:大黄30克,蒲公英15克,六月雪10克,丹参10克,黄柏20克,牡蛎20克,水煎取浓汁100mL,每晚一次灌肠,每次保留时间大于2小时,续用14剂。

上方连服1个月后,停灌肠药。患者已无泡沫尿,腰痛、乏力感解除,复查尿常规示尿蛋白(－),余无异常。肾功能示肌酐125.4μmol/L,尿素氮7.71mmol/L。再守此方续服2个月,复查尿常规正常,肝、肾功能及各项指标均转正常,水肿、腰痛、泡沫尿消失,血压正常而取效。

4. 用药特点

在中药配伍过程中,常用药物有大黄、黄芪等。大黄具有通腑泻浊、凉血化瘀、推陈致新之功效,已经是目前临床治疗慢性肾功能不全的基本用药。大黄一方面减少肠道对氨基酸的吸收,使尿素生成减少;另一方面还抑制体蛋白分解,并可促进尿素和肌酐的排泄,故可明显降低血中尿素氮,改善肾小球滤过率。研究证明,大黄的水溶性提取物经口连续给予,可使血肌酐、尿素氮明显降低,能缓解残余肾的高代谢状态,抑制肾小球系膜细胞增殖和残余肾组织增生肥大;大黄不仅纠正代谢紊乱,而且通过抑制 IL-6 等细胞因子的分泌,减轻肾脏免疫炎症反应,改善肾功能。黄芪为补中益气、扶正固本、利水消肿之中药。现代研究认为黄芪注射液具有改善肾功能、促进蛋白质合成、消除自由基、增强机体免疫力、改善微循环等作用。

水与血生理上皆属于阴,相互依行,互根互生。病理状态下,水病可致血瘀,瘀血可致水肿。水肿日久,水湿停积,一则久病入络,气机不利,血流不畅,成为瘀血;二则脏腑阳气受损,瘀血阻心,心阳不振,循行不利,亦可为肿。血瘀肝脾,脾之运化失健,肝之疏泄失常,水停中焦,发为水肿,瘀血在肾,肾之温煦失司,膀胱气化失调,可致水停下焦。对于此类水肿,单纯采用发汗、利水、行气、温阳之法,往往水肿难除,如化瘀得当,则水肿自消。因此对于瘀血之水肿,活血化瘀利水法往往是提高肾功能不全水肿疗效的重要环节。在治疗过程中活血化瘀药,如丹参、三七等常贯穿全过程。现代药理研究显示,活血化瘀之中药具有扩张血管,改善微循环,增加肾血流量,抑制血小板聚集,增加纤维蛋白溶解活性,抗缺血缺氧,抑制抗体产生等作用,对于肾功能不全所致水肿效果良好。

治疗慢性肾功能不全采用利小便、通大便之法,运用疏通利尿作用的药物,使毒邪随小便而排出体外,值得注意的是肾间质纤维化以虚为本,本虚致标实,不可一味攻逐,应在培补肾元、健脾益气等补虚治本的基础上予以利尿,否则肾与膀胱之气化不利,非但小便难排,反而更伤肾本。采用生黄芪、党参、炒白术、怀山药健脾益气,肾阳虚常选用平补肾阳之品杜仲、桑寄生、菟丝子,肾阴虚常选用墨旱莲、女贞子、怀牛膝、山萸肉,水肿患者常采用车前子、六月雪、玉米须利尿消肿排毒。肠道为六腑之一,"六腑者传化物而不藏,故实而不能满也"。所以大便不可久留在肠道,必须及时排出,以利于毒素的排出。肾衰患者通过服用益肾活血清利之中药增加大便量,达到每日大便 2~3 次,便质较薄但成形为最佳,减少食物残渣在肠道停留的时间,促进肠道代偿功能,从而达到减少肠源性毒素的生成,增加其排泄,降低体内毒素水平的目的,进而减少尿毒症症状,延缓病情的发展及恶化。

参 考 文 献

［1］陈国姿.叶任高教授运用活血化瘀法治疗肾病的学术思想和临床经验
［J］.中国中西医结合肾病杂志,2011,5(1):5261.

［2］毕增琪.大黄等灌肠治疗慢性肾功能衰竭的初步观察［J］.中医杂志,
2008,22(9):21.

［3］陈香美.现代慢性肾衰治疗学［M］.北京:人民军医出版社,2001:275－
280.

［4］丁伟伟,费德升,李玉卿,等,单味中药治疗慢性肾炎蛋白尿研究进展
［J］.浙江中西医结合杂志,2012,13(7):10.

［5］孙立滨.活血化瘀法治疗慢性肾功能不全32例临床观察［J］.长春中医药
大学学报,2010,26(6):12.